ENCICLOPÉDIA *das* ERVAS MÁGICAS *do* Cunningham

ENCICLOPÉDIA *das* ERVAS MÁGICAS *do* Cunningham

SCOTT CUNNINGHAM

ALFABETO

Publicado originalmente pela Llewellyn Publications sob o título
Cunningham's encyclopedia of magical herbs
Publicado em 2021 pela Editora Alfabeto

Supervisão geral: Edmilson Duran
Consultor editorial: Claudiney Prieto
Capa: Paulo Rodrigues
Tradução: Rejeane Melo
Revisão: Luciana Papale
Diagramação: Décio Lopes

DADOS INTERNACIONAIS DE CATALOGAÇÃO NA PUBLICAÇÃO

Cunningham, Scott

Enciclopédia das Ervas Mágicas do Cunningham / Scott Cunningham; tradução de Rejeane Melo. Editora Alfabeto, 2ª edição. São Paulo, 2023

ISBN 978-65-87905-48-8

1. Ervas 2. Plantas 3. Magia 4.Wicca 5. Bruxaria I. Título.

ALFABETO

EDITORA ALFABETO
Rua Protocolo, 394 | CEP: 04254-030 | São Paulo/SP
Tel: (11) 2351-4168 | editorial@editoraalfabeto.com.br
Loja Virtual: www.editoraalfabeto.com.br

Cultive seu conhecimento mágico

A natureza nos proporciona uma verdadeira despensa mágica com plantas que crescem em todo o nosso Planeta. Desde os tempos antigos, essas plantas têm sido usadas em magia, que é a prática de causar mudanças por meio de poderes naturais (ainda que pouco compreendida).

Embora as propriedades medicinais das plantas sejam bastante conhecidas (muitos dos medicamentos mais amplamente prescritos são versões sintetizadas de substâncias originalmente derivadas de plantas), seus poderes ocultos são menos acessíveis. Grande parte de sua magia ainda está na sombra do segredo.

Nossos ancestrais sabiam que as plantas tinham poderes mágicos e misteriosos. Embora a magia das ervas tenha sido esquecida por muitos, ela nunca desapareceu. Vamos voltar aos tempos em que os espíritos da natureza viviam em bosques sagrados e as fadas dançavam nos jardins floridos.

Neste livro, você encontrará usos mágicos para centenas de plantas:

- Coloque uma guirlanda de calêndulas acima de sua porta para impedir que o mal entre em sua casa.
- Plante verbena ao redor e nos vasos de plantas de sua casa – a riqueza fluirá e as plantas crescerão e florescerão abundantemente.
- Carregue um saquinho com raiz de lírio-florentino para atrair o amor.
- Beba chá de botão de rosa antes de dormir, para induzir sonhos proféticos.

A Enciclopédia das Ervas Mágicas é um tesouro de sabedoria e tradição de ervas do Velho e do Novo Mundo. Este guia abrangente contém todas as informações de que você precisa para praticar a fitoterapia mágica. Aproveite o poder das plantas e veja sua magia florescer!

Importante:

Os remédios "à moda antiga" mencionados neste livro são referências históricas usadas apenas para fins de ensino. As receitas não são para uso comercial ou lucro. O conteúdo não se destina a diagnosticar, tratar, prescrever ou substituir a consulta com um profissional de saúde licenciado.

Dedicado para

Minha Mãe e Meu Pai

Agradecimentos

Meus agradecimentos a essas e a muitas outras pessoas que compartilharam informações ou ofereceram suas críticas: Don Kraig, por suas sugestões sobre um esboço inicial deste trabalho; Ron Garst, por passar algumas noites falando sobre óleos e incensos; Ed e Marilee Snowden por (novamente) permitir-me o acesso à biblioteca deles, bem como à Sra. Snowden pela sua revisão do manuscrito final; Daniel Weime por compartilhar seus segredos sobre as ervas e permitir que alguns fossem publicados aqui, e a todos os meus amigos que me apoiaram e encorajaram durante a conclusão desta obra.

Sumário

Prefácio da edição brasileira

Pessoas de todos os tempos e lugares têm usado as ervas. Conhecimentos sobre plantas mágicas e medicinais foram transmitidos a nós pelos sábios da antiguidade de todo o mundo e estão no centro de muitas formas de espiritualidade e crenças religiosas. Dos banhos de purificação ao chá da vovó que cura a gripe, o mundo vegetal tem sido nosso antigo companheiro, quer seja na cura das doenças, quer seja na busca do reequilíbrio energético.

Neste primeiro livro de Scott Cunningham publicado pela coleção Ardane, da Editora Alfabeto, podemos entender o motivo de o autor ter se tornado o preferido do público pagão ao longo de muitas décadas. Cunningham faleceu há anos, mas sua perda ainda é sentida de maneira irreparável por muitos de nós. Seu trabalho foi fundamental para popularizar a Wicca nos Estados Unidos na década de 1980 e início dos anos de 1990. Ainda que seus escritos possam ser considerados básicos por alguns, ele é essencial na estante de todos os Bruxos. Foram as obras de Cunningham que possibilitaram que milhares de pessoas se descobrissem como Bruxos e encontrassem seu próprio caminho na Wicca. Sem ele a Arte jamais teria se difundido como se fez e muitos talvez não tivessem tido o seu verdadeiro despertar para a magia.

A *Enciclopédia das Ervas Mágicas do Cunningham* é mais uma de suas obras que transmite um saber incalculável sem ser enfadonha e dogmática. Scott é um daqueles autores tocados pelos Deuses, que sempre conseguiu guiar os leitores de suas obras com amor e cuidado, fornecendo o suporte necessário para que nunca deixassem de aprender.

Ainda que biólogos, herbalistas e pesquisadores sejam muito mais precisos em seus termos e definições, na Wicca, a palavra *erva* engloba todas as partes da planta, incluindo raiz, bulbo, caule, folhas, flores secas, frutas, sementes, bagas, casca, sumo, etc. Nesta obra, que traz uma gama de conhecimentos enorme, você vai descobrir como usar todas essas partes das plantas para compor seus incensos, talismãs, banhos e chás. A obra ainda mostra como preparar sachês de ervas, poções, receitas para boa sorte, prosperidade, amor, saúde, beleza e até mesmo dicas para a saúde e como fazer a escolha das plantas certas para cada processo.

Ao todo, mais de 400 ervas e milhares de combinações diferentes para o uso diário são citadas e cada capítulo ensina como se conectar com o mundo das plantas em um nível mais profundo e metafísico, estabelecendo um processo de construção de um relacionamento sagrado com a natureza tendo as ervas como sua porta de entrada.

O livro está dividido em três partes, sendo a primeira uma breve introdução às propriedades mágicas de cada planta e como usá-las mágica e ritualmente. A segunda parte traz uma extensa relação de cada erva. E a terceira parte é composta de tabelas de classificação de cada planta, listando-as minuciosamente por planetas, elementos, cores e os campos de ação mágica de cada erva abordada.

Se já não bastasse, ainda é possível contemplar as imagens de todas as ervas para que você possa identificá-las com facilidade, conhecendo os seus nomes científicos e gêneros numa lista em ordem alfabética para facilitar a localização de cada uma delas.

Uma verdadeira enciclopédia de ervas mágicas, um livro guarda-chuva, que pode ser usado em muitas áreas diferentes e por pessoas de variados interesses.

Esta é, provavelmente, a melhor enciclopédia de ervas mágicas que você vai encontrar ao longo de sua caminhada como praticante de Bruxaria e eu também a recomendo com convicção para todos os amantes do mundo vegetal. Seja você um curioso, Bruxo ou até mesmo um herbalista ou fitoterapeuta profissional, este livro agregará muito ao seu saber e é leitura obrigatória, além de uma fonte inesgotável de informações que você levará consigo por toda vida.

Claudiney Prieto[1]

---

1. Claudiney Prieto é autor do best-seller *Wicca - a Religião da Deusa* e de diversos livros sobre Bruxaria e Paganismo. É também fundador do Santuário da Grande Mãe e curador do Museu Brasileiro de Magia e Bruxaria. Siga sua página no Instagram em @claudineyprieto.

Prefácio

Eu era jovem quando comecei a escrever o que viria a se tornar o livro *Magical Herbalism*. Frustrado com a falta de informações sobre ervas mágicas e com o excesso de interesse de meus professores e colegas estudantes de ocultismo, comecei a investigar sobre essa arte quase esquecida.

Essa busca me levou por mundos e experiências com as quais eu mal havia sonhado. As noites passadas lendo livros e manuscritos antigos, enquanto bebia chás de ervas, levaram-me à aplicação prática; colhi ervas ao luar e preparei feitiços em praias desertas. Lentamente, as peças do quebra-cabeça caíram em minhas mãos. Por fim, reuni os fios dos caminhos antigos e, a partir deles, teci um sistema de magia com ervas.

Quanto mais experimentei a magia das ervas, mais percebi seus verdadeiros poderes. Essa pode muito bem ser, ainda, a mais antiga e a mais prática forma de magia, pois seus ramos crescem ao nosso redor, mesmo nas cidades de concreto em que tantos de nós vivemos.

Depois de testemunhar o poder das ervas, decidi escrever um livro explicando esses caminhos perdidos. Assim, nasceu o *Magical Herbalism*. Cinco anos e vários rascunhos depois, ele foi publicado.

Durante esse processo, minha pesquisa e trabalho com a magia das ervas não pararam. Muito do que eu estava aprendendo não podia ser incorporado ao *Magical Herbalism*, então decidi que deveria esperar por um livro posterior. Meu trabalho inicial foi quase exclusivamente relacionado com as plantas do Velho Mundo, e isso se reflete no livro *Magical Herbalism*. Nos últimos anos, tenho investigado os usos mágicos das plantas da América do Norte e do Sul, Oriente e Extremo Oriente e Polinésia. (Algumas dessas plantas polinésias foram incluídas neste trabalho, mas a maioria deve esperar por um futuro livro sobre magia havaiana: *Hawaiian Magic & Spirituality – Llewellyn, 1994.*)

Com a quantidade de novas informações que descobri, logo percebi que um segundo guia herbal seria uma verdadeira enciclopédia de magia das ervas. Consequentemente, este livro.

Você deseja atrair um amante? Carregue um saquinho com pétalas de rosa ou uma raiz de lírio-florentino. Quer eliminar uma dor de dente? Mastigue um galho de sabugueiro e finque-o na parede. Este é o tipo de magia que domina estas páginas – rápida, descomplicada, não ritualística. Feitiços para todos os fins são apresentados na primeira seção do livro para usar quando necessário.

Enquanto a maior parte da magia apresentada aqui lida com problemas cotidianos, assuntos mais complexos também são abordados no texto – invisibilidade, materialização de espíritos, obtenção da imortalidade e assim por diante. Essas informações são apresentadas por serem tradicionais, interessantes e românticas, não necessariamente por sua aplicação prática. Da mesma maneira, as referências à proteção contra picadas de serpentes marinhas e ao aparecimento de fadas estão incluídas, porque tal informação desperta a imaginação, uma necessidade para a magia ser eficaz.

Este não é um livro de feitiços estranhamente impossíveis; é uma coleção infinitamente prática de magia de ervas que qualquer um pode colocar em uso. Limitei-me estritamente aos usos mágicos das ervas; nenhuma informação medicinal é apresentada aqui, porque há uma grande variedade de guias confiáveis disponíveis nesta área. Eu também ignorei os precedentes mitológicos e históricos da maioria das plantas, exceto quando eram relevantes.

Aqueles que buscam magia destrutiva nestas páginas ficarão desapontados; nenhuma existe aqui, pois tal magia leva à destruição de seu usuário.

Uma obra deste tipo nunca pode ser concluída; muitos segredos estão à espera de serem descobertos. É responsabilidade do autor decidir quando parar de ninar o livro e enviá-lo ao mundo para deixá-lo andar com as próprias pernas. Faço isso agora, com a esperança de estimular outras pessoas a descobrir e a usar os segredos mágicos das ervas.

Scott Cunningham

Parte I

Noções Básicas

1

Os Poderes das Ervas

Como isso funciona? Quando as pessoas descobrem que sou um herbalista mágico, esta é uma das duas perguntas feitas. A outra geralmente se refere ao meu estado de saúde mental. No entanto, a primeira questão é válida e nunca foi satisfatoriamente explicada.

A base da magia das ervas – e de toda magia – é o poder. Este poder tem usado muitos nomes e formas ao longo dos séculos; às vezes, até sua existência era mantida em segredo; outras vezes era de conhecimento comum.

O poder é aquele que gerou e mantém o universo. É o que germina sementes, faz soprar os ventos e girar nosso Planeta. É a energia por trás do nascimento, da vida e da morte. Tudo no Universo foi criado por ele, contém um pouco dele e é responsabilidade dele.

Em outras palavras, o poder é a força vital, a matéria da criação. É a própria substância da existência.

A meu ver, o poder não tem nome. Foi deificado e antropomorfizado em mil Deuses e Deusas, espíritos, demônios e outros seres sobrenaturais. Isto foi parcialmente explicado nos termos da ciência, que ainda hoje está "descobrindo" alguns de seus aspectos. O poder desempenhou um papel importante na evolução da raça humana, para melhor ou para pior. Todas as religiões o utilizaram usando símbolos e ritos diferentes e todos os magos exerceram seus poderes.

Além do ritual, da religião e da magia existe o poder imutável em sua mudança eterna. O poder está em tudo e tudo está no poder. (Um dos problemas de algumas religiões modernas é que elas afirmam que o poder está fora de nós, e não dentro.) Chame do que você quiser, visualize-o como puder, o poder realmente é o poder.

Definição: magia é a prática de causar mudanças por meio do uso de poderes ainda não definidos ou aceitos pela ciência.

Posso causar mudanças por meios aceitos (usando um telefone para ligar para um amigo, posso descobrir como ele está); isso não é magia. Mas quando não tenho acesso a um telefone ou meu amigo não atende, posso fazer um sachê de tomilho, milefólio e louro, amarrá-lo no pescoço, acalmar minha mente e, usando meus poderes psíquicos fortificados pelas ervas, descobrir se ele está bem. Esta é a sua praticidade: a magia pode ser usada quando nenhum outro meio está disponível.

Que métodos estão à disposição da maioria das pessoas para proteger suas casas contra roubos? Como uma mulher solitária pode atrair um amor para sua vida? De que maneira, além de visitar médicos e comprar medicamentos, a maioria das pessoas pode ajudar seus corpos a combater doenças?

A maioria das pessoas não saberia responder às perguntas acima, exceto nas formas mais físicas: uma fechadura, um novo perfume e um repouso podem ser sugeridos como soluções. Esses são bons começos e podem ser complementados com métodos mais conhecidos – e também podem ser reforçados com magia.

A magia é útil para resolver esses e outros problemas comuns, mas se torna indispensável ao lidar com assuntos ocultos. Precisa de um vislumbre do futuro? Faça um chá de botões de rosa, beba logo antes de ir para a cama e lembre-se dos seus sonhos, ou use um pouco de baunilha silvestre envolta em um tecido amarelo. Você acredita que é o alvo de um feitiço ou maldição? Os médicos irão encaminhá-lo ao psiquiatra mais próximo; Bruxas e Magos lhe dirão para espalhar pimenta vermelha em volta de sua propriedade e depois se banhar com flores de mimosa. A magia tem muitas (mas não todas) as respostas.

Há um ponto importante que permeia essas palavras: a magia, por mais simples que pareça, oferece soluções práticas para os problemas.

O poder por trás da magia das ervas é amorfo, disforme, eterno. Não importa se você o invoca em nome de uma Deusa da Bruxaria ou da Virgem Maria – ou não utiliza em nenhuma estrutura religiosa. Ele está sempre lá, presente em abundância, não importa onde estejamos ou para onde viajemos no Universo.

Embora o poder não tenha uma forma específica, ele assume muitas formas: um gnu tem poder, assim como um computador ou uma planta de dente-de-leão também tem. Alguns materiais contêm concentrações mais altas de energia do que outros; estes incluem plantas, cristais e metais. Cada substância também contém diferentes tipos de energia ou taxas vibracionais.

As vibrações de um pedaço de madeira de pinho, por exemplo, são muito diferentes das de um diamante facetado perfeito.

Essa taxa vibratória é determinada por vários fatores: composição química, forma, densidade e assim por diante. Os poderes residentes nas ervas são determinados pelo seu habitat, cheiro, cor, forma e outros fatores. Substâncias semelhantes geralmente possuem vibrações semelhantes.

A magia herbal, então, é o uso de ervas para causar as mudanças necessárias. Essas plantas contêm energias – cada uma tão distinta quanto rostos humanos. Para efeitos máximos, as ervas escolhidas para um feitiço devem possuir vibrações que atendam às suas necessidades. O cedro é bom para atrair dinheiro, mas não ajudaria em um feitiço de fertilidade.

Para praticar a magia das ervas, você deve conhecer os poderes das plantas. Este livro contém essa informação. Para atender a uma necessidade, basta manipular as ervas para direcionar os seus poderes. É simples assim.

A magia com ervas é fácil porque os poderes (ou seja, vibrações) *estão nas próprias ervas*. Nenhuma força externa precisa ser acionada, pois o poder reside na matéria orgânica. Alguns procedimentos simples são tudo o que é necessário.

Esses "ritos" incluem dar nós, ferver água, acender velas, costurar e enterrar coisas na terra. Mais importante do que sua simplicidade, talvez, seja o fato de que a magia das ervas funciona.

Como funciona? Primeiro, deve haver uma razão para invocar poderes mágicos. Esse motivo é uma necessidade. Um desejo muitas vezes se disfarça de necessidade, mas na magia um "desejo" não é suficiente; deve existir uma necessidade abrangente.

A natureza da necessidade determina quais plantas são usadas. Atrair amor, por exemplo, é uma necessidade mágica comum e várias dezenas de plantas fazem este trabalho. (Para uma lista abrangente de plantas e suas necessidades mágicas correspondentes, consulte a Parte III deste livro.)

Em seguida, um feitiço ou ritual pode precisar ser planejado; muitas ervas mágicas não precisam de um feitiço completo, mas algumas precisam. Esse feitiço pode ser tão simples quanto amarrar as ervas em um pedaço de tecido ou colocá-las ao redor da base de uma vela, acender o pavio e visualizar o que você necessita. Se desejar, seu feitiço pode ser complexo, envolvendo água fervente em um caldeirão sobre uma fogueira de madeira de mesquite na beira do deserto, enquanto espera a Lua nascer, antes de jogar raízes e folhas na panela. Feitiços de uso geral estão incluídos no capítulo 3.

O terceiro passo é que as ervas podem ser encantadas (capítulo 3) para garantir que suas vibrações estejam em sintonia com a sua necessidade.

No quarto passo o feitiço é executado em total confiança e sigilo. Não que a magia seja algo para se envergonhar, mas, sim, porque olhares zombeteiros e descrença só servem para fazer você duvidar de si mesmo e prejudicar a eficácia de sua magia.

E por último, o quinto passo, é que uma vez que o feitiço foi executado, ele deve ser esquecido. Isso permite que ele "cozinhe" e manifeste o que você precisa. (Ao assar um bolo, se você abrir a porta do forno a cada poucos minutos, o bolo não ficará bom. Na magia, como na cozinha, mantenha a porta do forno fechada!) Tente esquecer o feitiço completamente, e então, terá o resultado.

É assim que funciona a magia das ervas. Parece básico? E é mesmo. Esses são os primeiros passos. Como acontece com qualquer arte, o aluno pode levar a magia adiante explorando lugares estranhos. Sensivelmente, poucos desejam se aventurar muito longe dessa magia familiar e caseira. Existem caminhos sombrios na magia das ervas, assim como em todos os aspectos da vida. Aqueles que desejam seguir tais caminhos para causar estragos e controlar ou matar outros seres humanos receberão a pesada penalidade pelo trabalho negativo.

O poder é neutro. Não pode ser dividido em energias positivas e negativas. *Poder é poder.* É nossa responsabilidade como Magos (detentores de poder) trabalhar com ele para fins benéficos. Não precisamos nos tornar ascetas ou santos para ajudar os outros ou para melhorar nossas vidas. Tudo o que precisamos fazer é usar as ervas de maneira amorosa.

A magia, como era entendida em tempos remotos, era um ato divino. Isso é literalmente verdade; na magia, tornamo-nos um com o poder e utilizamos o poder que foi transformado em uma infinidade de divindades.

É um sentimento incrível e uma grande responsabilidade exercer o poder. No momento em que é usado para fins negativos, a divindade foge rapidamente. No entanto, quando a magia é usada para fins positivos, nossa vida se torna mais rica e feliz. Quando alguém embarca no escuro caminho da negatividade, o sofrimento que isso causa aos outros se derrama na vida do Mago até que, no final, ele seja totalmente destruído.

Parece muito dramático? Talvez, mas sua essência é verdadeira. Por esse motivo, nenhuma magia negativa está incluída neste livro. Mas para aqueles que desejam ajudar a si mesmos e aos outros com os antigos métodos da magia das ervas, sejam bem-vindos!

2

Métodos Mágicos

Embora não haja espaço aqui para uma explicação completa dos métodos e teorias da magia, os pequenos ensaios a seguir discutem alguns dos pontos mais importantes. Para mais informações, consulte o *Magical Herbalism.*

Momento

Os antigos criaram sistemas mágicos com vários graus de complexidade. Uma área em que se destacaram foi a arte de marcar atos rituais de acordo com fenômenos astronômicos. Alguns desses sistemas eram rigidamente controlados pelas fases da Lua; outros levavam as estações do ano em consideração, e em outros, ainda, as estrelas e suas posições eram muito importantes.

Alguns desses sistemas ainda estão em uso hoje, com bons resultados. Mas qualquer sistema pode acabar com a espontaneidade e impedir os efeitos da magia – até mesmo seu próprio desempenho. O momento é importante, é verdade, mas deve haver apenas uma inviolável regra: a magia deve ser usada quando necessário.

Se tenho uma dor de cabeça que perturba meu sono ou trabalho, não posso esperar que a Lua entre no signo adequado ou até que a Ursa Maior nasça. O alívio precisa ser imediato.

Este é um exemplo insignificante, mas é válido para toda magia. Não adianta esperar três semanas para fazer um feitiço de dinheiro se suas contas devem ser pagas até o final da semana. Não estou argumentando que o tempo dos planetas, estrelas, estações, fases lunares e assim por diante não forneça poder extra para os feitiços: estou simplesmente argumentando contra a necessidade de tal poder extra. Se a magia funcionar, funcionará a qualquer hora do dia ou da noite.

Posso ouvir reclamações fantasmagóricas dos magos: "Você não pode fazer feitiços para o amor durante a Lua minguante"; "Feitiços para dinheiro falham, a menos que sejam realizados em uma quinta-feira, durante a primavera, enquanto a Lua está em Touro, na terceira ou décima hora da noite."

Esses declarações são comuns na magia – geralmente de pessoas que fazem pouco ou nenhum trabalho prático. Os feitiços não precisam ter condições astronômicas, sazonais e climáticas ideais para serem bem-sucedidos.

Aqueles que desejam seguir os velhos métodos de cronometrar a magia com o Sol, a Lua e as estrelas podem encontrar essa informação em qualquer bom livro de magia, mas isso não é, de forma alguma, uma necessidade. Se você precisa de coragem antes de enfrentar uma entrevista de emprego, não olhe para a fase da Lua – pegue um pouco de tomilho e vá em frente!

Embora alguns exemplos de sincronismo mágico sejam mencionados neste livro, especialmente em relação à coleção de plantas específicas, eles podem ser seguidos ou não, como você quiser, com resultados quase idênticos.

Ferramentas

A magia das ervas requer, felizmente, poucas ferramentas em comparação com outros tipos de magia. Um conjunto de almofariz e pilão é necessário para moer ervas e sementes e uma grande tigela de madeira ou cerâmica será necessária para encantos com ervas. Mantenha um copo grande de vidro ou uma panela esmaltada (evite metais) exclusivamente para infusões ou "poções".

Materiais de costura simples (agulhas, alfinetes, tesouras, linha de algodão, dedais) serão úteis para fazer sachês e bonecos, e será necessário um bom estoque de várias cores de tecidos de algodão ou lã e fios.

Velas e ervas, é claro, são necessárias, assim como um incensário (queimador de incenso), castiçais, blocos de carvão e potes para armazenar suas ervas.

O Altar

O altar também é chamado de mesa mágica ou mesa operativa, mas gosto do som da palavra "altar", que é muito menos estranho, embora dê uma associação religiosa à magia que nem sempre é merecida. No entanto, o termo "altar" será usado ao longo deste livro.

Uma grande quantidade de magia não precisa da presença de um altar, mas certos ritos sim. Quando realizado em casa, o altar é o lugar onde os feitiços são lançados. Também pode ser usado como mesa de trabalho onde se encantam ervas, compõem-se sachês e onde, em geral, todo trabalho mágico já é o feito.

Um altar pode ser qualquer superfície plana na qual você possa colocar velas, o queimador de incenso, ervas e quaisquer outros materiais necessários para um feitiço. Pode ser o topo de uma mesa de centro ou de uma cômoda, ou um espaço no chão. Onde quer que você possa encontrar um lugar apropriado é suficiente.

Algumas pessoas que desejam reconhecer suas crenças religiosas colocam símbolos de sua fé no altar. Imagens e livros sagrados são comuns, mas quaisquer objetos com os quais você se sinta confortável podem ser colocados no altar, como amuletos, fósseis, pedras, conchas e assim por diante. Esses objetos naturais podem até mesmo fortalecer ainda mais sua magia.

Nem preciso enfatizar muito a conveniência de realizar magia ao ar livre quando possível. Feitiços em ambientes fechados funcionam, é claro, e a maioria de nós tem que substituir uma clareira na floresta ou uma praia deserta por uma sala de estar ou quarto. A magia deve ser prática.

Os altares ao ar livre nem sempre são necessários, mas quando existir essa necessidade, geralmente consistem em uma parte limpa de um terreno, uma rocha plana ou um toco de árvore; a criatividade pode ajudar o Mago que existe em você. O altar é simplesmente um lugar para realizar magia e é limitado apenas pela sua imaginação.

Visualização

A técnica mágica mais "avançada" necessária na magia com ervas é a visualização; ou seja, formar uma imagem em sua mente do que você precisa.

Muitos livros foram escritos sobre esse assunto, pois os alunos costumam reclamar que têm dificuldade de visualizar com clareza. Normalmente, a capacidade está presente, mas é prejudicada por inibições.

Você consegue no momento em que está lendo este livro ver o rosto da sua mãe? E quanto ao seu amigo mais próximo, ou pior inimigo? Isso é visualização.

A visualização mágica é usada para direcionar o poder, formando uma imagem de sua necessidade: um carro, um amor, um emprego e assim por diante. Se você precisa de um objeto, visualize-se possuindo-o; se for um emprego, veja-se trabalhando; e se você quer um amor, visualize-se colocando um anel em seu dedo, ou qualquer símbolo que você associa com amor.

A necessidade deve ser visualizada como se você já a tivesse obtido ou como se já tivesse se concretizado. Use sua criatividade e talentos naturais de visualização para ver suas necessidades. Não pense nas razões por trás de sua necessidade; simplesmente a veja em termos concretos.

Tudo exige praticar, desde jogar golfe a cozinhar, pois a prática leva à perfeição. Mesmo que você nunca seja capaz de visualizar completamente sua necessidade, a magia funcionará enquanto a intenção estiver presente.

Outras Considerações

Este é um título conveniente para uma variedade de tópicos curtos, conforme evidenciado pela diversidade de material a seguir. Quando possível, tome banho antes de realizar uma magia. Um sachê de ervas purificadoras adicionado à água também pode ser de grande ajuda.

Vista roupas limpas e confortáveis, ou nada, como desejar. Alguns praticantes usam túnicas e joias, mas isso não é necessário. Também não é necessário se abster de sexo, comida ou líquidos antes da magia. Faça isso se desejar, mas não é um requisito.

A maior parte da magia deste livro é prática e lida com problemas cotidianos. No entanto, para feitiços importantes, especialmente aqueles que lidam com outros seres humanos, execute uma adivinhação para ter certeza de que o feitiço é necessário antes de usar a magia. Informações e técnicas de adivinhação estão incluídas em meu livro *Earth Power* (Llewellyn), bem como no *Magical Herbalism*.

Como regra geral, não lance feitiços para outros, a menos que você tenha a permissão deles. Uma maneira de evitar esses problemas é preparar sachês e itens (consulte as instruções no capítulo 3) e dar-lhes de presente. Explique seus usos e poderes e a outra pessoa envolvida pode escolher trazer essas vibrações para sua vida ou não, de acordo com seus desejos.

Acima de tudo, divirta-se com a magia das ervas. Embora você deva levar a sério o encantamento das ervas e a visualização, não veja todos os aspectos da magia das ervas tão solenemente. A prática deve ser agradável.

Princípios mágicos

1. A magia é natural.
2. Não prejudique ninguém – nem a si mesmo – com seu uso.
3. Magia requer esforço. Você receberá o que colocar nela.
4. A magia geralmente não é instantânea. Os feitiços requerem tempo para serem eficazes.
5. Magia não deve requerer pagamento.
6. A magia nunca deve ser usada como brincadeira ou para inflar seu ego.
7. A magia pode ser trabalhada para seu próprio ganho, mas somente se não prejudicar ninguém.
8. A magia é um ato divino.
9. Magia pode ser usada para defesa, mas nunca deve ser usada para ataque.
10. Magia é conhecimento – não apenas de seu caminho e leis, mas também de sua eficácia. Não ache que a magia funciona – acredite nisso!
11. Magia é amor. Toda magia deve ser realizada por amor. No momento em que a raiva ou o ódio tingem sua magia, você cruza a fronteira para um mundo perigoso, que acabará por consumi-lo.

3

Feitiços e Procedimentos

Encantando as Ervas

Antes de usar as ervas na magia, elas podem ser encantadas. O encantamento (em um contexto mágico) alinha as vibrações das plantas envolvidas com sua necessidade mágica. Portanto, é um processo que aumenta a eficácia das ervas.

O encantamento pode ser realizado em uma única erva ou em uma mistura, mas não deve ser feito até momentos antes de a erva ser usada. Quando várias ervas são necessárias para um feitiço, elas podem ser encantadas juntas ou individualmente conforme cada erva é introduzida na mistura.

Um encantamento preliminar pode ser realizado se a erva for coletada na floresta ou em um jardim. Ao cortar a erva para um feitiço específico, deve-se enfatizar a necessidade, assim como o papel da planta em atender a essa necessidade, por exemplo:

Eu colho você, alecrim, erva do Sol,
para aumentar meus poderes mentais e de concentração.

Isso inicia o processo de encantamento, embora seja apenas preliminar. O equipamento é simples: uma tigela lisa de madeira ou cerâmica, dois castiçais e um estoque de velas coloridas.

Coloque a tigela no centro do altar e os castiçais com velas com as cores corretas em ambos os lados (veja Tabelas & Apêndices para cores e seus usos mágicos). As ervas a serem encantadas devem ser colocadas ao redor da tigela em seus recipientes.

Acenda as velas e acalme sua mente. Desligue o telefone e tranque a porta. Se desejar, fique no escuro ou à meia-luz. Encante as ervas e execute toda a magia apenas quando estiver sozinho e livre de interrupções.

Sintonização

Despeje a quantidade necessária de erva seca na tigela. Sente-se ou fique de pé calmamente e observe a erva. Sinta suas vibrações guardadas dentro das folhas, flores e caules; sinta-as emergindo da planta ou em espera. Os paranormais podem ver as vibrações deixando as plantas em várias formas, como nítidas linhas irregulares, espirais preguiçosas ou cometas em chamas. Incline-se em direção à tigela e coloque sua mão de poder (consulte o Glossário) dentro dela, tocando a erva. Deixe-a imóvel por alguns segundos. Visualize sua necessidade fortemente.

Encantamento

Passe os dedos pela erva. Ainda visualizando fortemente sua necessidade, envie o seu desejo para a erva. Sinta as pontas dos dedos carregando a erva com energia. Se você tiver dificuldade em manter a imagem em sua mente, entoe palavras simples que atendam às suas necessidades, como:

Milefólio, milefólio, faça o amor crescer.

Entoe indefinidamente em voz baixa. Enquanto você passa os dedos pela erva, sinta-os infundindo a planta com sua necessidade. Quando a erva estiver fervilhando com poder (ou quando você sentir que o encantamento está completo), retire sua mão. A planta ficou encantada.

Se houver outras plantas a serem usadas na mistura, adicione-as uma de cada vez, reencantando a mistura a cada adição. Se quiser ervas encantadas para serem usadas separadamente, remova a erva encantada da tigela e limpe-a com uma toalha seca. Substitua as velas com as cores adequadas à nova erva e repita o procedimento.

Ao fazer incenso, infusões, sachês, bonecos e similares usando pó de ervas, triture-as (se necessário) antes de encantar. Se raízes ou galhos precisam ser encantados, simplesmente segure-os em sua mão de poder, visualizando e/ou entoando, ou coloque-os na tigela entre as velas.

Antigamente, "encantar" significava cantar ou entoar. Depois de cantar sua canção sobre a necessidade das ervas, elas estarão prontas para uso.

Claro que o encantamento não é absolutamente necessário, mas é um método para obter melhores resultados. O sábio herbalista nunca deixará de realizar os encantamentos.

Procedimentos Mágicos

Estes procedimentos detalham os métodos reais de formulação de ervas mencionados na Parte II deste livro. Onde o texto instruir você a "carregar alecrim", por exemplo, isso deve ser feito em um sachê. Esses procedimentos não são necessários em todos os casos.

Sachês

As ervas a serem transportadas ou colocadas em casa (sobre portas, janelas, etc.) devem ser feitas em sachês. Um sachê é um pequeno saco ou pedaço de tecido que contém ervas. Na magia vodu, isso costuma ser chamado de "saquinho de encantamento" ou "saquinho de raiz" e são extremamente fáceis de fazer.

Pegue uma pequena quantidade de material (quadrado, redondo ou triangular) da cor apropriada. O feltro funciona bem e é relativamente barato. Coloque as ervas encantadas (geralmente não mais do que uma colher de sopa) no centro do material. Junte as pontas e amarre com um pedaço de cordão ou fio de uma cor correspondente. Ao dar o nó no cordão, visualize com firmeza sua necessidade. (Na verdade, faça isso durante todo o procedimento). Faça mais dois nós e o sachê estará pronto. Quanto menores os saquinhos, mais fáceis de carregar no bolso. Os saquinhos que são colocados em casa podem ser maiores, pois não serão transportados.

Bonecos

Também conhecido como "boneco vodu", embora tenham sido usados como magia há pelo menos 4.000 anos e só recentemente foram associadas ao vodu. Ainda que tenham sido feitos de raízes, bulbos, chumbo, casca de árvore, papel e outros materiais, no herbalismo mágico os bonecos são geralmente feitos de tecido e ervas para representar a pessoa a ser auxiliada por meio da magia.

Os bonecos costumam ser feitos para acelerar a cura e também para atrair dinheiro, amor e todas as várias necessidades mágicas. Para obter melhores resultados, não faça um boneco representando outra pessoa; apenas um que represente você mesmo.

Bonecos são fáceis de fazer: desenhe um contorno aproximado de uma figura humana (cerca de 20 centímetros de comprimento). Transfira esse contorno para um pedaço de tecido dobrado da cor apropriada. Corte-o de forma que você tenha duas peças de tecido idênticas. Prenda-as com alfinetes e comece a costurá-los nas bordas. Quando três quartos do boneco estiver costurado, preencha-o com as ervas encantadas apropriadas. Por exemplo, se eu precisar de ajuda para curar um resfriado, eu encho o boneco com folhas de eucalipto esmagadas.

Assim que o boneco estiver pronto, segure-o em sua mão de poder e visualize sua necessidade. Declare em palavras claras que você moldou o boneco para ajudá-lo a se tornar saudável, para ganhar dinheiro, etc. As ervas dentro do boneco vão trabalhar para manifestar sua necessidade. O boneco cheio de ervas curativas (por exemplo) representa você "cheio" de saúde.

Coloque o boneco no altar. Acenda velas das cores adequadas à sua necessidade e olhe fixamente para o boneco, visualizando o que precisa. Guarde o boneco em um local seguro quando não estiver em uso.

Depois de fazer seu trabalho, corte-o em pedaços e enterre as ervas e o pano.

Infusão

A infusão é a origem daquelas "poções" tão identificadas com as Bruxas, mas que não passa simplesmente de um processo de imersão das ervas em água quente.

Existem alguns esclarecimentos, no entanto. Não use panelas de metal quando ferver a água ou durante o processo de maceração, pois isso interfere nos poderes da erva. Mantenha o líquido coberto durante a infusão para que pouco vapor seja perdido. Finalmente, encante todas as ervas antes da infusão.

Use uma colher de chá de erva seca para cada xícara de água. Aqueça a água até ferver e despeje sobre a erva. Cubra e deixe em infusão de nove a treze minutos. Coe e deixe esfriar antes de usar.

As infusões são bebidas como chás, é claro, mas também são adicionadas aos banhos, passadas nos móveis e no chão e usadas para ungir o corpo. Desnecessário dizer para nunca fazer uma infusão de uma planta venenosa.

Banhos

Os banhos são frequentemente usados na magia das ervas, pois são uma maneira fácil de espalhar o poder delas por todo o corpo.

Existem dois métodos. Primeiro, faça um sachê (use cerca de metade de uma xícara da erva encantada apropriada) em uma gaze. Coloque isso em água morna para o banho. Um método melhor envolve a preparação de uma infusão (veja acima). Adicione o líquido coado à banheira.

Óleos essenciais às vezes também são adicionados aos banhos. Apenas algumas gotas são tudo o que é necessário para a maioria dos óleos; uma maior quantidade pode irritar a pele. (Consulte as Tabelas & Apêndices para óleos e seus poderes mágicos.)

Unguento

Essa é uma forma antiga para o uso das ervas mágicas e também de remédios. Um unguento é simplesmente qualquer substância gordurosa à qual foram adicionadas ervas em óleos ou em pó. Um bom exemplo disso é encontrado no texto sobre a malva. No passado, a banha era muito usada como base, mas hoje a gordura vegetal é geralmente uma substituta. Certamente cheira bem melhor.

Para uma xícara de gordura vegetal ou banha de porco, adicione três colheres de sopa da(s) erva(s) encantada(s) em pó. Triture ou amasse enquanto visualiza até ficar bem misturado, em seguida coloque em um recipiente hermético para armazenar.

Um método alternativo é derreter a base em fogo baixo. Adicione as ervas e deixe em infusão por cerca de nove minutos ou até que a erva esteja "frita". Coe e deixe o unguento esfriar antes de usar. Um terceiro método é ainda mais fácil; derreta a banha ou gordura, adicione gotas dos óleos apropriados e deixe esfriar.

Usar o unguento é simples: basta aplicar no corpo nos pontos onde tem pulsação (pulsos, pescoço, etc.). Esses unguentos são melhor armazenados em recipientes herméticos em um local fresco.

Óleos

Embora extrair óleos por destilação a vapor e outros métodos seja quase proibitivamente caro, somos poupados desse custo pela grande disponibilidade de óleos essenciais sintéticos existente hoje no mercado. Muitos dos chamados "óleos essenciais" são, na verdade, sintéticos; entretanto, isso não impede seu uso na magia. Se cheiram bem, use-os.

Embora os óleos não sejam abordados neste livro, uma lista deles por uso e fornecedores comerciais de óleos pode ser encontrada em Tabelas & Apêndices.

Os óleos essenciais são usados de várias maneiras, no corpo, esfregados nas velas, nos sachês e nos bonecos, adicionados a banheiras, queimados em blocos de carvão e espalhados nas raízes, etc.

Incenso

A composição e o uso do incenso é uma forma de arte em si. Basicamente, um incenso é qualquer combinação de materiais vegetais, às vezes combinados com óleos essenciais e uma base, que são misturados e queimados ou fundidos em carvão.

(Este tipo de incenso é conhecido como "bruto" ou "granular", e é geralmente usado na magia, em forma de bastão ou cone.)

No uso mágico, o incenso é queimado sozinho em função de suas vibrações, como um tipo de feitiço, enquanto você visualiza o que deseja. Mas também pode ser usado em segundo plano durante a realização de outros tipos de magia.

Ao compor suas próprias fórmulas de incenso, lembre-se de que "mais" nem sempre é melhor. Qualquer receita que requeira mais de nove substâncias é provavelmente muito complicada.

Basta escolher algumas plantas adequadas à sua necessidade. Para um incenso de amor, por exemplo, posso escolher erva-cidreira, cardamomo, canela, gengibre e baunilha. As ervas são reduzidas a pó com o almofariz e o pilão e depois encantadas. A mistura resultante está pronta para uso.

Para usar incenso, acenda um bloco de carvão (consulte Tabelas & Apêndices) e o coloque em um recipiente à prova de calor. Um incensário é bom, assim como um prato cheio até a metade com sal ou areia. Polvilhe uma pequena quantidade de incenso no carvão incandescente de tempo em tempo durante o feitiço.

Lembre-se, entretanto, de que muitas plantas perfumadas cheiram de maneira bem diferente quando queimadas, então não se surpreenda se seu incenso não for agradável. O fator importante aqui são as vibrações e não os aromas.

Quatro feitiços para todos os fins

Esses feitiços são projetados para serem usados quando nenhum outro está disponível ou for desejado. Como acontece com qualquer parte da magia, eles podem ser alterados para se adequar aos seus gostos e imaginação. A maioria deles deve ser feito ao ar livre, mas com um pouco de cuidado também podem ser feitos dentro de casa.

Embora eles estejam relacionados aos quatro elementos, cada feitiço pode ser usado para qualquer necessidade mágica, sozinho ou em conjunto com outros feitiços. (Leia *Earth Power* de Scott Cunningham, Llewellyn Publications, 1983.) Por exemplo, se eu desejasse feitiços e procedimentos para atrair um amor, poderia usar um sachê e depois jogar as ervas em um oceano agitado, como no Feitiço da Água.

Sinta-se à vontade para inventar seus próprios feitiços ao trabalhar com ervas; isso é perfeitamente aceitável e o feitiço pode ser feito de acordo com a sua necessidade.

O Feitiço da Terra

Coloque as ervas encantadas apropriadas em uma sacola e leve para um local silvestre. Com as mãos, cave um pequeno buraco na terra e despeje as ervas nele. Visualize sua necessidade fortemente. Cubra as ervas e vá embora. Está feito.

O Feitiço do Ar

Fique em um local aberto no topo de uma colina ou montanha, longe de árvores e construções altas e outras colinas. Segure as ervas encantadas apropriadas em sua mão de poder e, de frente para o Norte, sopre um pouco delas naquela direção. Vire para o Leste e repita o feitiço e então faça o mesmo para o Sul. No Oeste, sopre todas as ervas para longe de suas mãos. Visualize sua necessidade fortemente o tempo todo, expressando-a em palavras, se desejar.

O Feitiço do Fogo

Escreva ou desenhe a sua necessidade em um pedaço de papel cortado em um triângulo. Enquanto visualiza sua necessidade, coloque as ervas encantadas apropriadas no centro do papel e amasse bem para que as ervas fiquem presas dentro dele. Unja com óleos se desejar.

Faça uma fogueira em uma buraco ao ar livre ou numa lareira interna. Jogue o pacote de ervas no fogo. Ao tocar nas chamas, visualize com firmeza sua necessidade. Continue a fazer isso até que o pacote seja consumido pelas chamas.

O Feitiço da Água

Leve as ervas encantadas apropriadas para um rio, nascente, lago ou praia. Segure-as firmemente em sua mão de poder e visualize sua necessidade. Com um movimento de varredura, espalhe as ervas na água. O poder foi enviado.

4

Intenções Mágicas

As intenções mágicas são simplesmente necessidades mágicas; por exemplo: amor, dinheiro e proteção. Este capítulo discute brevemente algumas das intenções mágicas mais comuns.

As ervas apropriadas para cada intenção estão listadas nas tabelas e apêndices.

Proteção

Pelo número esmagador de ervas usadas para esse propósito, é óbvio que a proteção é (e tem sido) a maior preocupação para muitas pessoas.

A maioria das ervas protetoras mencionadas neste livro tem efeitos gerais; elas protegem seu portador contra ataques físicos e psíquicos; ferimentos, acidentes, veneno, picada de cobra, relâmpagos, espíritos malignos, mau-olhado e assim por diante. Em outras palavras, elas são protetoras de uma maneira geral.

Naturalmente, elas não farão muito bem depois que algo acontecer – as ervas protetoras devem ser preventivas. Isso não significa que se você usar uma raiz protetora ou carregar um sachê passará pela vida livre de aborrecimentos. Mas carregar algumas dessas ervas certamente ajudará a rastrear situações potencialmente prejudiciais.

No mundo de hoje, devemos nos proteger com todos os meios disponíveis. As ervas protetoras é um desses meios. Elas criam um tipo de campo de força em torno de sua casa, bens ou de você mesmo. Quando transportadas, também aumentam a eficácia das defesas naturais do corpo. Afinal, um grama de prevenção vale mais que um quilo de cura.

Amor

Ah, o amor; a busca sem fim por companheirismo, calor, contato sexual, emocional realização e alguém para conversar durante o café da manhã.

A magia do amor deve ser de um tipo – atrair uma pessoa não especificada para sua vida. Assim, em poucas palavras, as ervas do amor o colocarão em situações em que você conhecerá pessoas, o ajudará a superar a timidez (se necessário) e a comunicar que está disponível para o amor.

As ervas do amor (em oposição às ervas da luxúria) estendem suas vibrações suaves e emocionais por toda a parte na busca por um amor. Geralmente, elas atraem pessoas com o mesmo estado de espírito; ervas do amor efetuam a ligação e aqueles que estiverem interessados atenderão.

Isso está em um nível subconsciente, é claro. Ninguém vai chegar até você e dizer: "Oi. Eu simplesmente não pude deixar de notar suas vibrações de amor". Mas ao usar essas ervas, as pessoas prestarão mais atenção em você e novos amigos aparecerão. Assim, você pode encontrar um amor.

As ervas do amor não devem ser usadas para forçar ou persuadir outro ser humano magicamente a amá-lo. Não é apenas manipulação de uma alma livre (como se sentiria se alguém fizesse isso com você?), e também não funcionará. O amor é algo que cresce a partir de experiências compartilhadas e conversas tranquilas, olhares em lugares à meia luz, dedos entrelaçados e noites agradáveis na cidade. Mesmo que comece com uma explosão de paixão, o amor verdadeiro é o produto suavizado do tempo.

O máximo que as ervas do amor podem fazer (se alguém as usa para prender outra pessoa) é confundir as emoções da vítima. A princípio, pode parecer amor para vocês dois, mas rapidamente vai se desintegrar em algo muito menos atraente: escravidão emocional. Capturar uma pessoa com uma magia de amor desse tipo é quase um estupro psíquico.

O caminho mais seguro é usar ervas do amor para trazer várias pessoas para sua vida. O resto é com você.

Exorcismo

Esta antiga forma de magia ainda é útil hoje – não necessariamente para expulsar demônios de pessoas ou lugares, mas para limpar a negatividade que a vida diária proporciona tão amplamente.

As ervas de purificação são simplesmente ervas de exorcismo menos poderosas e geralmente não livram um local de entidades malignas.

Cura

Existem muitas ervas que auxiliam os processos de cura do corpo. Algumas delas são polivalentes e outras específicas. Todas podem ser misturados em sachês que, quando transportados, auxiliam nos poderes de cura do corpo. Algumas são usadas na forma de incenso, outras adicionadas ao banho.

No entanto, quando ocorrer uma condição séria ou sintomas graves, procure atendimento médico imediatamente. A magia das ervas - como com toda magia - deve ser apoiada por ações apropriadas e oportunas no mundo físico. Por exemplo, você não pode executar um feitiço para passar em um teste e esperar fazer isso sem estudar.

Da mesma forma, não espere que a magia o(a) cure, a menos que, ao mesmo tempo, cuide de si mesmo fisicamente. Isso significa obter ajuda médica quando necessário.

Saúde

Como acontece com a maioria dos tipos de magia, é melhor prevenir do que remediar, então, se você tem tendência a ter problemas de saúde, pode ser sábio carregar algumas dessas ervas o tempo todo.

Substitua-as regularmente (a cada três meses ou mais).

Quebrando Feitiços

Muitos dos pedidos de informação que recebo dizem respeito a maneiras de quebrar feitiços e conjurar maldições. Noventa e nove por cento dessas pessoas não são agora, e nunca serão, alvo de maldições ou feitiços. Ao contrário da crença popular, os magos malignos não se escondem atrás de cada árvore prontos para enfeitiçar qualquer um até a morte.

Quando as pessoas sentem que foram enfeitiçadas, amaldiçoadas, azaradas ou psiquicamente atacadas, uma causa comum geralmente pode ser encontrada para o suposto feitiço. Não importa o quão certas essas pessoas estejam de sua condição, elas são simplesmente vítimas da vida e de seus próprios medos e preocupações. Uma série de acidentes, contratempos, doenças, perdas financeiras e emocionais e até problemas com o carro fornecerão a base para feitiços imaginários.

Embora a maioria dos feitiços sejam imaginários, alguns não são. Além disso, é fato comprovado que a mente exerce um efeito poderoso sobre o corpo. Se uma pessoa acredita que está enfeitiçada, seus efeitos físicos (se houver) geralmente se manifestarão.

Assim, muitas ervas são usadas por sua capacidade tradicional de remover feitiços e maldições. Elas funcionam – quer exista uma maldição ou não.

Fidelidade

Embora forçar magicamente seu ente querido a permanecer fiel seja violar um dos preceitos da magia (não prejudique ninguém), existem ervas que podem ser usadas para lembrá-lo gentilmente de você e para protegê-lo de tentações indesejadas.

Use-as com amor e cuidado.

Sorte

Sorte é simplesmente a habilidade de estar no lugar certo na hora certa, dizer as coisas certas e agir por instinto. Se uma pessoa não é naturalmente "sortuda", tal habilidade pode ser adquirida através do uso de ervas. Não foi dito como essa "sorte" se manifestará, mas as ervas da sorte geralmente são utilizadas quando uma pessoa teve uma série de episódios de "azar" – e deseja mudar isso para melhor.

As ervas da sorte dão a você o poder de fazer sua própria "boa" sorte.

Luxúria

Essas plantas têm sido usadas há séculos para criar desejo sexual nas pessoas próximas a elas. Não é de surpreender que sejam comumente usadas para despertar a luxúria de outra pessoa, talvez contra sua vontade.

No entanto, elas também são usadas como ervas do amor ou para atrair outras pessoas que desejam contatos sexuais, e isso é certamente menos manipulativo do que o uso anterior.

Manifestações

Alguns tipos de feitiços são especializados em materializar espíritos e "demônios", geralmente dentro de um círculo ou de um triângulo. Ervas há muito tempo são queimadas para que a fumaça possa ser usada pelo espírito como um meio de materialização.

Essa magia, embora perigosa e difícil de realizar, é tradicional, por isso incluí essas ervas neste livro.

Dinheiro

Algumas plantas aumentam o cenário financeiro de uma pessoa; mas não criam notas de dólar do nada. O dinheiro pode vir na forma de presentes ou de doações inesperadas, mas geralmente se manifestará como um aumento de salário, um emprego melhor, um bom investimento, um empréstimo reembolsado repentinamente a você e assim por diante.

A magia realizada para ganhar dinheiro é bastante praticada. No entanto, poucas pessoas realmente precisam de dinheiro – elas precisam do que o dinheiro pode comprar. Se eu precisasse de dinheiro suficiente para pagar minhas contas, por exemplo, usaria essas ervas enquanto visualizaria minhas contas sendo marcadas como "totalmente pagas" e depois elas desapareceriam. Dê uma direção ao poder e ele deverá fluir.

Desejos

Ao longo deste livro, enfatizei que a magia deve ser usada quando necessário, talvez como último recurso quando todos os outros métodos falharam. No entanto, todos nós temos desejos que podem não ser tão urgentes quanto a necessidade. Esses desejos podem ser emocional e fisicamente importantes, entretanto, e assim a magia pode ser usada para torná-los realidade e as ervas podem ajudar nisso.

Parte II

As Ervas

5

Compreendendo as Instruções

Cada planta é acompanhada por um artigo com diferentes quantidades de informações. Por conveniência, muitas dessas informações são resumidas da forma mais breve possível; assim, metade de cada lista é basicamente uma recitação da nomenclatura, regentes planetários e elementais e assim por diante. Aqui está uma uma rápida referência sobre cada item: primeiro é listado o nome comum da erva, que é simplesmente o mais conhecido. O próximo é o nome científico para o gênero e espécie (se conhecido).

Isso é de extrema importância, pois várias ervas compartilham nomes comuns e podem ser facilmente confundidas umas com as outras. Com essas informações, a identificação exata pode ser feita e erros evitados. Posteriormente, quando aplicável, existem códigos (*veja na página 295*) que explicam quaisquer possíveis problemas de saúde que possam ocorrer com o uso da erva. Esta informação foi recentemente atualizada para o décimo quinto aniversário de edição deste livro e é baseada nas informações mais recentes conhecidas sobre as ervas[1]. Se a palavra "Veneno" aparecer, esta erva nunca deve ser usada internamente ou aplicada sobre a pele. Nunca use qualquer erva internamente, a menos que seja especificamente instruído a fazê-lo. A seguir estão os nomes populares pelos quais a planta é conhecida, se houver. Como essas informações são indexadas com os nomes comuns, uma pessoa

1. NR.: algumas plantas foram adaptadas conforme nomenclutura na nossa língua, podendo divergir em alguns detalhes das fontes em inglês. No compêndio, ao final deste livro, você também encontrará uma listagem inteiramente em inglês pelo fato de que muitas ervas indicadas nesta obra não são facilmente encontradas no Brasil.

que conhece a acácia apenas como espinheira-egípcia pode localizá-la facilmente usando a referência cruzada no final do livro.

Na sequência, o gênero da planta é listado. Esse aspecto um tanto confuso do herbalismo mágico é simplesmente uma maneira antiga de categorizar as ervas por seu tipo básico de vibração. No livro *Magical Herbalism* usei os termos "quente" e "frio" (como faziam os herbanários antigo) para evitar conotações sexistas, mas isso é ainda mais confuso. Eu ainda acho impróprio identificar o louro, por exemplo, como "macho" e o salgueiro como "fêmea". Portanto, os termos "masculino" e "feminino" são usados para denotar o gênero de cada planta.

As ervas masculinas são aquelas que possuem vibrações fortes e ígneas. São ervas realmente usadas para proteção, purificação, quebra de feitiços, exorcismo, luxúria, para manter a potência sexual, saúde, força, coragem e assim por diante, bem como qualquer outra que fortaleça a mente. Ervas femininas são plantas mais calmas, sutis e suaves em seus efeitos. Assim, elas são usadas para atrair amor, aumentar a beleza, recapturar a juventude, ajudar na cura e desenvolver poderes psíquicos, aumentar a fertilidade, atrair riqueza, promover felicidade e paz, ajudar no sono e na espiritualidade e causar visões.

Esta é, novamente, uma forma de classificação que foi incluída devido à sua importância tradicional. É uma ferramenta útil para determinar os usos mágicos.

O planeta regente da planta é o próximo, se conhecido. Embora este não seja o lugar para explicar a magia planetária, os corpos celestes (incluindo o Sol e a Lua) há muito tempo são associados a vários tipos de necessidades mágicas. Aqui está uma lista rápida:

Sol: questões legais, cura, proteção.

Lua: sono, sonhos proféticos, fertilidade, paz, cura.

Mercúrio: poderes mentais, adivinhação, poderes psíquicos, sabedoria.

Vênus: amor, amizade, fidelidade, beleza, juventude.

Marte: coragem, força, luxúria, potência sexual, exorcismo, quebra-feitiços, proteção.

Júpiter: dinheiro, prosperidade, questões legais, sorte.

Saturno: visões, longevidade, exorcismos, finalizações.

A seguir temos o elemento dominante, quando conhecido. A teoria dos quatro elementos, os blocos de construção do Universo (outro método de dividir o poder), é explicada mais detalhadamente na obra *Earth Power*. No entanto, em resumo, os quatro elementos (Terra, Ar, Fogo e Água) estão dentro de todas as coisas em quantidades variáveis. Isso inclui ervas. Cada uma, naturalmente, tem seu próprio uso em magia:

Terra: Dinheiro, prosperidade, fertilidade, cura, emprego.

Ar: Poderes mentais, visões, poderes psíquicos, sabedoria.

Fogo: Luxúria, coragem, força, exorcismo, proteção, saúde.

Água: Sono, meditação, purificação, sonhos proféticos, cura, amor, amizades, fidelidade.

Como você pode ver claramente pelas tabelas anteriores, o gênero, o planeta e o elemento de cada planta estão intimamente relacionados. Para o especialista, isso fornece uma ampla gama de informações mágicas.

Uma vez que muitas plantas foram associadas a divindades ao longo dos séculos, elas serão especificamente relacionadas com a planta, se houver. Isso fornece mais uma pista para o uso da planta em magia, pois cada divindade tem uma ou mais influência atribuídas a elas. Vênus, como uma Deusa do Amor, é um exemplo bem conhecido; ervas sagradas para a Deusa Vênus podem ser usadas em feitiços de amor.

Segue um somatório dos poderes de cada erva para facilitar a consulta. Entretanto, esta lista pode não conter todos os vários usos mencionados no texto.

Se a planta é usada de alguma maneira religiosa de alguma forma relevante para a magia das ervas, isso está listado em usos rituais.

Finalmente, os usos mágicos dão início à maior parte de cada discussão. Informações que não são relevantes ou se demonstraram incompletas, foram desconsideradas.

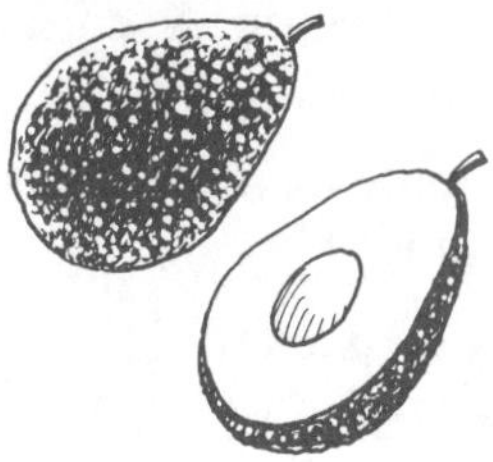

Abacate

(Persea americans) folhas, ramos, sementes: X

Nomes populares: pêra-jacaré, persea, zaboca, ahuacotl (asteca: "testículo-da-árvore").
Gênero: feminino
Planeta: Vênus
Elemento: Água
Poderes: amor, luxúria, beleza.
Usos rituais: os egípcios reverenciavam o abacate.
Usos mágicos: coma a fruta do abacate para ser irradiado pela energia da luxúria, como os antigos astecas faziam. Cultive uma planta do caroço de um abacate em sua casa para trazer amor para ela.

Varinhas mágicas feitas de madeira de abacate são instrumentos potentes para todos os fins. Carregue o caroço para aumentar a beleza.

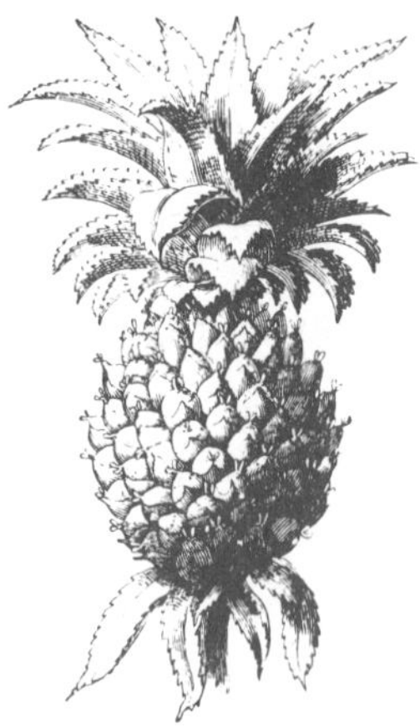

Abacaxi

(Ananas comusus)

Gênero: masculino
Planeta: Sol
Elemento: Fogo
Poderes: sorte, dinheiro, castidade.
Usos mágicos: o abacaxi seco é colocado em saquinhos e adicionado a banhos para dar sorte ao banhista. O suco do abacaxi também pode ser adicionado ao banho e pode ser bebido para conter a luxúria. A casca ou a polpa seca é adicionada nas misturas de ervas para atrair dinheiro.

Abrótano

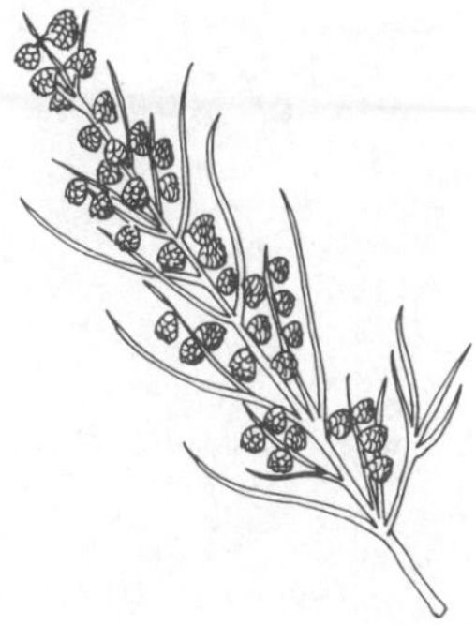

(Artemisia abrotanum) P

Nomes populares: appleringie, garderobe (guarda-roupas), amor-de-menino, amor-de-rapaz, ruína-de-donzela, velho.
Gênero: masculino
Planeta: Mercúrio
Elemento: Ar
Poderes: amor, luxúria, proteção.
Usos mágicos: o abrótano é usado em feitiços de amor, carregado ou colocados no quarto. Às vezes, é colocado sob a cama para despertar a luxúria em seus ocupantes. Queimado como um incenso, o abrótano protege contra problemas de todos os tipos e sua fumaça afasta as cobras.

Abrunheiro

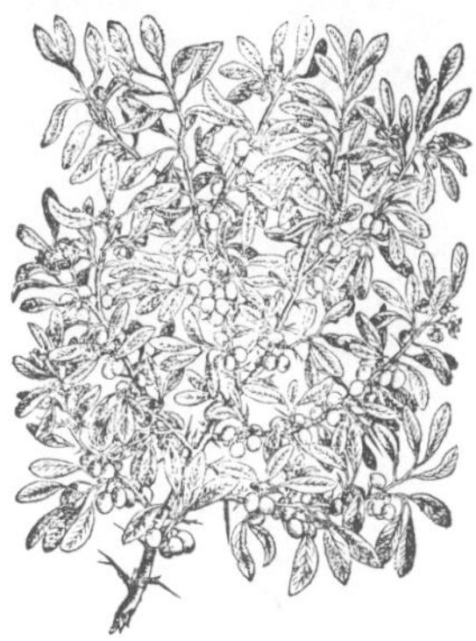

(Prunus spinosa) Lt; flores frescas e Sementes: X

Nomes populares: espinheiro-negro, mãe-da-floresta, espinheiro-dos-desejos.
Gênero: masculino
Planeta: Marte
Elemento: Fogo
Poderes: exorcismo, proteção.
Usos mágicos: pendurado em portas ou carregado, o abrunheiro afasta o mal e a calamidade e bane demônios e vibrações negativas. A madeira às vezes é usada para fazer varas de adivinhação e de desejos. Essas "varinhas de desejos" são usadas em feitiços de todos os tipos, na verdade, são varinhas mágicas para todos os fins.

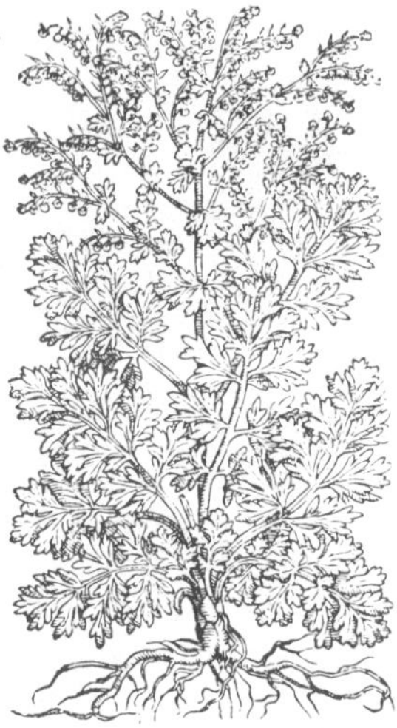

Absinto

(Artemisia absinthium) Veneno PN Lt

Para uso interno: não exceda 1/2 g da erva seca no chá por 2–3 vezes ao dia.
Nomes populares: losna, sintro, absinto-comum, absinto-grande, absinto-maior, alosna, artemísia, erva-santa e artemísia-absinto.
Gênero: masculino
Planeta: Marte
Elemento: Fogo
Divindades: Íris, Diana, Ártemis.
Poderes: poderes psíquicos, chamar espíritos, amor, proteção.
Usos mágicos: o absinto é queimado em incensos destinados a ajudar no desenvolvimento de poderes psíquicos e também são usados para esse fim. Carregado, o absinto protege não só contra feitiço, mas também contra picadas de serpentes marinhas. Além disso, de acordo com as tradições antigas, ele neutraliza os efeitos do envenenamento por cicuta e cogumelos, mas eu não apostaria minha vida em sua eficácia nesta área. Pendurado no espelho retrovisor, o absinto protege o veículo de acidentes em estradas traiçoeiras.

Às vezes também é usado em infusões de amor, provavelmente porque já foi transformado em uma bebida alcoólica de mesmo nome. Este licor altamente viciante e perigoso agora é contra a lei ou banido em muitos países, mas a reputação perdura e o absinto ainda é usado em misturas de amor. Um desses usos é colocá-lo debaixo da cama para atrair um amor.

Absinto também é queimado para invocar espíritos. Às vezes, é misturado com sândalo para esse fim. Se queimados em cemitérios, os espíritos dos mortos se levantarão e falarão, isso de acordo com os antigos grimórios.

Acácia

(Acacia senegal) G

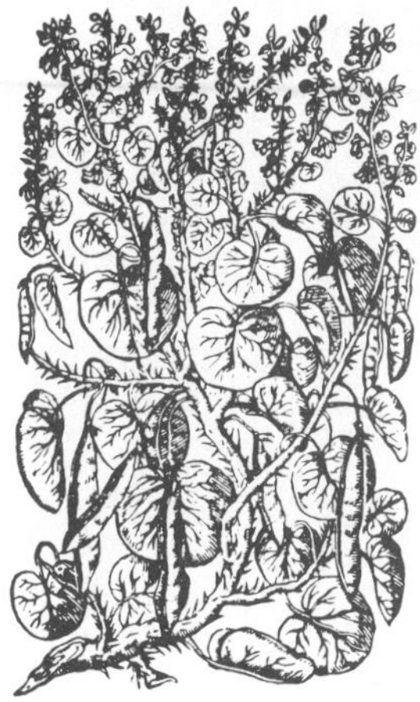

Nomes populares: goma-arábica, goma-de-acácia.
Gênero: masculino
Planeta: Sol
Elemento: Ar
Divindades: Osíris, Astarte, Ishtar, Diana, Rá.
Poderes: proteção, poderes psíquicos.
Usos rituais: a madeira é usada como combustível em fogos sagrados na Índia e também na construção de templos.
Usos mágicos: um ramo da árvore colocado sobre a cama afasta o mal, o mesmo acontece quando usado em turbante nos países Orientais. Quando a madeira é queimada com sândalo, os poderes psíquicos são estimulados. A acácia também é usada em feitiços de dinheiro e de amor, embora, no último caso, o resultado seja um amor platônico. Veja também: *Arábica, goma.*

Açafrão

(Crocus saliva) D + P

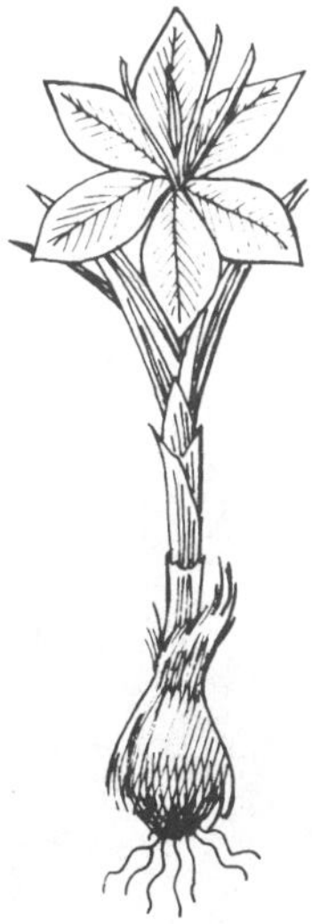

Nomes populares: crocus-do-outono, crocus, karcom, krokos, kunkuma (sânscrito), saffer (árabe), açafrão-espanhol, cúrcuma, turmérico, raiz-de--sol, açafrão-da-índia, açafroa, gengibre-amarelo.
Gênero: masculino
Planeta: Sol
Elemento: Fogo
Divindades: Eros, Ashtoreth.
Poderes: amor, cura, felicidade, aumenta os ventos, luxúria, força, poderes psíquicos.
Usos rituais: os fenícios assavam bolos de açafrão em forma de meia-lua e comiam em homenagem à Lua e à Deusa da fertilidade, Astoreth.

Usos mágicos: o açafrão é adicionado em sachês de amor, bem como àqueles que visam despertar sentimentos de luxúria. Usado em feitiços de cura. Sua infusão é usada como água para lavar as mãos antes dos rituais de cura.

Na Pérsia (Irã), as mulheres grávidas usavam uma bola de açafrão na boca do estômago para garantir um parto rápido.

A infusão, quando ingerida, permite prever o futuro e o simples consumo do açafrão dissipa a melancolia. Na verdade, um dos primeiros escritores sobre o assunto adverte para não ingerir muito açafrão para que não "morramos de excessiva alegria"!

O açafrão em casa impede que os lagartos entrem. Usar uma grinalda de açafrão o protegerá da embriaguez (isso provavelmente virará o assunto em sua roda de amigos).

Na Irlanda, os lençóis eram lavados com uma infusão de açafrão para que os braços e as pernas se fortalecessem durante o sono. Os antigos persas utilizavam açafrão para aumentar os ventos.

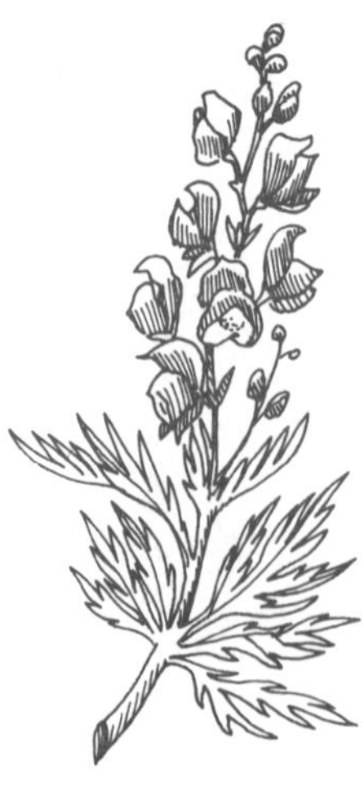

Acônito

(Aconitum napellus, Arnica latifolia, Arnica montana)
Veneno

Nomes populares: aconite, capuz-de-frade, carruagem-do-cupido, Dumbledore's Delight, veneno-de-leopardo, monkshood, storm Hat, chapéu-de-thor, chapéu-de-lobo, casco-de-júpiter, capacete-de-júpiter, napelo, anapelo e matalobos.
Gênero: feminino
Planeta: Saturno
Elemento: Água
Divindade: Hécate

Poderes: proteção, invisibilidade.
Usos mágicos: o acônito é adicionado aos sachês de proteção, especialmente para proteger contra vampiros e lobisomens. Isso é bastante adequado, já que o acônito também é usado por lobisomens para se curar. A semente, envolvida na pele de um lagarto e carregada, permite que você se torne invisível o quanto quiser. Não coma ou esfregue qualquer parte desta planta na pele; é virulenta e venenosa.

Açoro

(Acorus calamus) Veneno: várias plantas são vendidas com o nome de açoro e duas delas são muito perigosas para ingestão, por isso devemos recomendar não usar açoro internamente.

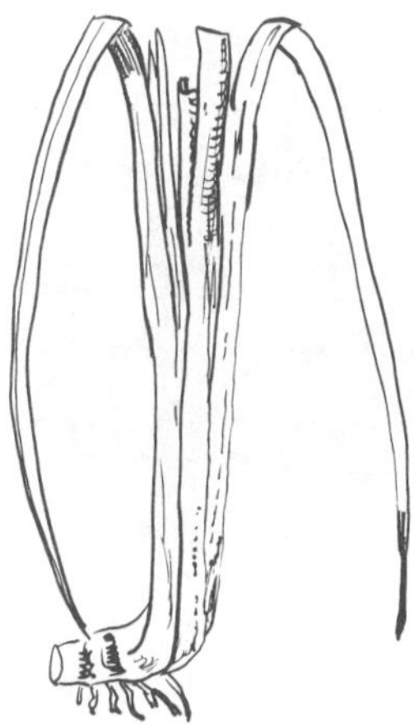

Nomes populares: cálamo-aromático, acorina, ácoro-verdadeiro, ácoro-cheiroso, lírio-dos-charcos ou cana-cheirosa.
Gênero: feminino
Planeta: Lua
Elemento: Água
Poderes: sorte, cura, dinheiro, proteção.
Usos mágicos: as sementes são usadas como contas de um colar para curar e a raiz em pó é usada em incensos e sachês, também para a cura. Pequenos pedaços da raiz guardados em todos os cantos da cozinha protegem contra a fome e a pobreza. O cultivo da planta traz boa sorte ao jardineiro e o açoro também é usado para fortalecer e amarrar feitiços.

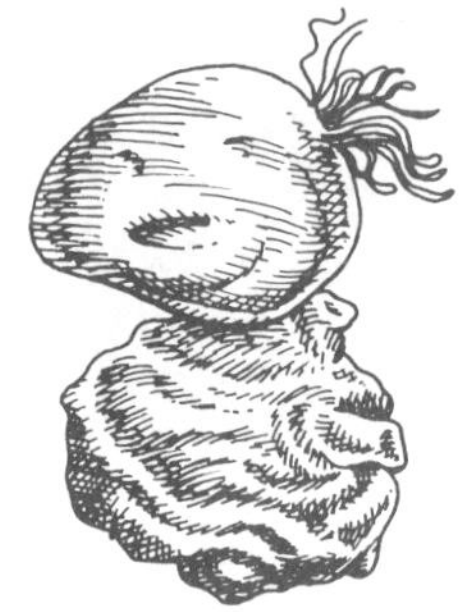

Adão e Eva (raíz)

(Orchis spp.*)* Veneno

Gênero: feminino
Planeta: Vênus
Elemento: Água
Poderes: amor, felicidade.
Usos mágicos: carregue sempre as duas raízes em um saquinho para atrair um amor ou se você deseja se livrar de oponentes no amor. Ofertadas a um casal, elas garantem a contínua felicidade.

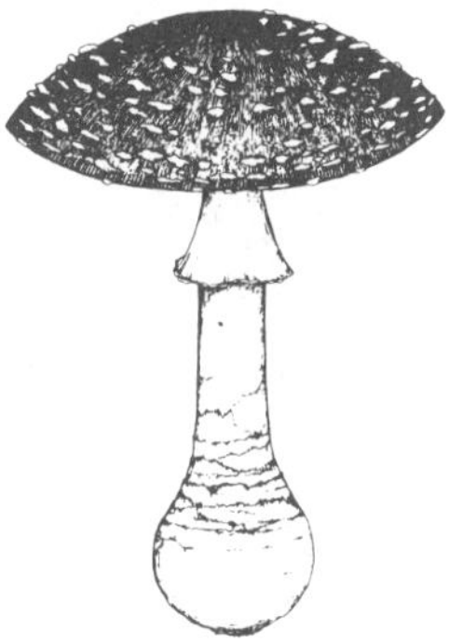

Agárico

(Amanita muscaria) Veneno

Nomes populares: anjo-da-morte, fungo-de-mosca, boné-vermelho-da-morte, cogumelo-mágico, cogumelo-boné-vermelho, cogumelo-sagrado.
Gênero: masculino
Planeta: Mercúrio
Elemento: Ar
Divindade: Dioniso
Poder: fertilidade
Usos rituais: há especulação de que pelo menos algumas das religiões dos templos clássicos de mistérios centraram seus rituais secretos em torno do uso do agárico.
Usos mágicos: coloque no altar ou no quarto para aumentar a fertilidade. Infelizmente, o agárico é tão virulento e venenoso que não é aconselhável usá-lo.

Agave

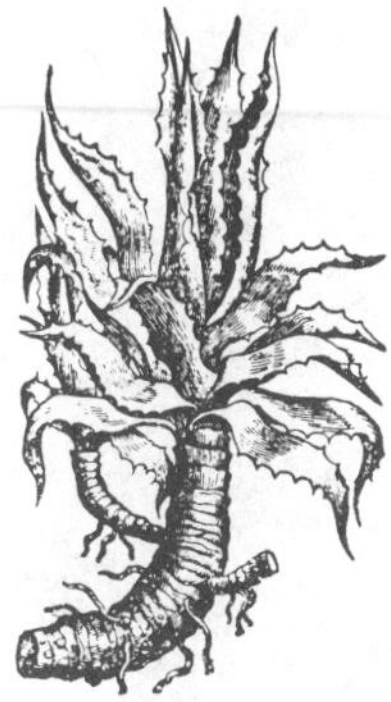

(Agave spp.*)* Sk

Nome Popular: agave
Gênero: masculino
Planeta: Marte
Elemento: Fogo
Poder: luxúria
Uso Mágico: o suco do agave é há muito tempo usado em poções de luxúria.

Agridoce

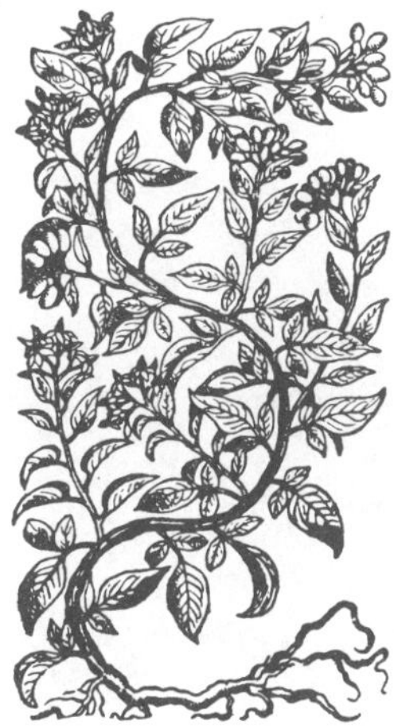

(Celastrus scandens – American bittersweet; Solanum dulcamara – European bittersweet)
American bittersweet: Veneno

Nomes populares: agridoce americana: wax work, falso agridoce. Para o agridoce europeu: violet bloom, felonwort, woody nightshade, scarlet berry, dulcamara, bitter nightshade.
Gênero: masculino
Planeta: Mercúrio
Elemento: Ar
Poderes: proteção, cura.
Usos mágicos: colocar agridoce sob o travesseiro vai ajudá-lo a esquecer um amor. O agridoce também é usado para proteger e remover o mal de humanos e de animais, amarrando um pequeno pedaço da erva em alguma parte do corpo. Amarrado ao pescoço, o agridoce cura a vertigem ou a tontura, segundo Culpeper.

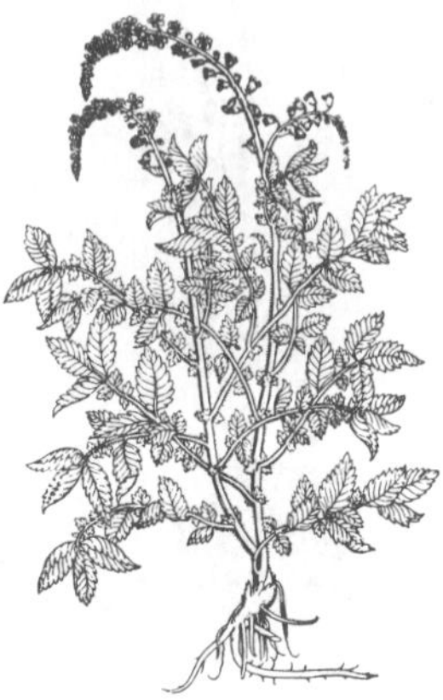

Agrimonia

(Agrimonia eupatoria) G

Nomes populares: amoricos, agrimónia, erva-eupatória, erva-hepática, eupatória, eupatória-dos-gregos.
Gênero: masculino
Planeta: Júpiter
Elemento: Ar
Poderes: proteção, sono.
Usos mágicos: use em todos os sachês de proteção e feitiços, também para banir energias e espirítos negativos. Protege contra *goblins*, maldade e veneno.

A agrimonia também tem sido usada para reverter feitiços enviados contra o mago; isto é, ela não apenas quebra as maldições como também as envia de volta ao amaldiçoador.

A agrimonia colocada sob o travesseiro fará a pessoa dormir como se estivesse morta, de acordo com a tradição antiga, mas não use isso para insônia: a pessoa que dorme não acordará até que a erva seja removida.

Em certo tempo, a agrimonia foi usada para detectar a presença de Bruxas.

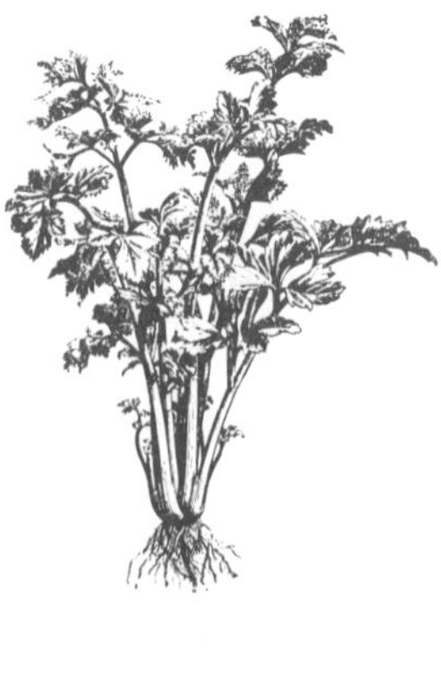

Aipo

(Apium graveolens) PR

Nomes populares: salsão, karafs, elma.
Gênero: masculino
Planeta: Mercúrio
Elemento: Fogo
Poderes: luxúria, poderes mentais e psíquicos.
Usos mágicos: mastigue as sementes para ajudar na concentração ou use em travesseiros para induzir ao sono. Queimadas com raiz de lírio--florentino, as sementes de aipo aumentam os

poderes psíquicos. Ingerir o talo com as sementes induz à lúxuria.

As Bruxas supostamente comiam sementes de aipo antes de voar em suas vassouras, para que não ficassem tontas e caíssem!

Álamo

(Populus tremuloides) G

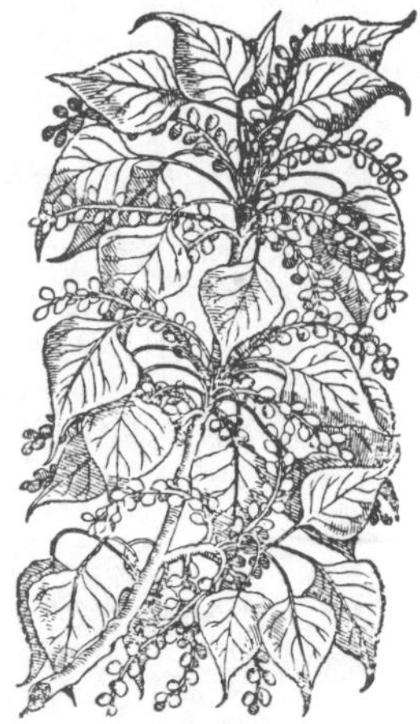

Nomes populares: aspen europeu, choupo, aspen tremendo.
Gênero: masculino
Planeta: Mercúrio
Elemento: Ar
Poderes: eloquência, antirroubo.
Usos mágicos: use em feitiços antirroubo e plante um álamo em seu jardim ou campo para ser protegido de ladrões.

Coloque uma folha de álamo debaixo da língua sequiser ser eloquente.

Em algumas partes da América, esta árvore era chamada de *aspen* e usada magicamente conforme listado aqui. Em outras partes da América, era chamado de *poplar* e usado de forma diferente. *Veja também populus.*

Alcaçuz

(Glycyrrhiza glabra) PK Li Hy Di Hk Lt D + pode esgotar o potássio.

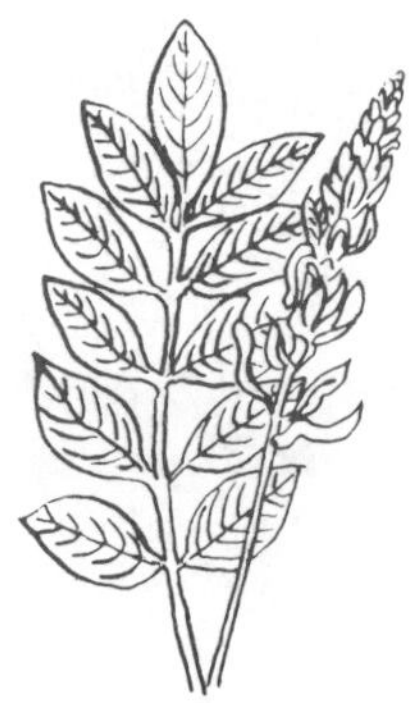

Nomes populares: lacris (galês), licourice, lycorys, reglisse (galês), sweet root.
Gênero: feminino
Planeta: Vênus
Elemento: Água
Poderes: luxúria, amor, fidelidade.

Usos mágicos: mastigar um palito de alcaçuz (a raiz, não o doce que leva o mesmo nome) vai deixá-lo apaixonado. Também é uma boa prática usar ao parar de fumar. Alcaçuz é adicionado a sachês de amor e luxúria, transportados para atrair amor e usado em feitiços para garantir a fidelidade. Palitos de alcaçuz são boas varinhas mágicas.

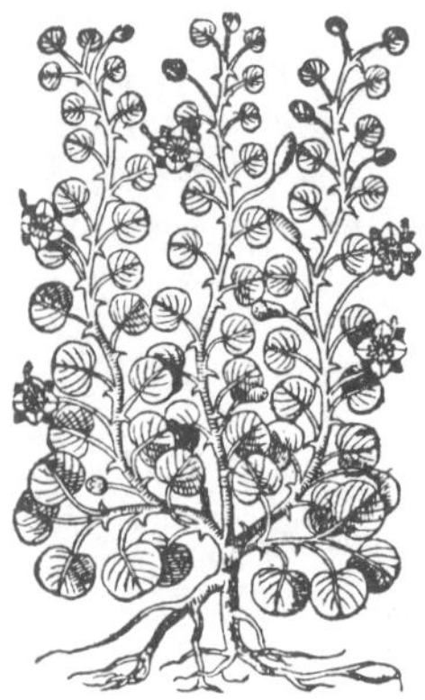

Alcaparra

(Capparis spinosa)

Nomes populares: fakouha, lasafa, shafallah.
Gênero: feminino
Planeta: Vênus
Elemento: Água
Poderes: potência, luxúria, amor
Usos mágicos: um homem que sofre de impotência precisa comer apenas algumas alcaparras para ser curado. A alcaparra também é usada em fórmulas para amor e luxúria.

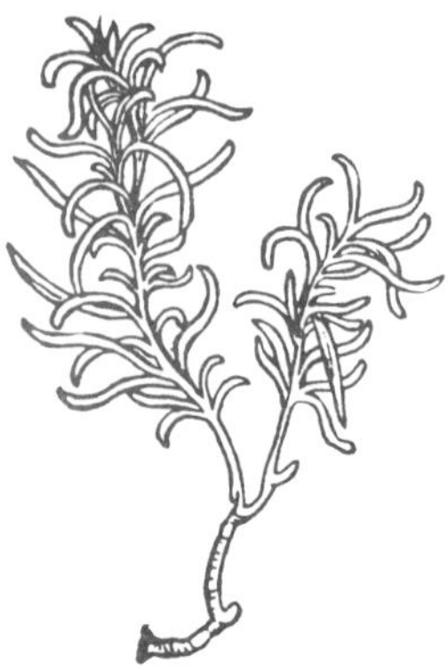

Alecrim

(Rosemarinus officinalis) D + P

Nomes populares: alecrim-da-horta, alecrim-de-cheiro, alecrim-de-jardim, alecrim-rosmarinho, alecrim-rosmarino, alecrinzeiro, erva-da-graça, libanotis, rosmarino.
Gênero: masculino
Planeta: Sol
Elemento: Fogo
Poderes: proteção, amor, luxúria, poderes mentais, exorcismo, purificação, cura, sono, juventude.

Usos mágicos: o alecrim quando queimado emite poderosas vibrações de purificação e de limpeza. Então ele é queimado para livrar um local da negatividade, especialmente antes de fazer magia. É um dos incensos mais antigos.

Quando colocado sob o travesseiro, o alecrim garante uma boa noite de sono e afasta os pesadelos. Colocado debaixo da cama, protege o adormecido de todos os perigos. O alecrim também é pendurado na varanda e nos batentes das portas para manter os ladrões longe de casa e é carregado para a pessoa se manter saudável. Adicionado ao banho, é purificador.

Usar uma grinalda de alecrim ajuda a ativar a memória, enquanto sentir o aroma da madeira do alecrim com frequência preserva a juventude. Para garantir o último, adicione uma infusão de alecrim à água do banho.

O alecrim é usado há muito tempo em incensos de amor, de luxúria e em outras misturas. Os bonecos de cura são preenchidos com alecrim para aproveitar suas vibrações curativas. A infusão de alecrim é usada para lavar as mãos antes do trabalho de cura e as folhas misturadas com bagas de zimbro são queimadas em enfermarias para promover a cura.

Se você deseja receber conhecimento ou resposta a uma pergunta, queime alecrim no carvão e inale sua fumaça. O alecrim também é cultivado para atrair elfos. Suas folhas em pó, envoltas em um tecido de linho e presas ao braço direito, dissipam a depressão e tornam as emoções leves e alegres.

O alecrim é geralmente usado como substituto do olíbano.

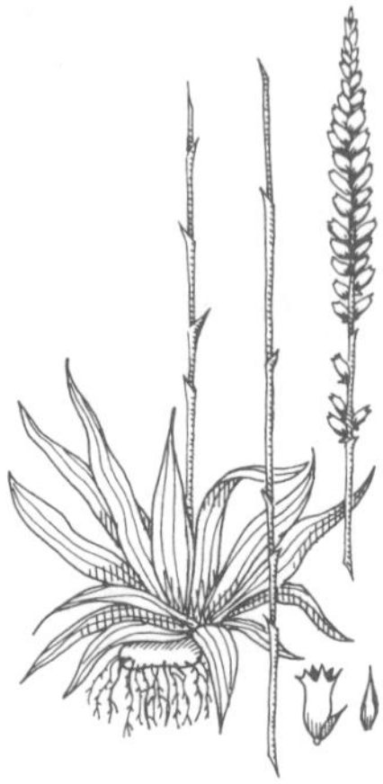

Aletris (raíz)

(Aletris farinosa) DI * Pode antagonizar com algumas oxitocinas (pitocina)

Nomes populares: raiz ague, bitter grass, aletris, raiz de unicórnio verdadeira, blackroot, crow corn, stargrass, starwort, unicorn root, blazing star.

Poder: proteção

Usos mágicos: borrife em torno de sua casa para manter o mal longe ou carregue em um sachê para o mesmo fim. Além disso, use em rituais para quebrar maldições e misturas de descruzamento.

Alface

(Lactuca saliva) G

Nomes populares: garden lettuce, lattouce, sleep wort.

Gênero: feminino

Planeta: Lua

Elemento: Água

Poderes: castidade, proteção, amor adivinhação, sono.

Usos mágicos: esfregue suco de alface na testa ou coma as folhas para cessar problemas para adormecer.

A alface, quando cultivada no jardim, é protetora, mas alguns dizem que se uma quantidade muito grande for cultivada resultará em esterilidade na família.

Se você deseja se proteger das tentações da carne, coma alface. Quando ingerida, a alface também evita o enjôo.

Plante sementes de alface ou de agrião na forma do nome de alguém que você ama. Se as sementes germinarem bem, o amor acontecerá entre vocês.

Alfalfa

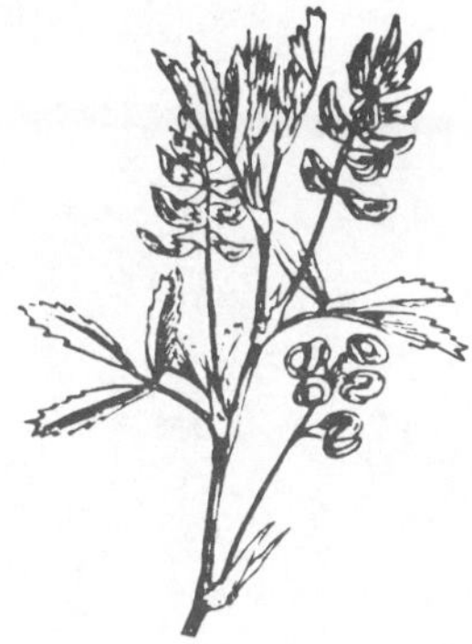

(Medicago saliva) G

Nomes populares: alfafa, melga, luzerna, lucerne (inglês), mielga (espanhol).
Gênero: feminino
Planeta: Vênus
Elemento: Terra
Poderes: prosperidade, regula o apetite, atrai dinheiro.
Usos mágicos: mantenha alfafa em casa para se proteger da pobreza e da fome. É melhor colocá-la em uma jarra pequena no armário ou em sua despensa. Além disso, queime alfafa e espalhe as cinzas pela propriedade para esse fim.

Também é usada em feitiços de dinheiro.

Alga

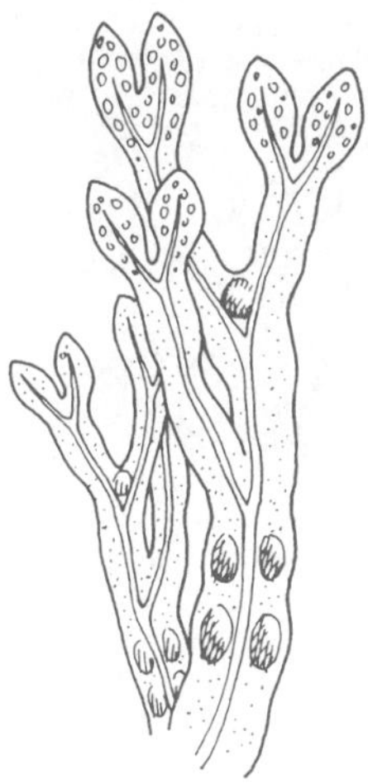

(Fucus vesiculosus; várias outras plantas) PNH

Nomes populares: bladder fucus, cutweed, kelp, espírito do mar, alga marinha, seetang, meeriche, carvalho do mar, black tang.
Gênero: feminino
Planeta: Lua
Elemento: Água
Poderes: proteção, feitiços do mar, feitiços do vento, dinheiro, poderes psíquicos.
Usos mágicos: as algas geralmente protegem os que estão no mar ou os que estão voando sobre ele. Portanto, os viajantes intercontinentais devem carregar esta planta. Também é usado em feitiços para convocar os espíritos do mar, jogando as algas nas ondas e convocando-os. Isso ganhará a atenção dos espíritos e eles ajudarão em sua magia.

As algas são usadas para invocar os ventos: fique na costa e segure um longo fio de alga fresca em sua mão, chicoteie-o no ar acima de sua cabeça no sentido horário e assobie. Os ventos virão.

Faça uma infusão da planta e passe no chão e nas portas de um local de trabalho para atrair clientes e trazer boas vibrações para o comércio. Use também em todos os feitiços para dinheiro. Um feitiço particularmente potente envolve simplesmente encher um pequeno frasco com uísque, colocar algumas algas nele, tampar bem e colocá-lo na janela da cozinha. Isso garantirá um fluxo constante de dinheiro para a família.

As algas também são usadas em sachês para aumentar os poderes psíquicos e para proteger contra distúrbios mentais.

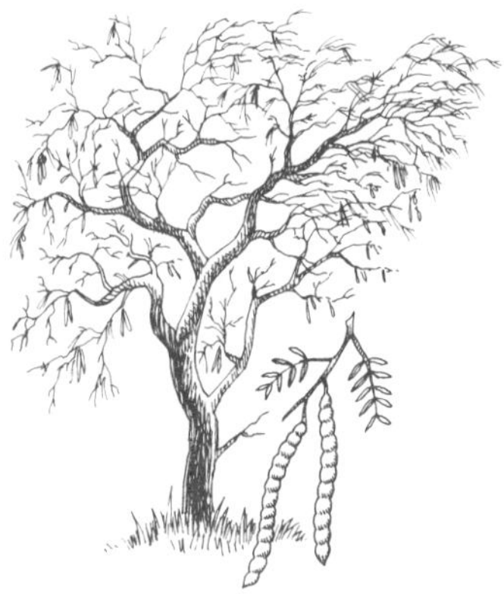

Algarobeira

(Prosopis juliflora) G

Nome popular: mizquitl (asteca)
Gênero: feminino
Planeta: Lua
Elemento: Água
Poderes: cura
Usos mágicos: adicionar em incensos e misturas de cura. A algarobeira também é usada para alimentar fogos mágicos.

Algodão

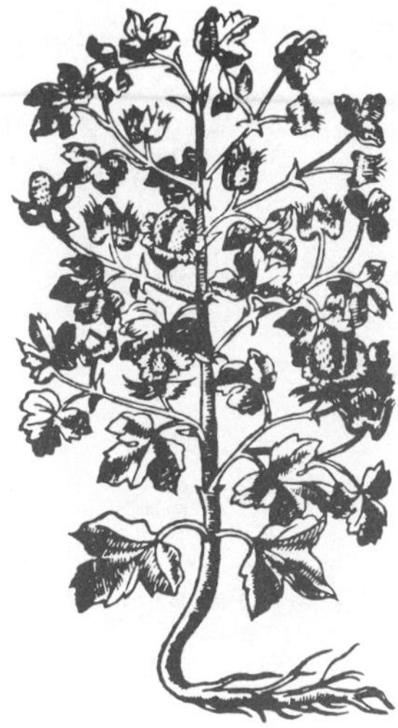

(Gossypium barbadense) Casca da raiz: P

Gênero: feminino
Planeta: Lua
Elemento: Terra
Poderes: sorte, cura, proteção, chuva, magia para pescar.

Usos mágicos: se um pedaço de algodão for colocado no açucareiro boa sorte virá, como acontecerá se algodão for jogado sobre o ombro direito ao amanhecer. Neste último caso, a boa sorte virá antes do fim do dia.

O algodão é colocado em um dente dolorido para parar a dor. Plantado ou espalhado pelo quintal mantém os fantasmas afastados. Bolas de algodão embebidas em vinagre e colocadas nos parapeitos das janelas mantêm o mal longe.

Para trazer de volta um amor perdido, coloque um pouco de pimenta em um pedaço de algodão e costure em um sachê. Carregue com você para fazer sua mágica funcionar.

O algodão é o melhor tipo de tecido (depois da lã) para se usar para fazer sachês ou para qualquer momento em que um tecido for necessário na magia.

Se for pescar em um dia de vento, leve vinte sementes de algodão com você. Coloque-as na beira da água e você terá pelo menos uma fisgada. Algodão queimado causa chuva.

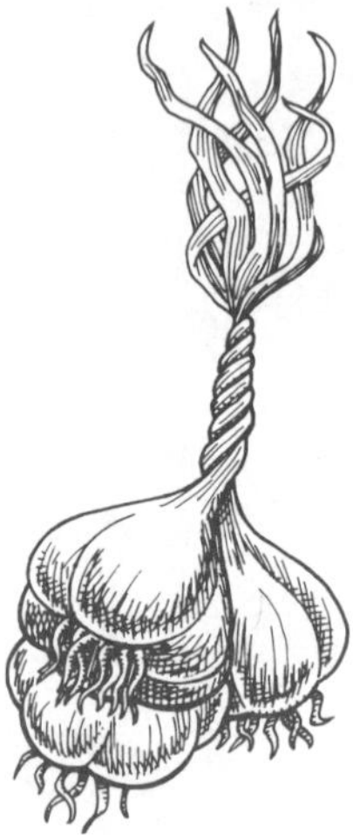

Alho

(Allium sativum) N

Nomes populares: allium sativum: alho-comum, alho-da-horta, alho-hortense, alho-manso; garlic e cultivated garlic (inglês); ajo (espanhol), ail (francês), aglio e aglio comune (italiano); ail (francês); hsiao-suan (chinês); lasan (hindu).
Gênero: masculino
Planeta: Marte
Elemento: Fogo
Divindade: Hécate
Poderes: proteção, cura, exorcismo, luxúria, antirroubo.
Usos rituais: o alho era comido em dias de festival para Hécate e deixado em uma encruzilhada como um sacrifício em seu nome.
Usos mágicos: usado para proteção contra praga e para absorver doenças. Simplesmente esfregue dentes de alho frescos descascados na parte afetada do corpo e jogue-os em água corrente. Um antigo feitiço utilizava o alho na proteção contra a hepatite. Para fazer isso, basta usar treze dentes de alho em uma corda em volta do pescoço por treze dias. No último dia, no meio da noite, caminhe até uma esquina de um cruzamento de duas ruas, retire o colar, jogue-o atrás de você e corra para casa sem olhar para trás.

O alho também é extremamente protetor. Os marinheiros carregam um pouco a bordo do navio para se protegerem contra os naufrágios. Soldados usavam alho como defesa na Idade Média, enquanto os soldados romanos ingeriam o alho para dar-lhes coragem. Alhos são colocados em casa para proteger contra a intrusão do mal, para impedir a entrada de ladrões e bandidos e está pendurado na porta para repelir os invejosos. O alho é especialmente protetor para casas novas.

Usado, o alho protege contra o mau tempo (os montanhistas o usam), bem como contra monstros, e também protege você dos golpes de seus inimigos.

Quando os espíritos malignos estiverem por perto, dê uma mordida no alho para mandá-los embora ou espalhe alho em pó no chão (se você não se importar em conviver com o odor por um bom tempo). O alho também é colocado sob os travesseiros das crianças para protegê-las durante o sono e as noivas certa vez carregavam um dente de alho no bolso para dar sorte e para manter o mal longe delas em seu grande dia. Esfregado em potes e frigideiras antes de cozinhar, o alho remove as vibrações negativas que poderiam contaminar os alimentos.

Quando ingerido, o alho atua como um indutor de luxúria, e quando um ímã ou magnetita é esfregado com alho, ele perde seus poderes mágicos.

Alho-Poró

(Allium porrum) G

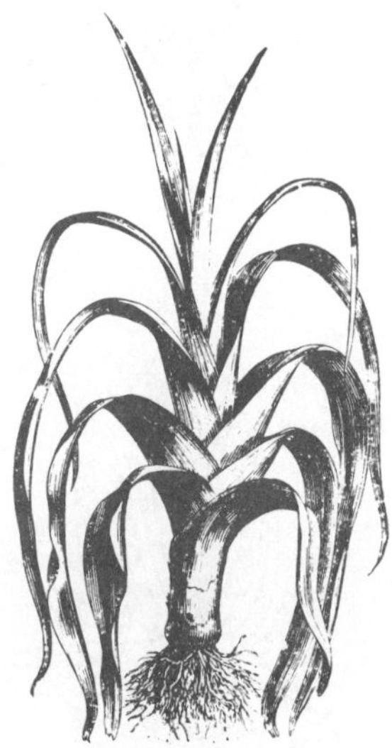

Gênero: masculino
Planeta: Marte
Elemento: Fogo
Poderes: amor, proteção, exorcismo.
Usos mágicos: quando duas pessoas comem alho-poró juntas, elas se apaixonam. Os alhos-poró também são carregados como amuletos de proteção e são mordidos para quebrar feitiços e afastar o mal.

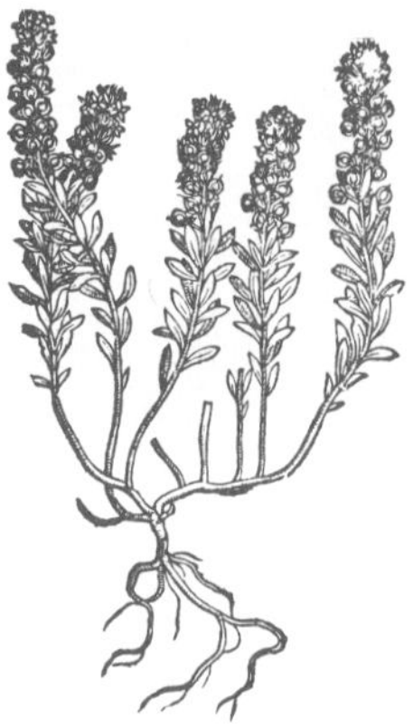

Alisso

(Alyssum spp.*)* G

Nomes populares: alisso-doce, flor-de-mel, tomelos, açafate-de-prata, escudinha ou alyssum.
Poderes: proteção, moderação da raiva.
Uso mágico: o autor grego Dioscórides recomendou o alisso como um amuleto, pois ele tem o poder de "repelir encantos". Pendurado em casa protege contra o fascínio, aquele mágico processo que também é conhecido como "glamour".

O alisso também tem o poder de acalmar uma pessoa raivosa se colocado na mão ou no corpo, e foi dito até mesmo que promove a cura da hidrofobia (raiva).

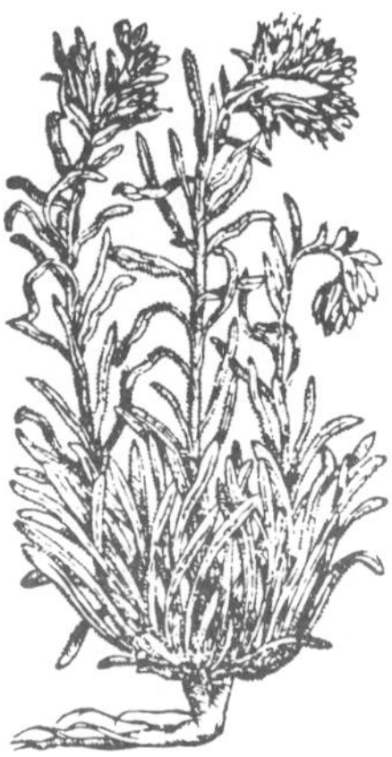

Alkanet

(Alkanna tinctoria, Anchusa spp.*)* X

Nomes populares: bugloss de dyer, orcanet, dyer's alkanet.
Gênero: feminino
Elemento: Água
Poderes: purificação, prosperidade.
Usos mágicos: o alkanet é queimado como um incenso para purificar o local contra negatividade, e também é usado para atrair prosperidade em todas as suas formas.

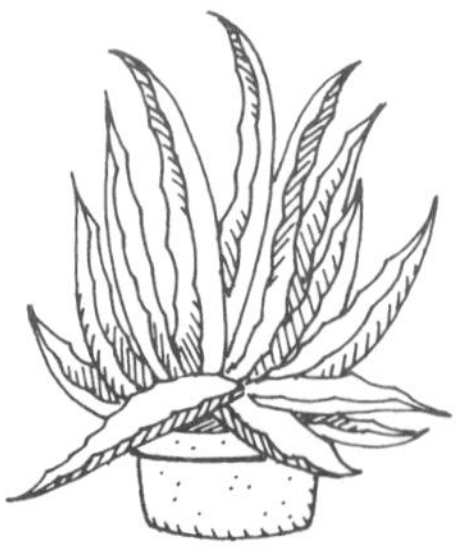

Aloe

(Aloe vera, A. spp.*)* Fresco: X. Seco: P, N Dh X

Nomes populares: aloé, aloés-de-curaçau, babosa, erva-babosa, aloés saqal, zabila.
Gênero: feminino
Planeta: Lua
Elemento: Água

Poderes: proteção, sorte.
Usos mágicos: o aloe, uma planta doméstica popular, também é protetora. Na África, o aloe é pendurado sobre casas e portas para afastar o mal, bem como para trazer boa sorte. O aloe protege contra influências malignas e evita acidentes domésticos.

No México, grandes grinaldas feitas de bulbos de aloe inteiros enfiados em arame são enfeitados com imagens de santos, pacotes de ervas mágicas, magnetitas, sal-grosso, pinhões e também tufos de babosa recém-cortada. Eles são pendurados na casa para proteção, sorte, dinheiro e assim por diante.

Aloés, madeira

(Cardia dichotoma, Aquilaria agallocha)

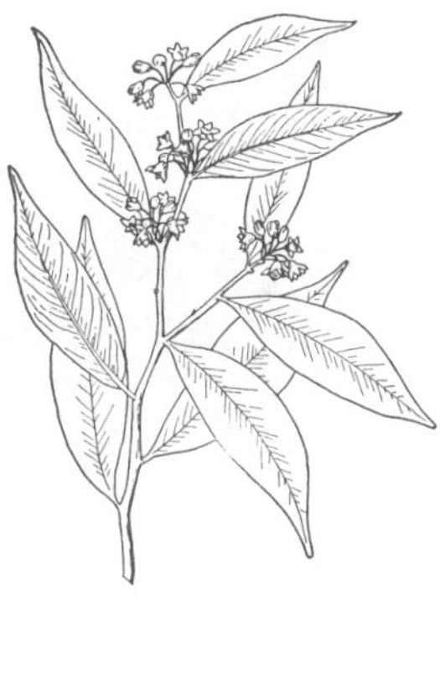

Nomes populares: lignum aloes, lolu, mapou.
Gênero: feminino
Planeta: Vênus
Elemento: Água
Poderes: amor, espiritualidade.
Usos mágicos: cada vez mais disponível hoje, após um longo período de indisponibilidade, a madeira dos aloés têm sido usada na magia por tantos séculos que alguma menção a ela deve ser feita aqui.

Antigamente, no Egito, era usada para atrair boa sorte e queimada como incenso em ritos evocatórios mágicos durante o Renascimento. Possui altas vibrações espirituais e trará amor se carregada ou usada.

Os fitoterapeutas mágicos modernos usam a madeira dos aloés como uma erva fortificante, adicionando uma pequena quantidade a outras misturas para intensificar seus poderes.

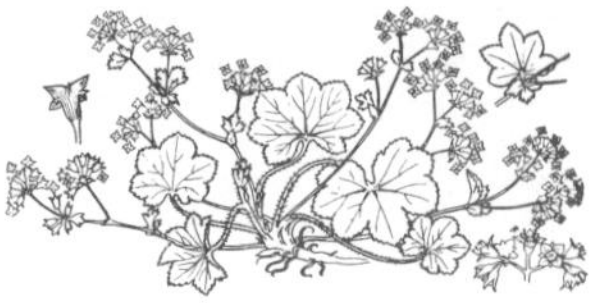

Alquemila

(Alchemilla vulgaris) G

Nomes populares: pé-de-leão, alquemila; pie de léon (espanhol); alchemile (francês); ladies mantle(inglês); alcemila (italiano); alquemila e pie de león (casteliano).

Gênero: feminino

Planeta: Vênus

Elemento: Água

Poder: amor

Usos mágicos: use a erva em feitiços e sachês para o amor.

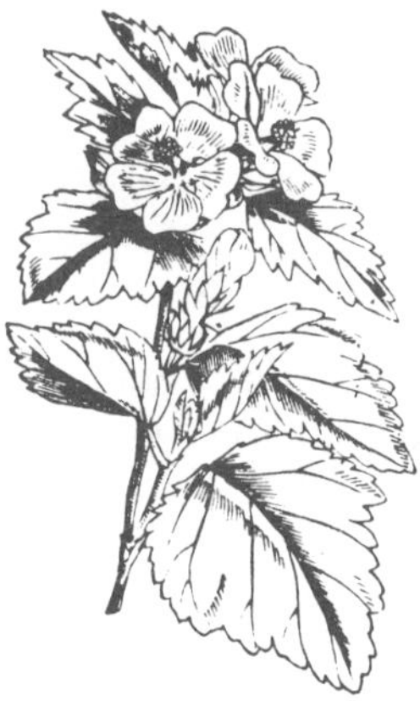

Althea

(Althaea officinalis) G

Nomes populares: malva-branca, malvaísco, malva-do-pântano, malvarisco; altea, bismalva, hierba cañamera, malvavisco e malbaxuri (espanhol); mauve blanche e guimauve (francês); altea comune (italiano); k'uei (chinês); risha-i-khinni e gulkhairo (hindú); common marsh-mallow, marshmallow, mortification root, sweet weed e wymote (inglês).

Gênero: feminino

Elemento: Água

Poderes: proteção, poderes psíquicos

Usos mágicos: a althea tem sido usada por muito tempo em rituais de proteção e também é um bom estimulador de poder psíquico. Queime como incenso para este propósito ou carregue-a em um sachê.

A althea também é conhecida por ser uma boa "chamadora de espíritos", ou seja, ela traz bons espíritos durante os rituais quando colocada no altar. Esta é uma prática popular de vodu.

Amaranto

(Amaranthus hypochondriacus)

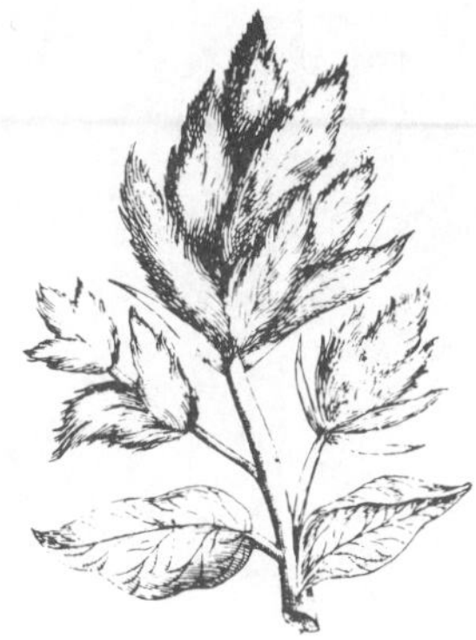

Nomes populares: flor da imortalidade, huauhtli (asteca), caruru, bredo, cariru, espinafre-do-mato, erva-de-porco.
Gênero: feminino
Planeta: Saturno
Elemento: Fogo
Divindade: Ártemis
Poderes: cura, proteção, invisibilidade.
Usos rituais: o amaranto era usado em rituais de sepultamento pagãos. Também foi considerado ilegal pela autoridade colonial espanhola no México porque era usado pelos astecas em seus rituais.
Usos mágicos: uma coroa de flores de amaranto, usada na cabeça, acelera a cura. Para ter certeza de que você nunca será atingido por uma bala, puxe uma planta de amaranto inteira (incluindo raízes), de preferência em uma sexta-feira, durante a Lua cheia. Deixe uma oferenda para a planta e dobre-a, com raízes e tudo, em um pedaço de pano branco. Use isso contra o seu peito e você será "à prova de balas". Uma coroa de amaranto usada confere invisibilidade.

As flores de amaranto secas têm sido usadas para invocar os mortos e também são transportadas para "curar as afeições", ou seja, para consertar um coração partido.

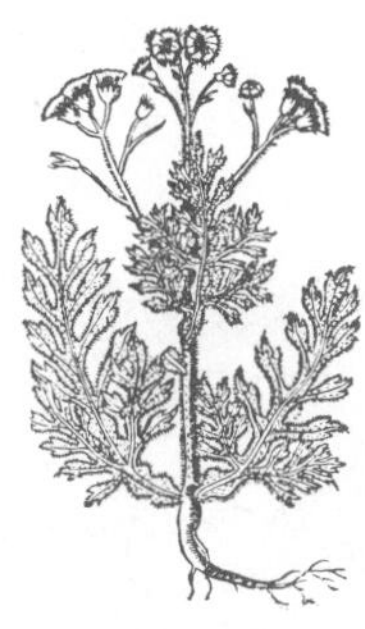

Ambrósia

(Ambrosia spp.*)* X

Poder: coragem
Usos mágicos: mastigue a raiz da ambrósia à noite para afastar todo o medo.

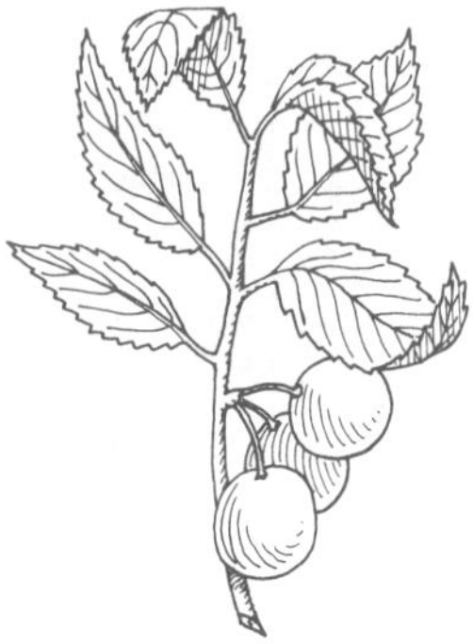

Ameixa

(Prunus domesticus) Semente e folha seca: X

Gênero: feminino
Planeta: Vênus
Elemento: Água
Poderes: amor, proteção.
Usos mágicos: galhos de ameixa colocados sobre portas e janelas protegem a casa contra intrusões malignas. A fruta é consumida para inspirar ou manter o amor.

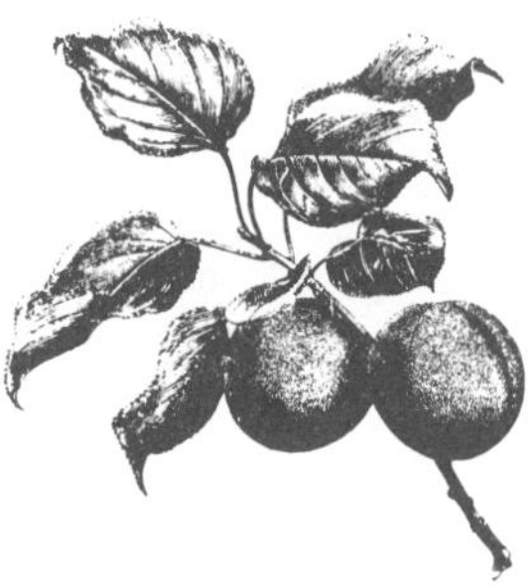

Ameixa Selvagem

(Prunus americana) Semente e folha seca: X

Gênero: feminino
Planeta: Vênus
Elemento: Água
Poder: cura
Usos mágicos: os índios Dakota, da América do Norte, usaram brotos de ameixa selvagem na confecção de varas de oração. Os brotos eram descascados e pintados e uma oferenda (geralmente uma pequena quantidade de tabaco) era presa perto do topo do graveto. Isso era feito para pessoas enfermas e colocado em volta do altar ou cravado no chão para os deuses.

Essa mesma ideia pode ser adaptada por qualquer pessoa com um pouco de imaginação.

Amêndoas

(Prunus communis, P.dulcis) P. dulcis, amêndoa amarga: não indicada para uso interno. Contém glicosídeos cianogênicos.

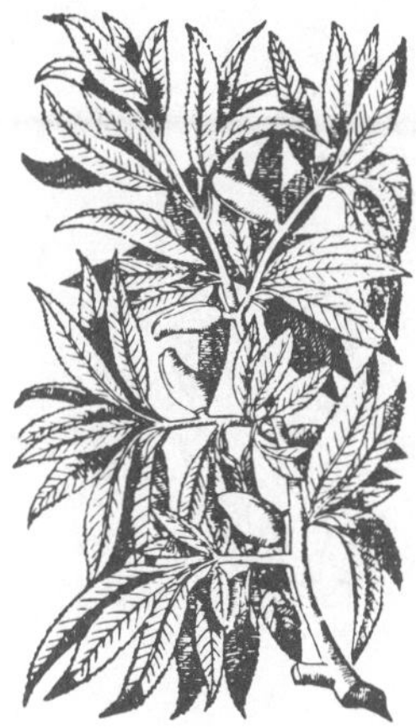

Nome popular: nozes gregas
Gênero: masculino
Planeta: Mercúrio
Elemento: Ar
Divindades: Átis, Mercúrio, Thoth, Hermes.
Poderes: dinheiro, prosperidade, sabedoria.
Usos mágicos: as amêndoas, assim como as folhas e a madeira da árvore, são usadas em feitiços para prosperidade e dinheiro. Além disso, escalar uma amendoeira garante o sucesso em empreendimentos comerciais.

Ingerir amêndoas cura ou combate as febres, além de conferir sabedoria. Cinco amêndoas ingeridas antes de beber evita a intoxicação.

Varinhas mágicas são feitas de madeira de amêndoa, pois ela é uma planta do Ar, regente elemental da varinha mágica em algumas tradições.

Finalmente, colocar amêndoas no bolso o levará a tesouros.

Amor-do-hortelão

(Galium aparine) G

Gênero: feminino
Planeta: Saturno
Elemento: Fogo
Poderes: relacionamentos, compromisso, proteção, tenacidade.
Usos mágicos: agarram-se aos tecidos. Pode ser usado em feitiços de amarração.

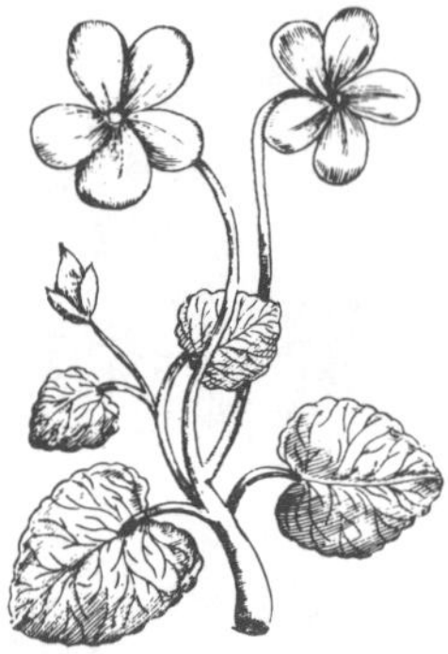

Amor-perfeito

(Viola tricolor) G

Nomes populares: madrasta, banewort, banwort (anglo-saxão), bird's eye, bonewort (anglo-saxão), bouncing bet, garden violet, heart's ease, horse violet, johnny jumper, johnny jump-ups, kiss-me-at-the-garden-gate, little stepmother, love idol, love-in-idleness, love-lies bleeding, loving idol, meet-me-in-the-entry, pensee (francês), tittle-myextravagante, amor-perfeito-dos-jardins, amor-perfeito, amor-perfeito-miniatura, mini-amor-perfeito.
Gênero: feminino
Planeta: Saturno
Elemento: Água
Poderes: amor, magia da chuva, adivinhação de amor.
Usos mágicos: usado ou carregado, o amor-perfeito atrai o amor. Também é potente para adivinhações de amor. Plante amores-perfeitos na forma de um coração; se eles crescerem, o seu amor também crescerá.

Uma mulher, cujo um amor é marinheiro, pode garantir que ele pense nela se plantar amor-perfeito na areia do mar e regar as flores antes do amanhecer. Se os amores-perfeitos forem colhidos com orvalho ainda sobre eles, logo choverá.

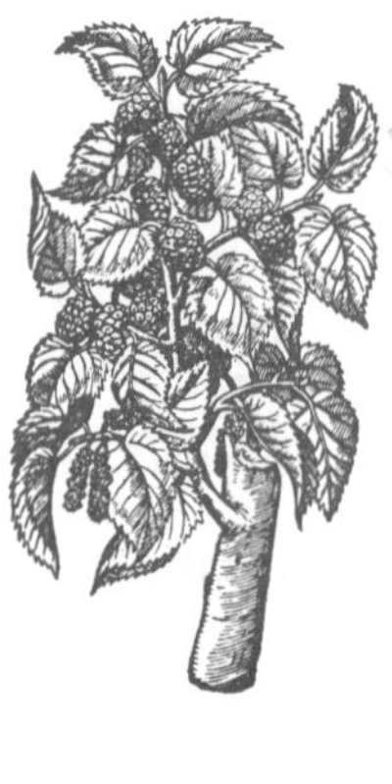

Amora

(Morus nigra, Morus rubra) Baga verde, casca, galho e folha: X; Galho: B

Nomes populares: tut, morera, gelso.
Gênero: masculino
Planeta: Mercúrio
Elemento: Ar

Divindades: Minerva, San Ku Fu Jen, Diana.
Poderes: proteção, força.
Usos mágicos: a amoreira protege o jardim dos raios. É também uma ajuda ao trabalhar os desejos e a madeira é um poderoso protetor contra o mal. Varinhas mágicas são feitas da amoreira.

Amoreira-preta

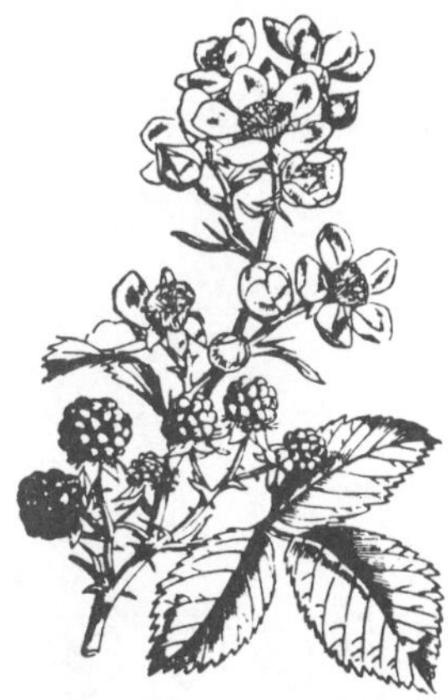

(Rubus villosus) G

Nomes populares: amoreira-negra, amora, amora-negra, amora-preta, amoreira, amoreira-do-bicho-da-seda.
Gênero: feminino
Planeta: Vênus
Elemento: Água
Divindade: Brigit
Poderes: cura, dinheiro, proteção.
Usos rituais: a amoreira era considerada sagrada para algumas das antigas divindades Pagãs da Europa e era usada na adoração. Até os dias de hoje, tortas de amora são assadas em Lughnasadh (1 de agosto no hemisfério Norte e 1 de fevereiro no hemisfério Sul) por alguns Wiccanianos em comemoração à colheita, vista poeticamente como "a Morte do Deus".
Usos mágicos: um arbusto silvestre que forma um arco natural é de grande ajuda para a magia de cura. Em um dia ensolarado, engatinhe pelo arco para trás e para frente três vezes, indo o mais próximo possível de Leste a Oeste. Isso fará com que furúnculos, reumatismo, tosse convulsa e até mesmo cravos-pretos desapareçam.

As folhas da amoreira-preta são usadas em períodos de riqueza, assim como as próprias bagas, e as vinhas são protetoras se cultivadas.

A planta da amoreira-preta também é usada para curar escaldaduras, mergulhando nove folhas de amoreira-preta em água da nascente e colocando-a em seguida suavemente sobre a ferida, enquanto diz o seguinte cântico três vezes para cada folha (27 vezes ao todo):

Três senhoras vieram do Leste,
Uma com fogo e duas com gelo.
Apague o fogo e derreta o gelo.

Esta é uma velha invocação à Brigit, a antiga Deusa Celta da poesia, da cura e da forja.

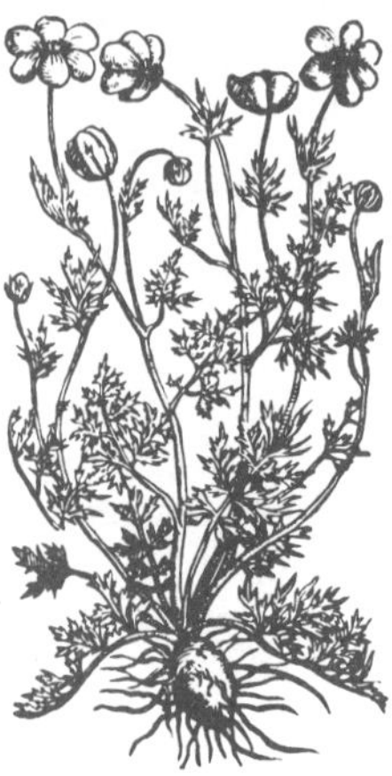

Anemona

(Anemone pulsatilla) X

Nomes populares: anêmona-do-prado, flor-pasque, passe-flor, flor-do-vento.
Gênero: masculino
Planeta: Marte
Elemento: Fogo
Divindades: Adônis, Vênus.
Poderes: saúde, proteção, cura.
Usos mágicos: colha as flores quando forem vistas pela primeira vez na primavera, embrulhe-as em um tecido vermelho e use ou carregue para evitar doenças.

Cultive anêmonas vermelhas no jardim para proteger você e sua casa. Use as flores em todos os rituais de cura.

Anêmona-hepática

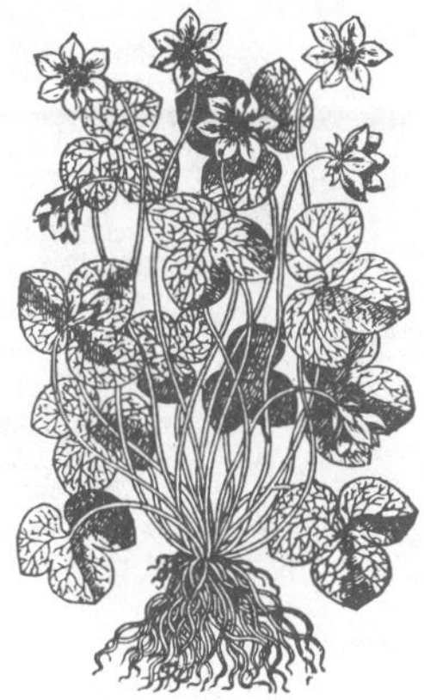

(Hepatica nobilis P; Anemone hepatica - americana; *Peltigera canina* - inglesa)

Nomes populares: edellebere, heart leaf, herb trinity, liverleaf, liverweed, trefoil.
Gênero: masculino
Planeta: Júpiter
Elemento: Fogo
Poder: amor
Uso mágico: a mulher pode garantir o amor de um homem carregando a anêmona-hepática em um sachê o tempo todo.

Angélica

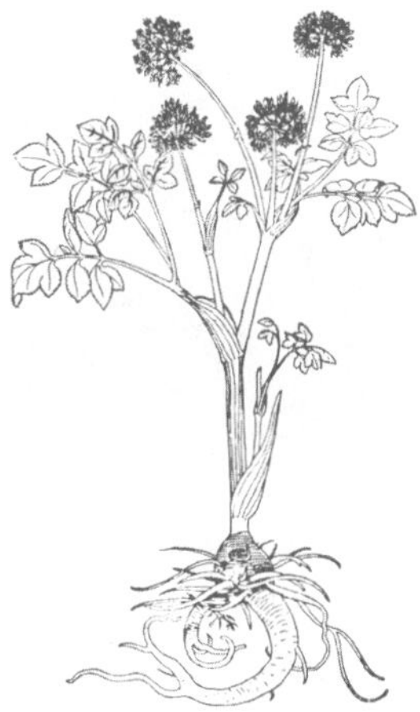

(Angelica archangelica) PS

Nomes populares: arcanjo, masterwort, garden angélica, jacinto-da-índia, tuberosa.
Gênero: masculino
Planeta: Sol
Elemento: Fogo
Divindade: Vênus
Poderes: exorcismo, proteção, cura, visões.
Usos mágicos: cultivada, a planta é protetora. Use em todos os incensos de proteção e exorcismo. Polvilhe os quatro cantos da casa com angélica para afastar o mal, ou faça isso ao redor do perímetro da casa. Adicionada ao banho, a angélica remove maldições, feitiços e qualquer mal que possa ter sido lançado contra você. A raiz era carregada no bolso como um talismã para jogos entre algumas tribos indígenas americanas. A angélica é também usada em incensos e misturas. Dizem que fumar as folhas causa visões.

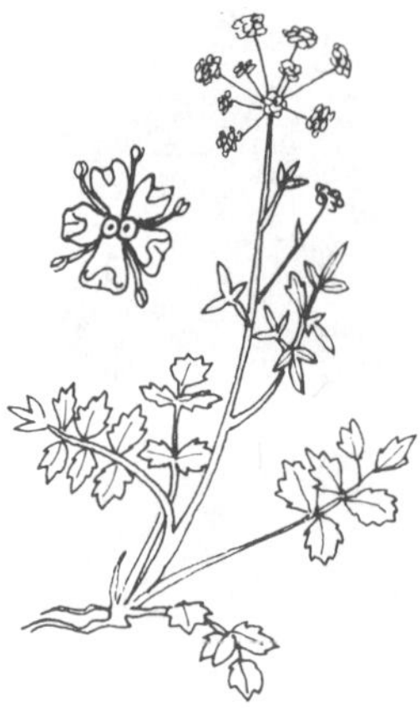

Anis

(Pimpinella anisum) P

Nomes populares: anise star, anis-verdadeiro, anis-da-sibéria, badiana, badiana-de-cheiro, funcho-da-china, badiane-anis, étoilé.
Gênero: masculino
Planeta: Júpiter
Elemento: Ar
Poderes: proteção, purificação, juventude.
Usos mágicos: encha uma fronha pequena com sementes de anis e durma sobre ela. Isso garantirá que você não tenha pesadelos. Use em incensos de proteção e de meditação.

Folhas frescas de anis colocadas em uma sala afastarão o mal. Às vezes são colocadas ao redor do Círculo Mágico para proteger o mago de espíritos malignos. Também evita o mau-olhado.

As sementes do anis também são usadas em banhos de purificação, especialmente com folhas de louro. O anis é usado para invocar espíritos para ajudar em operações mágicas. Um galho pendurado na cabeceira da cama irá restaurar a juventude perdida.

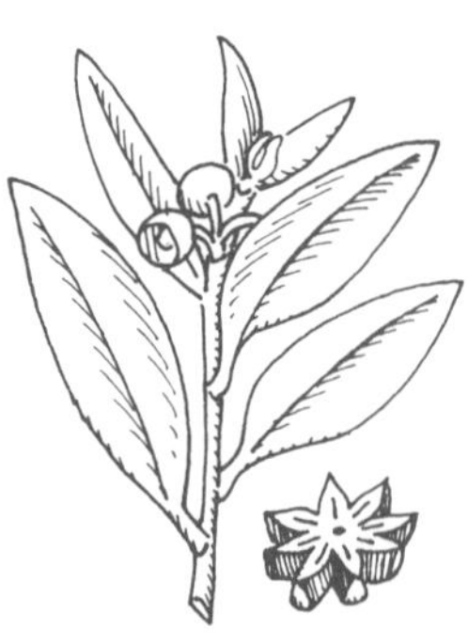

Anis-estrelado

(Illicum verum) G *(Illicum verum apenas)*

Nomes populares: badiana, anis-verdadeiro, anis-da-sibéria, badiana-de-cheiro, anise star, funcho-da-china, badiane-anis, étoilé.
Gênero: masculino
Planeta: Júpiter
Elemento: Ar
Poderes: poderes psíquicos, sorte.

Usos mágicos: as sementes são queimadas como incenso para aumentar os poderes psíquicos e também são usadas como contas para o mesmo fim. Às vezes, o anis-estrelado é colocado no altar para dar-lhe poder; coloque um em cada uma das quatro direções. Também é usado como um portador de boa sorte em geral e as sementes são excelentes pêndulos.

Arábica, goma

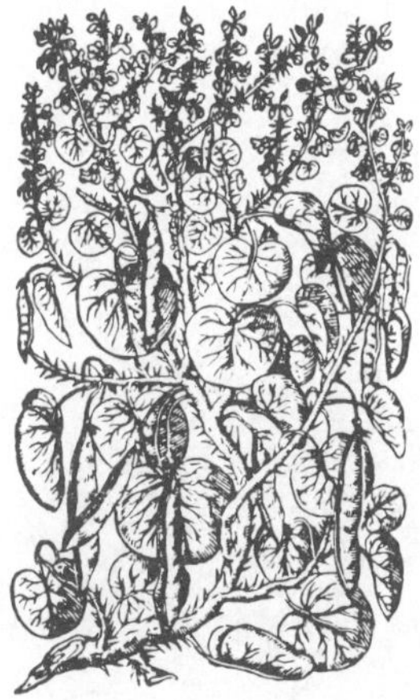

(Acacia senegal, A. vera) G

Nomes populares: arábica, goma-egípcia, goma-indiana.
Gênero: masculino
Planeta: Sol
Elemento: Ar
Poderes: espiritualidade, purificação
Usos mágicos: adicionado ao incenso ou queimado sozinho em carvão traz boas vibrações. Purifica o local da negatividade e do mal. *Veja também acácia.*

Araucária-de-norfolk

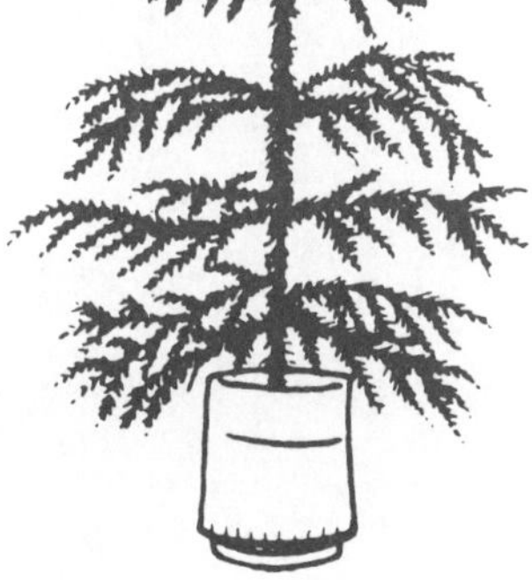

(Auricaria excelsa)

Gênero: masculino
Planeta: Marte
Elemento: Fogo
Poderes: proteção, protege contra a fome.
Usos mágicos: a araucária-de-norfolk oferece proteção contra a fome e espíritos malignos quando cultivada em casa ou perto dela.

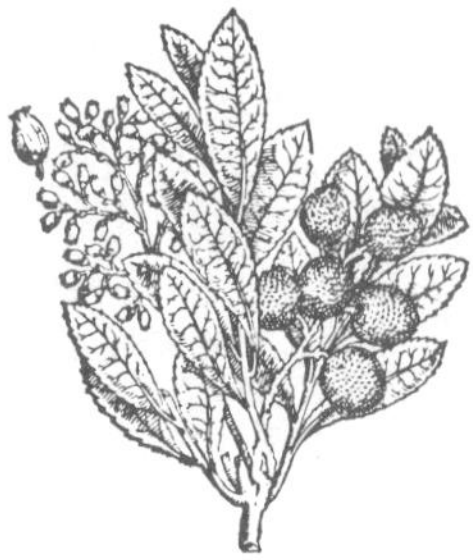

Arbutus

(Arbutus unede) G

Gênero: masculino
Planeta: Marte
Elemento: Fogo
Divindade: Cardea
Poderes: exorcismo, proteção.
Usos mágicos: os romanos usavam para afastar o mal e para proteger as crianças.

Também é usado em exorcismos, desde os tempos da Grécia Antiga.

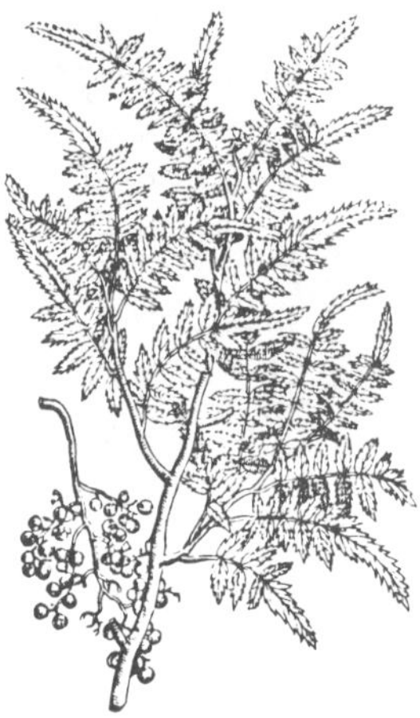

Aroeira-salsa

(Schinus molle) G

Nomes populares: california pepper tree, jesuit's balsam, peruvian mastic tree, piru (espanhol), aroeira-do-mato, aroeira-cinzenta.
Gênero: masculino
Planeta: Marte
Elemento: Fogo
Poderes: purificação, cura, proteção.
Usos mágicos: ramos da aroeira-salsa tem sido muito usados por curandeiros mexicanos em rituais de cura. O doente é "escovado" com os galhos de aroeira-salsa para absorver a doença. Em seguida, esses galhos são enterrados para destruir a doença. A arruda é às vezes usada com a aroeira-salsa. As folhas são adicionadas a banhos de purificação por espiritualistas mexicanos e *brujas*, e as bagas vermelhas brilhantes são carregadas para proteção.

Arroz

(Oryza saliva) G. Não ingerir cru.

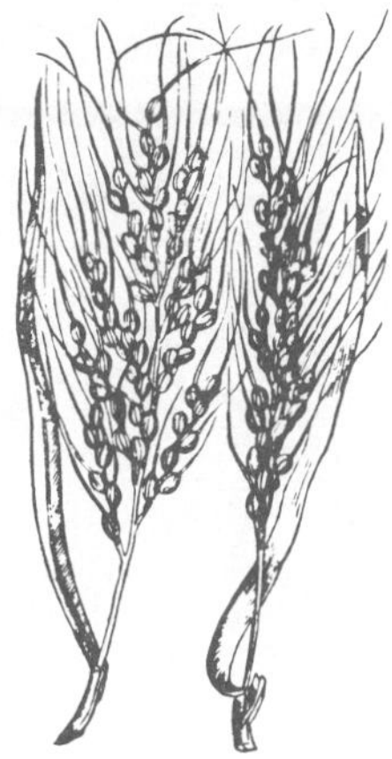

Nomes populares: bras, dhan, nirvara, paddy.
Gênero: masculino
Planeta: Sol
Elemento: Ar
Poderes: proteção, chuva, dinheiro, fertilidade.
Usos mágicos: quando colocado no telhado, o arroz protege contra todos os infortúnios. Os brâmanes carregavam arroz como um amuleto contra o mal. Um pequeno jarro de arroz colocado perto da entrada da casa também a protegia. Jogar arroz no ar pode causar chuva. O arroz também é adicionado aos feitiços do dinheiro e é jogado nos casais após o casamento para aumentar sua fertilidade.

Arruda

(Ruta graveolens) PKBS

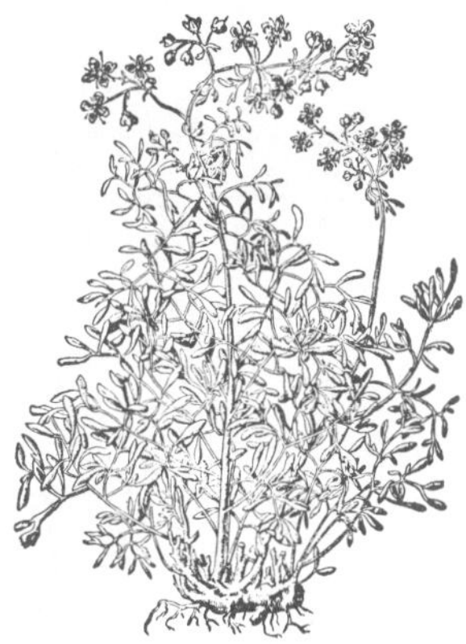

Nomes populares: bashoush (copta), garden rue, german rue, herb of grace, herbygrass, hreow, mother of the herbs, rewe, ruta, arruda-comum, arruda-doméstica, arruda-dos-jardins, ruta, erva-arruda e ruta-de-jardim.
Gênero: masculino
Planeta: Marte
Elemento: Fogo
Divindades: Diana, Aradia.
Poderes: cura, saúde, poderes mentais, exorcismo, amor.
Usos mágicos: folhas de arruda colocadas na testa aliviam dores de cabeça. Usada no pescoço, a arruda ajuda na recuperação de doenças e também afasta futuros problemas de saúde. A arruda é adicionada em incensos e bonecos curativos.

Sentir o aroma da arruda fresca, clareia a mente nas questões amorosas e também melhora os processos mentais. Adicionada aos banhos, quebra todos os feitiços e maldições que possam ter sido lançados contra você. Também é adicionada aos incensos e misturas para exorcismo. É uma erva protetora quando pendurada na porta ou colocada em sachês. Suas folhas frescas esfregadas nas tábuas do assoalho devolvem qualquer feitiço enviado contra você. Os romanos comiam arruda para se preservar contra o mau-olhado e a planta também era usada para proteger o portador contra venenos, lobisomens e todos os tipos de doenças. Um ramo de arruda fresca é usado como aspersor para dispersar água salgada pela casa. Isso a limpa de negatividade.

Misture o suco de arruda fresco com o orvalho da manhã e espalhe em um círculo ao seu redor enquanto realiza atos mágicos para proteção, quando desejado ou necessário. A arruda é outra planta que diz-se crescer melhor quando roubada e sua presença no jardim o embeleza e protege. Por alguma razão, os sapos têm aversão à arruda.

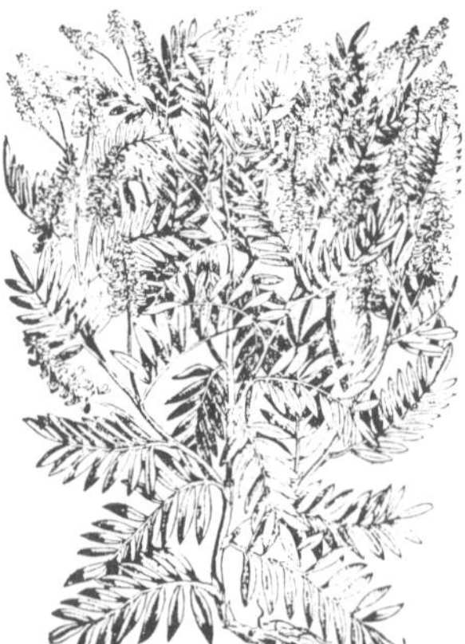

Arruda-caprária

(Galega officinalis)

Nomes populares: madressilva francesa, rutwica, lavamani.

Gênero: masculino

Planeta: Mercúrio

Elemento: Ar

Poderes: cura, saúde.

Usos mágicos: a arruda-caprária é usada em rituais de cura. Colocar folhas de arruda-caprária no sapato cura e previne o reumatismo.

Arruda-do-prado

(Thalictrum spp.*)* G

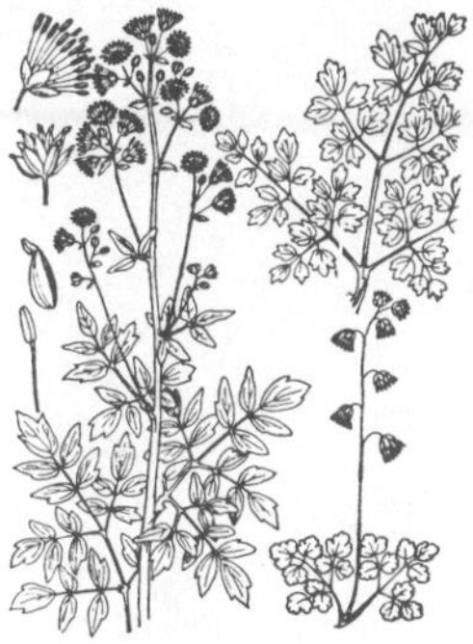

Nome popular: flute plant
Poderes: amor, adivinhação.
Usos mágicos: usada ao redor do pescoço pelos índios americanos, como um amuleto protetor completo. Também é carregada para atrair o amor.

Artemísia

(Artemisia vulgaris) P

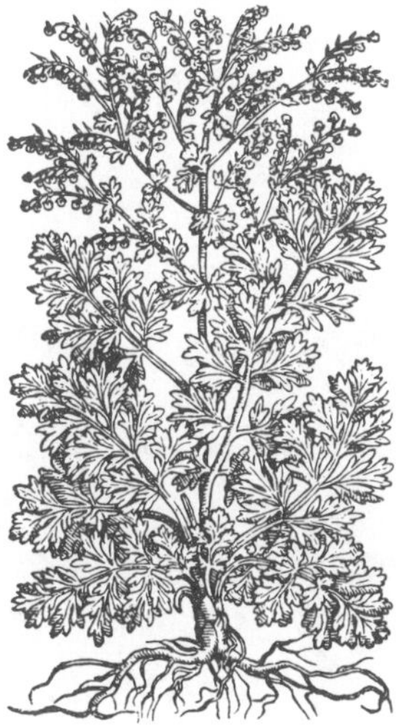

Nomes populares: artemis herb, artemísia, felon herb, muggons, naughty man, old man, old uncle henry, sailor's tobacco, st. john's plant.
Gênero: feminino
Planeta: Vênus
Elemento: Terra
Divindades: Ártemis, Diana.
Poderes: força, poderes psíquicos, proteção, sonhos proféticos, cura, projeção astral.
Usos mágicos: coloque a artemísia nos sapatos para ganhar força durante longas caminhadas ou corridas. Para isso, colha a artemísia antes do nascer do sol, dizendo:

Tollam te artemesia, ne lassus sim in via.

Um travesseiro recheado com artemísia e usado para dormir produzirá sonhos proféticos. A artemísia também é queimada com sândalo ou absinto durante os rituais de vidência. Uma infusão de artemísia é bebida (adoçada com mel) antes da adivinhação.

A infusão é usada para lavar bolas de cristal e espelhos mágicos. Folhas de artemísia são colocadas ao redor da base da bola de cristal (ou abaixo dela) para ajudar no funcionamento psíquico.

Ao carregar a artemísia, você não pode ser prejudicado por veneno, feras selvagens ou insolação, de acordo com a antiga tradição. Em um habitação, a artemísia impede a entrada de elfos e "thynges malignos". Cachos de artemísia são supostamente usados no Japão pelos ainus para exorcizar espíritos de doenças que odeiam o odor da planta. Na China, ela fica pendurada nas portas para manter os espíritos malignos longe das casas.

A artemísia também é usada para aumentar a luxúria e a fertilidade, para prevenir dores nas costas e para curar doenças e loucura. Colocado ao lado da cama, auxilia na projeção astral.

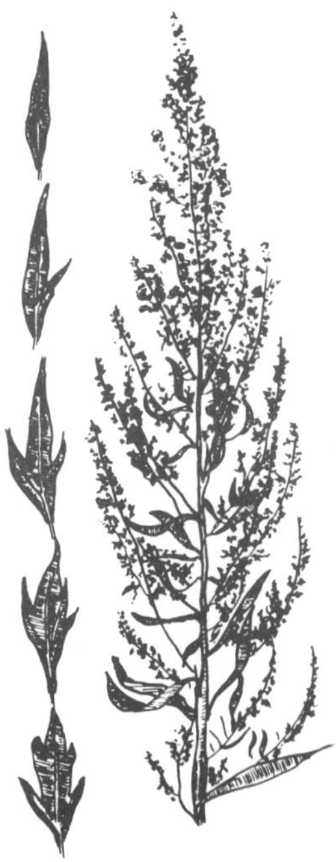

Artemísia-tridentata

(Artemisia spp. *Apiana, A.* spp.*)* P Lt D +

Nome popular: white sage
Gênero: feminino
Planeta: Vênus
Elemento: Terra
Poderes: purificação, exorcismo.
Usos rituais: a artemísia-tridentata é há muito queimada em cerimônias indígenas americanas.
Usos mágicos: banhe-se com artemísia-tridentata para purificar-se de todos os males e atos negativos do passado. A artemísia-tridentata queimada afasta as forças do mal e também é útil para a cura.

Aspérula-odorífera

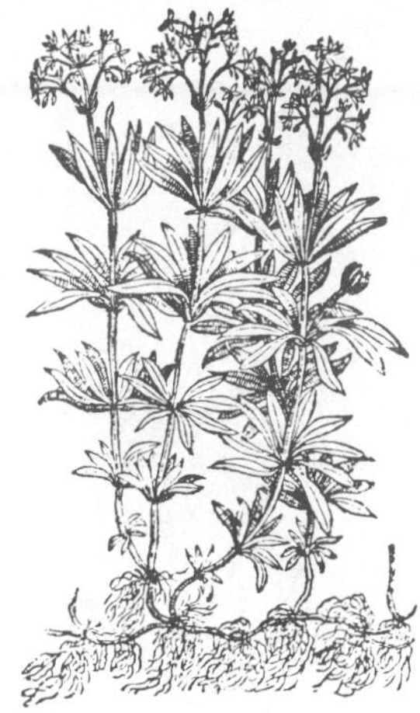

(Asperula odorata, Galium odoratum) G. odoratum: B

Nomes populares: herb walter, master of the woods, sweet woodruff, wood rove, wuderove.
Gênero: masculino
Planeta: Marte
Elemento: Fogo
Poderes: vitória, proteção, dinheiro.
Usos mágicos: a aspérula-odorífera é transportada para atrair dinheiro e prosperidade, traz vitórias a atletas e guerreiros e quando colocada em um sachê de couro, protege contra todos os danos.

Assafétida

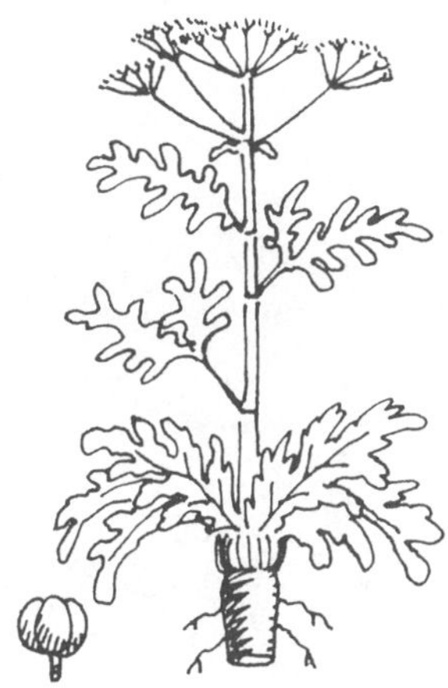

(Ferula assa-foetida, Ferula foetida, Ferula rurbicaulis) P, não alimente uma criança com cólicas com esta erva.

Nomes populares: assyfetida, estrume-do-diabo, comida dos deuses, ungoozeh.
Gênero: masculino
Planeta: Marte
Elemento: Fogo
Poderes: exorcismo, purificação, proteção.
Usos mágicos: queime pequenas quantidades em incensos de exorcismo e de proteção. Use também em sachês para proteção, mas apenas se quiser exalar um cheiro ruim. Jogada no fogo ou no incensário, destrói manifestações de espíritos durante rituais mágicos.

Às vezes é usado como um amuleto para afastar resfriados e febres, para esse fim, geralmente é usado ao redor do pescoço.

Infelizmente, embora a assafétida seja sem dúvida poderosa, ela também tem um odor particularmente horrível. Apenas a mais leve insinuação da fragrância já causou vômitos. Use com cuidado.

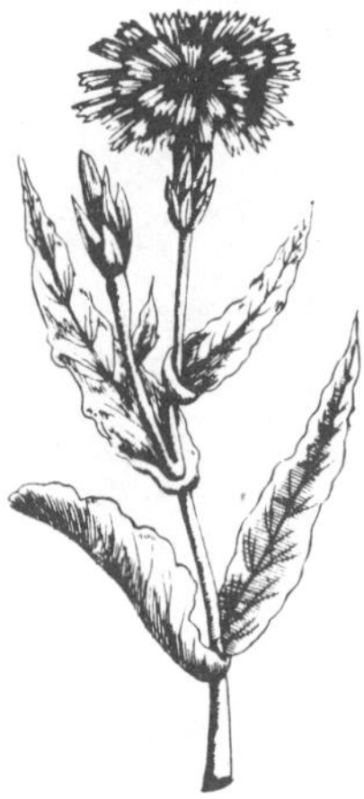

Áster

(Callistephus chinensis) G

Nomes populares: áster da china, michaelmas daisy, starwort.
Gênero: feminino
Planeta: Vênus
Elemento: Água
Divindade: Vênus
Poder: amor
Usos rituais: o áster era sagrado para todos os deuses e colocado nos altares do templo durante ocasiões festivas pelos gregos clássicos.
Usos mágicos: use em sachês de amor ou carregue a flor para conquistar o amor. Também deixe que cresça no jardim com um desejo de amor.

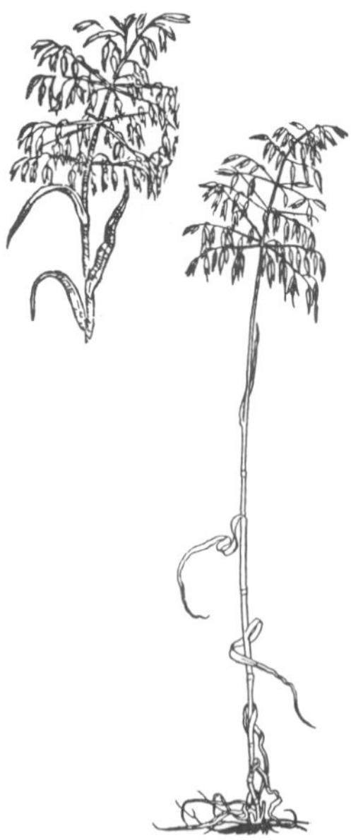

Aveia

(Avena sativa) G

Nomes populares: grumos, aveia, joulaf.
Gênero: feminino
Planeta: Vênus
Elemento: Terra
Poderes: dinheiro
Usos mágicos: a aveia é usada em feitiços de dinheiro e prosperidade.

Aveleira

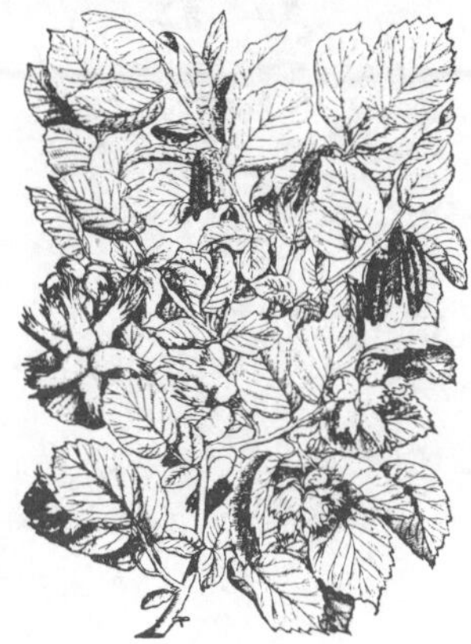

(Corylus spp. *Avellana Corylus cornuta)* G

Nome popular: coll
Gênero: masculino
Planeta: Sol
Elemento: Ar
Divindades: Mercúrio, Thor, Ártemis, Diana.
Poderes: sorte, fertilidade, antirrelâmpago, proteção, desejos.
Usos mágicos: amarre avelãs e pendure-as em casa para dar sorte ou oferte-as a uma noiva para lhe desejar boa sorte.

Avelãs, quando ingeridas, dão sabedoria e aumentam a fertilidade. Elas geralmente são degustadas antes da adivinhação. Carregar uma pode aumentar a fertilidade.

Para se proteger (ou proteger as suas plantas) ao ar livre, desenhe um círculo na terra com um galho de aveleira, em torno de você ou da planta em questão.

Faça uma coroa com ramos de aveleira. Coloque-a na sua cabeça e faça um pedido. Seu desejo pode se tornar realidade. Coroas de aveleira eram também usadas para induzir a invisibilidade.

Galhos de aveleira são colocados nos batentes das janelas para proteger a casa contra raios, e três pinos de madeira de avelã enfiados em sua casa irão protegê-la do fogo.

A madeira de aveleira pode ser usada para fazer varinhas mágicas para todos os fins. Os ramos bifurcados são utilizados por radioestesistas para adivinhar objetos ocultos.

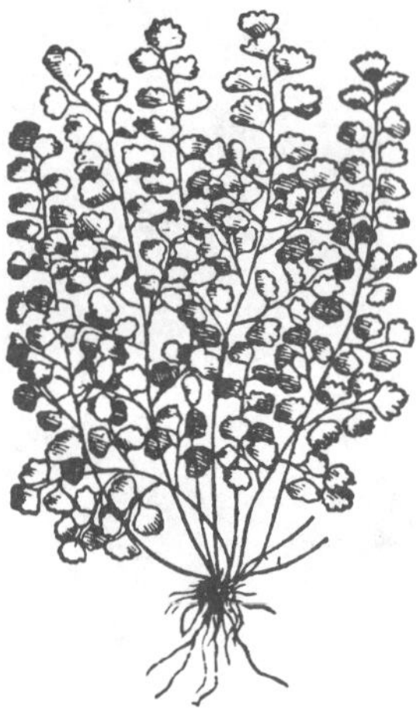

Avenca

(Adiantum pedatim) P D +

Nomes populares: maidenhair fern, vênus hair, rock fern.
Gênero: feminino
Planeta: Vênus
Elemento: Água
Divindade: Vênus
Poderes: beleza, amor.
Usos mágicos: mergulhe um pouco a avenca na água e então remova-a. Se for usada na pessoa ou mantida no quarto, após esse processo, ela lhe concederá graça, beleza e amor.

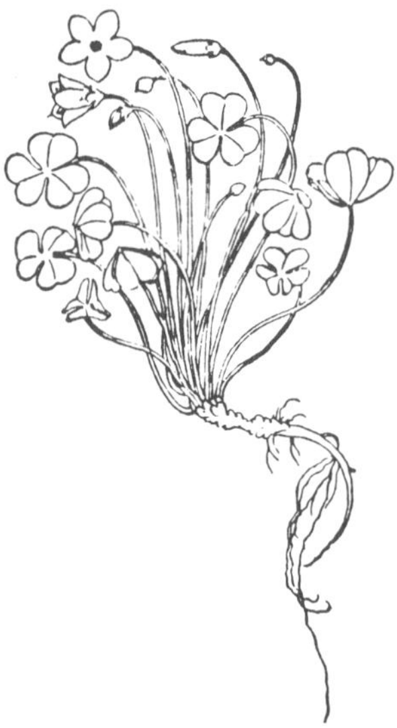

Azedinha

(Oxalis acetosella)

Nomes populares: cuckowe's meat, fairy bells, sourgrass, sour trefoil, stickwort, stubwort, surelle, three-leaved grass, wood sour.
Gênero: feminino
Planeta: Vênus
Elemento: Terra
Poderes: cura, saúde.
Usos mágicos: leve as folhas da azedinha (secas) com você para preservar o coração contra doenças. Colocada em enfermarias, a azedinha fresca ajuda na recuperação de doenças e feridas.

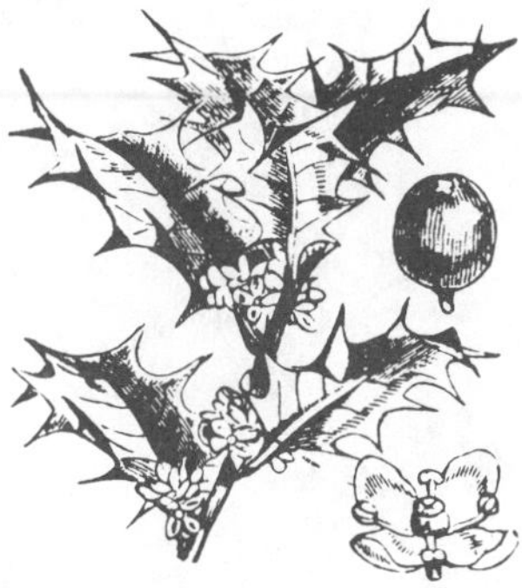

Azevinho

(Ilex aquifolium ou I. opaca) V

Nomes populares: aquifolius, bat's wings, christ's thorn, holy tree, holm chaste, hulm, hulver bush, tinne, azevim, azevinheiro, pau-azevim e sombra-de-azevim.

Gênero: masculino

Planeta: Marte

Elemento: Fogo

Poderes: proteção, antirrelâmpago, sorte, sonho mágico.

Usos mágicos: uma erva protetora por excelência, o azevinho protege contra raios, veneno e espíritos malignos. Plantado ao redor da casa, protege seus habitantes de maus feiticeiros. Quando lançados em animais selvagens, faz com que eles deitem em silêncio e o deixem em paz, mesmo que você não os acerte com a planta. A água de azevinho (infundida ou destilada) é borrifada nos bebês recém-nascidos para protegê-los.

O azevinho também é carregado para promover a boa sorte, principalmente pelos homens, já que é uma planta "masculina" (a hera é a planta correspondente para as mulheres). Ela também fica pendurada pela casa para dar sorte no Yule.

Depois da meia-noite de uma sexta-feira, sem fazer barulho, colha nove folhas de azevinho, de preferência de uma planta não espinhosa (aquela que tem folhas lisas). Embrulhe-as em um tecido branco usando nove nós para amarrar as pontas. Coloque embaixo do travesseiro e seus sonhos se tornarão realidade.

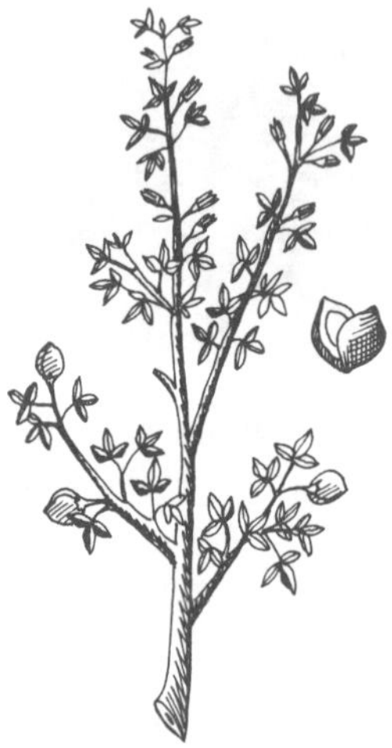

Bálsamo de Gilead

(Commiphora opobalsamum, Abies balsamea, Populus balsamifera var. Balsamifera, P. jackii) G

Nomes populares: balessan, bechan, árvore de bálsamo, mecca balsam, balsumodendron gileadensis.
Gênero: feminino
Planeta: Vênus
Elemento: Água
Poderes: amor, manifestações, proteção, cura.
Usos mágicos: carregue os botões do bálsamo de Gilead para consertar um coração partido ou para atrair um novo amor. Além disso, mergulhe-os em vinho tinto para uma simples bebida de amor. Queime como base material para espíritos e também carregue com propósitos de proteção e cura. Muitas plantas têm esse nome. Certifique-se de saber o que está comprando ou colhendo!

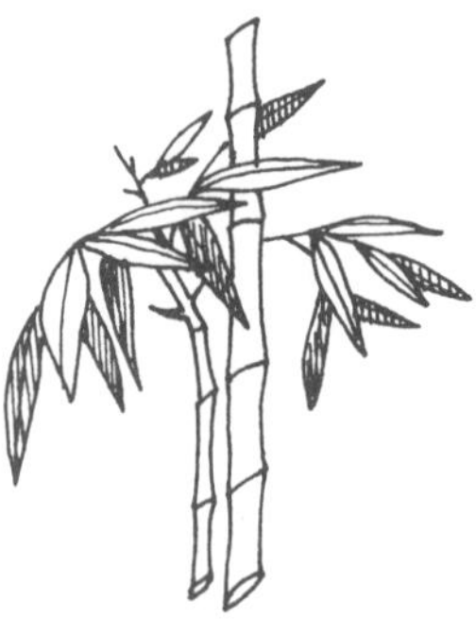

Bambu

(Bambusa vulgaris) G

Nomes populares: bambu comum, ohe (havaiano), kauayan-kiling.
Gênero: masculino
Divindade: Hinna
Poderes: proteção, sorte, quebra-maldições, desejos.
Usos rituais: o bambu é usado na adivinhação em templos chineses. Pedaços de bambu são jogados ao adorador pelo Sacerdote. De acordo com a forma como caem, o presságio é interpretado como bom ou ruim.
Usos mágicos: esculpa seu desejo em um pedaço de bambu e enterre no chão em um local isolado. Ou entalhe um símbolo de proteção, como uma estrela de cinco pontas (pentagrama), em

um pedaço de bambu e plante-o no chão para proteger sua casa.

Cultivado nos arredores, o bambu confere boa sorte à casa e aos seus residentes. Além disso, o bambu é colocado sobre a porta porque, como sua madeira nunca muda de cor, isso é considerado sorte.

O bambu é usado para quebrar maldições, seja carregando-o em um saquinho, cultivando uma planta perto da casa ou esmagando a madeira até virar pó (chamada madeira de bamba) e queimando-a.

Os chineses usam o bambu como amuleto contra os maus espíritos. Para evocar bons espíritos, faça uma flauta de bambu. Grave o nome do espírito (se houver) e toque uma melodia improvisada.

Banana

(Musa sapientum)

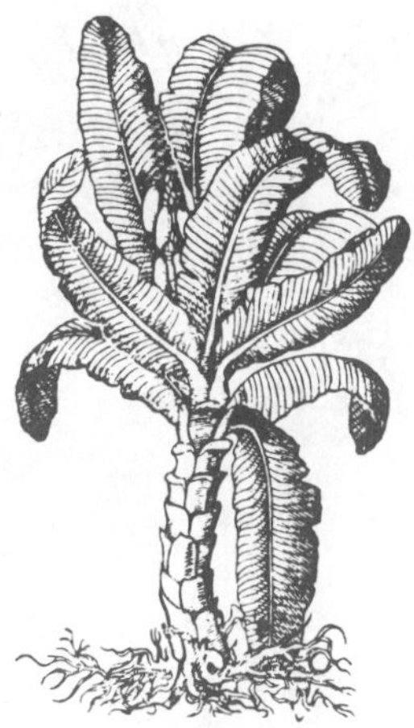

Nomes populares: maia (havaiano), bacove, cantante.
Gênero: feminino
Planeta: Vênus
Elemento: Água
Divindade: Kanaloa
Poderes: fertilidade, potência, prosperidade.
Usos rituais: em sacrifícios aos Deuses, às vezes era usado um caule de banana como substituto para um humano, tanto no Havaí quanto no Taiti. Até o *kapu* (código de tabus) no Havaí ser quebrado em 1819, certos tipos de bananas estavam entre os alimentos proibidos às mulheres sob pena de morte. A bananeira também é usada em rituais de vodu contemporâneos, nos quais representa os deuses, pois tanto eles quanto as flores da bananeira são hermafroditas.

Usos mágicos: a banana é usada para aumentar a fertilidade e também para curar a impotência. Talvez por causa desses poderes mágicos, se uma noiva se casa sob uma bananeira, terá muita sorte.

As folhas, flores e frutos da banana são usados em feitiços para dinheiro e prosperidade, devido à fecundidade da árvore.

Curiosamente, uma velha crença nos diz que uma banana nunca deve ser cortada, apenas quebrada.

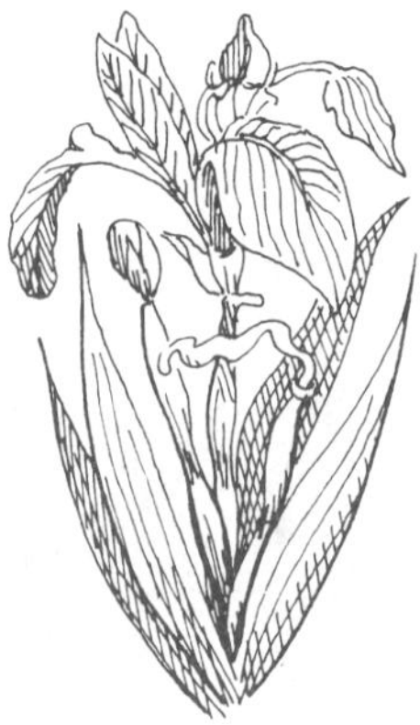

Bandeira-azul

(Iris versicolor) Veneno PV

Nomes populares: lírio-bandeira, flor-de-lis, lírio-do-fígado, lírio-venenoso, íris, bandeira venenosa, lírio-cobra, bandeira d'água, íris d'água.
Gênero: feminino
Planeta: Vênus
Elemento: Água
Poder: dinheiro
Usos mágicos: tenha a raiz com você para ganhos financeiros. Colocada em caixas registradoras, aumenta os ganhos nos negócios.

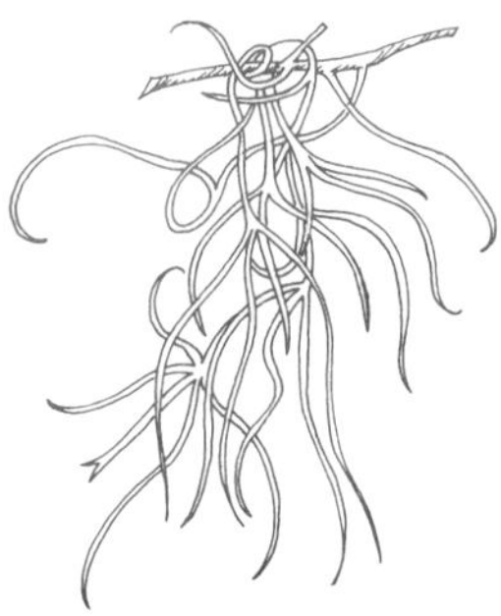

Barba-de-velho

(Tillandsia usneoides) G

Poder: proteção
Usos mágicos: cultivada em casa, a barba-de-velho é protetora. Use para encher os bonecos de proteção e adicionar em sachês para o mesmo fim.

Bardana

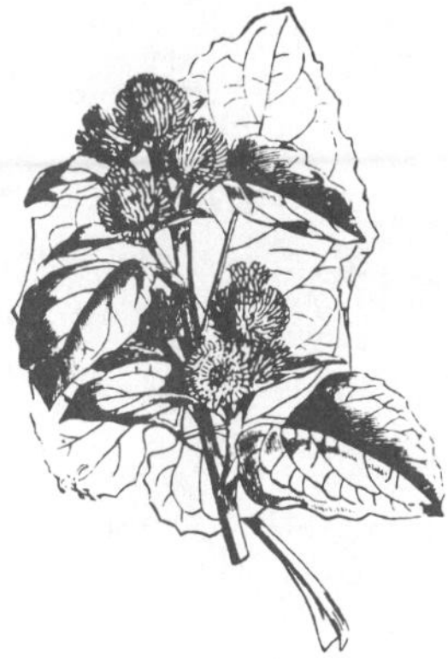

(Arctium lappa) G

Nomes populares: bardana, lampazo, lampazo mayor, bardana maior, ruibarbo de los gitanos, ruibarbo de caracol, gobou (China), burdock ou great burdock (Inglaterra).
Gênero: feminino
Planeta: Vênus
Elemento: Água
Poderes: proteção, cura.
Usos mágicos: espalhe ao redor de casa para afastar a negatividade. Adicione em incensos de proteção e use em tais feitiços.

Colha suas raízes na Lua minguante, seque-as e corte-as em pequenos pedaços, enfie-as em um fio vermelho (como contas) e use para se proteger contra o mal e a negatividade.

As folhas da bardana, quando colocadas na planta dos pés ajudam a curar a gota.

Batata

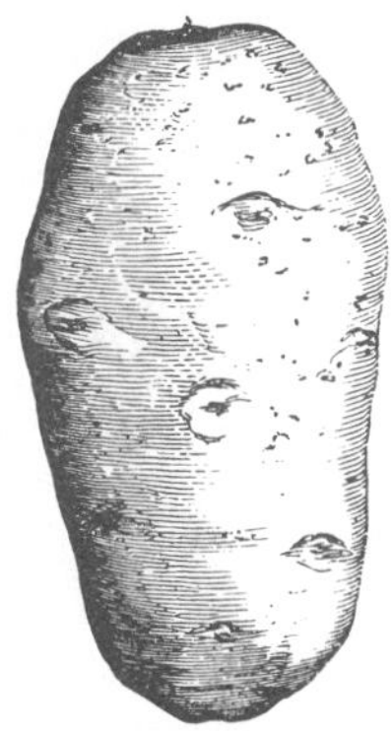

(Solanum tuberosum) Raiz: G; Verdes: X

Nomes populares: blue eyes, flukes, lapstones, leather jackets, murphies, no eyes, pinks, red eyes, rocks, taters, tatties, batata-inglesa, batatinha, pataca, escorva, papa, semilha.
Gênero: feminino
Planeta: Lua
Elemento: Terra
Poderes: imagem mágica, cura.
Usos mágicos: as batatas são frequentemente usadas como bonecos. Os "olhos" da batata podem ser usados como olhos na confecção de outros tipos de bonecos. Uma batata carregada no bolso cura dores de dente e protege contra reumatismo, verrugas

e gota. Para se proteger contra um resfriado, uma batata deve ser carregada no bolso ou na bolsa durante todo o inverno – a mesma batata.

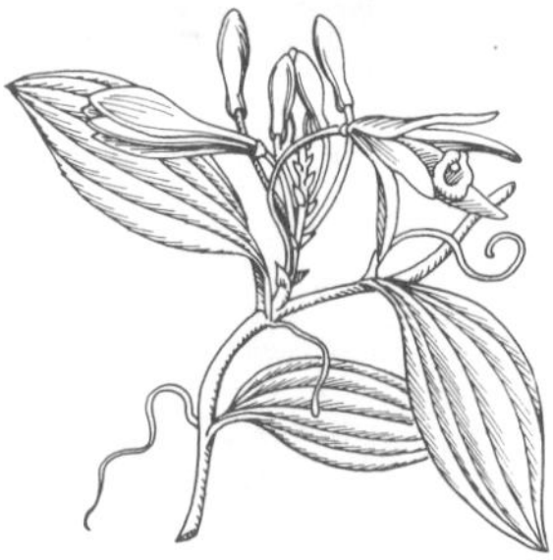

Baunilha

(Vanilla aromatica ou V. planifolia V. tahitensis) Fruto: G

Nomes populares: banilje, tlilxochitl, vanilla.
Gênero: feminino
Planeta: Vênus
Elemento: Água
Poderes: amor, luxúria, poderes mentais.
Usos mágicos: a baunilha, um tipo de orquídea fermentada, é usada em sachês para o amor; o aroma e o sabor são considerados indutores de luxúria. Uma fava de baunilha colocada em uma tigela de açúcar irá infundi-la com vibrações amorosas; o açúcar pode então ser usado para adoçar infusões de amor.

Carregar uma fava de baunilha restaura a energia perdida e melhora a mente.

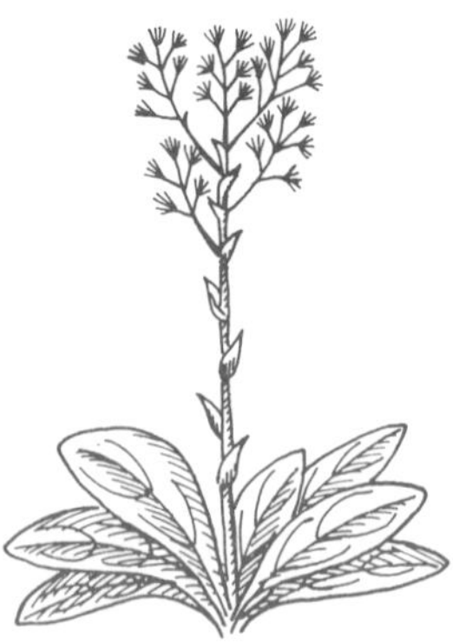

Baunilha silvestre

(Liatris odoratissima; Frasera speciosa) X

Nomes populares: baunilha em folha, baunilha selvagem, língua-de-cão, língua-de-veado.
Gênero: masculino
Planeta: Marte
Elemento: Fogo
Poderes: luxúria, poderes psíquicos.
Usos mágicos: usada ou levada com você, atrai os homens. Borrifada na cama, a baunilha silvestre também serve para esse fim. Quando usada, ajuda os poderes psíquicos.

Beladona

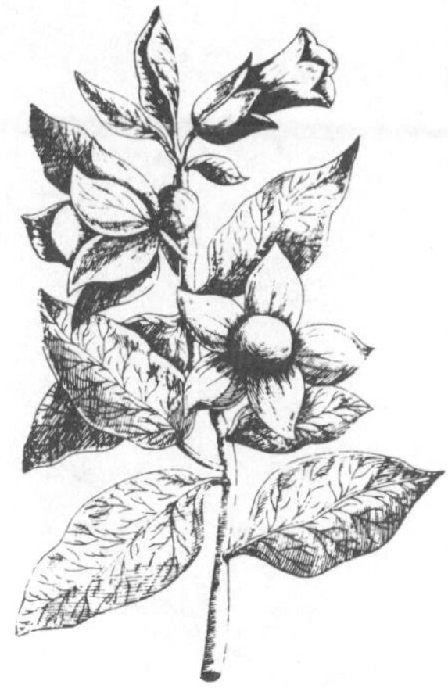

(Atropa belladonna) Veneno

Nomes populares: bela-dama, erva-envenenada; tollkirsche (alemão); belladona (espanhol, inglês); belladone (francês); deadly nightshade, dwale (inglês); belladonna (italiano).
Gênero: feminino
Planeta: Saturno
Elemento: Água
Divindades: Hécate, Bellona, Circe.
Usos rituais: os Sacerdotes de Bellona, de acordo com a tradição antiga, bebiam uma infusão de beladona antes de adorá-la e de invocar sua ajuda. Bellona é a Deusa Romana da Guerra.
Usos mágicos: hoje a beladona é pouco usada na magia das ervas devido à sua alta toxicidade – todas as partes da planta são extremamente venenosas e ainda há relatos de morte resultante de sua ingestão acidental.

No passado, era usada para encorajar a proteção astral e produzir visões, mas alternativas mais seguras estão disponíveis hoje e é melhor evitar a beladona.

Beldroega

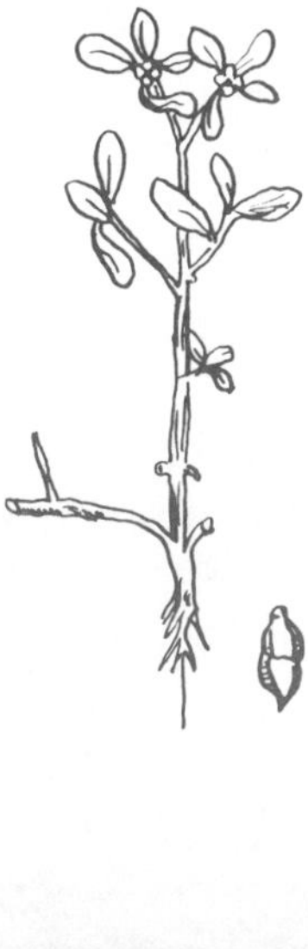

(Portulaca oleracea, P. saliva) P Ks

Nomes populares: purslane, golden purslane, pigweed.
Gênero: feminino
Planeta: Lua
Elemento: Água
Poderes: sono, amor, sorte, proteção, felicidade.
Usos mágicos: se beldroegas forem colocadas na cama, nenhum pesadelo perturbará seus

ocupantes durante a noite. Carregada, a beldroega atrai amor e sorte e também mantém o mal longe.

Os soldados carregavam beldroegas para se proteger na batalha. Espalhada pela casa deixa felicidade por toda parte.

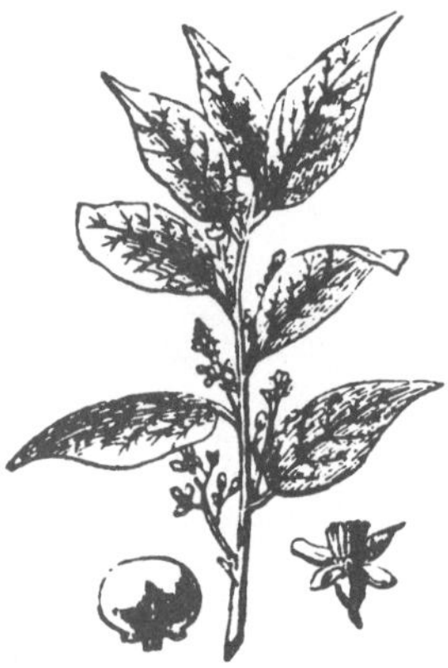

Benjoim

(Styrax benzoin)

Nomes populares: ben, benjamen, goma benjoim, benjoin sião, siamese benjoim.

Gênero: masculino

Planeta: Sol

Elemento: Ar

Poderes: purificação, prosperidade.

Usos mágicos: queime benjoim para purificar e adicionar aos incensos de purificação. É uma erva boa para "limpeza".

Faça um incenso de benjoim, canela e manjericão e queime para atrair clientes ao seu local de trabalho.

É frequentemente usada como base para diversos incensos.

Existem dois tipos de benjoim comumente disponíveis: benjoim-do-sião e benjoim-sumatra. Ambos podem ser usados conforme descrito acima, mas o benjoim-sumatra é mais adequado para limpeza, enquanto o benjoim-de-sião é mais adequado para atração.

O benjoim-do-sião pode ser substituído pelo estoraque, ao qual está relacionado.

Bergamota, laranja
(Mentha citrata)

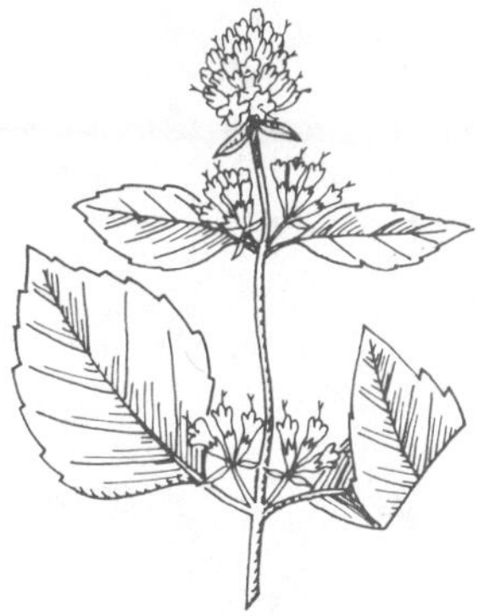

Nomes populares: bergamota, hortelã-laranja.
Gênero: masculino
Planeta: Mercúrio
Elemento: Ar
Poder: dinheiro
Usos mágicos: as folhas da bergamota/laranja são colocadas em carteiras e bolsas para atrair dinheiro. Folhas frescas também são esfregadas no dinheiro antes de gastá-lo, para garantir seu retorno. É também usado em rituais e feitiços de "sucesso".

Bergamota, selvagem
(Monarda fistulosa) P

Nomes populares: horsemint, monarda, bálsamo de abelha.
Gênero: feminino
Elemento: Ar
Poder: clareza
Usos mágicos: a bergamota selvagem pode ser usada para trazer clareza e bom andamento à qualquer situação.

Beterraba
(Beta vulgaris) Grandes quantidades da folha: X

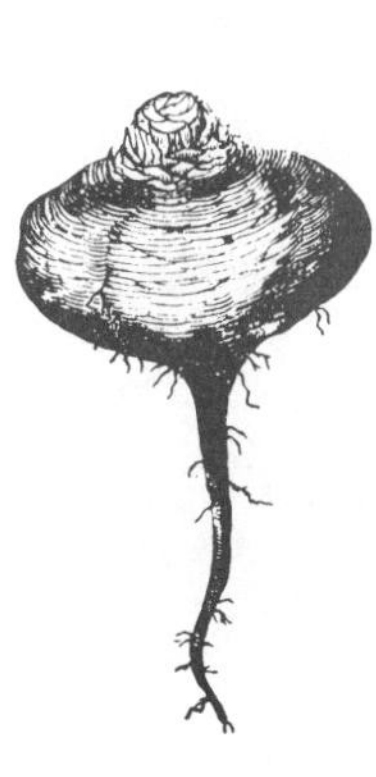

Nomes populares: mangel, mangold, beterraba, beterraba-hortense.
Gênero: feminino
Planeta: Saturno
Elemento: Terra
Poder: amor

Usos mágicos: se um homem e uma mulher comerem da mesma beterraba, eles se apaixonarão. O suco da beterraba é usado como tinta na magia para o amor e também é um substituto do sangue.

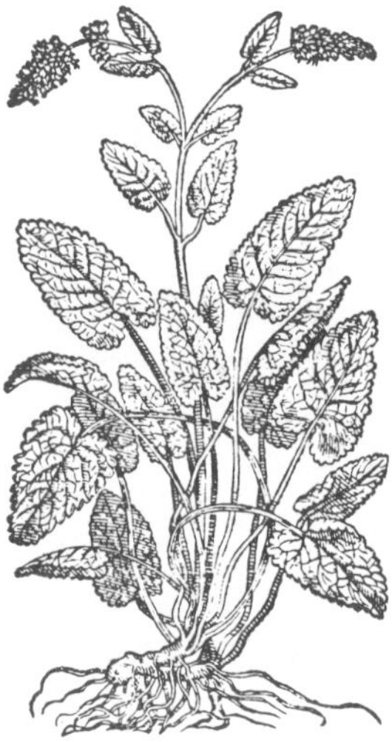

Betônia, madeira

(Stachys Betonica, Stachys officinalis, Betonica officinalis) G

Nomes populares: bishopwort, lousewort, betônia-roxa.
Gênero: masculino
Planeta: Júpiter
Elemento: Fogo
Poderes: proteção, purificação, amor.
Usos mágicos: a betônia tem sido celebrada como uma erva protetora e purificadora. O Pseudo-Apuleius[2] disse que a planta protegia tanto a alma do portador quanto o corpo, e que, quando colocada sob o travesseiro, protegia o adormecido de visões e sonhos. A betônia é adicionada à misturas e incensos para purificação e proteção e é tradicional no Solstício de Verão queimá-la em uma fogueira e então pular na fumaça para purificar o corpo de males e maldições.

A betônia também é cultivada em jardins para proteger a casa, sendo plantada perto de portas e janelas. Isso forma uma espécie de parede protetora ao redor da propriedade, através da qual nenhum mal pode passar.

2. Autor de uma planta do século 4, conhecida como *Pseudo-Apuleius Herbarius* ou *Herbarium Apuleii Platonici.*

A betônia também é uma boa planta para se carregar ao fazer avanços amorosos, diz-se que ela reúne casais que estão discutindo se adicionada à comida.

Além disso, carregada junto ao corpo a betônia evita a intoxicação, fortalece o corpo e auxilia na cura de uma enfermidade misteriosa conhecida como "doença dos elfos".

Bétula

(Betula pendula, B. pubescens, B. lenta, B. alba) G

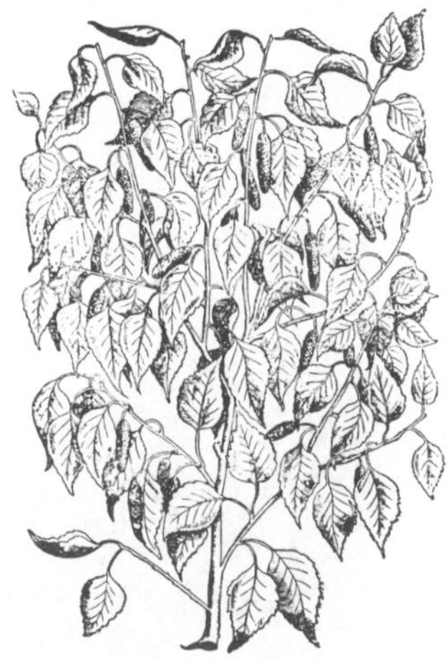

Nomes populares: beithe, bereza, berke, beth, bouleau, dama das florestas.
Gênero: feminino
Planeta: Vênus
Elemento: Água
Divindade: Thor
Poderes: proteção, exorcismo, purificação.
Usos mágicos: galhos de bétula têm sido usados para exorcizar espíritos, golpeando suavemente as pessoas ou animais possuídos, já que a bétula é uma erva purificadora ou de limpeza.

A árvore também é usada para proteção. Os russos costumavam pendurar uma fita vermelha em volta do caule de uma bétula para se livrar do mau-olhado. A bétula também protege contra raios.

A vassoura tradicional das Bruxas era feita de galhos de bétula e berços eram fabricados com essa madeira para proteger suas cargas indefesas.

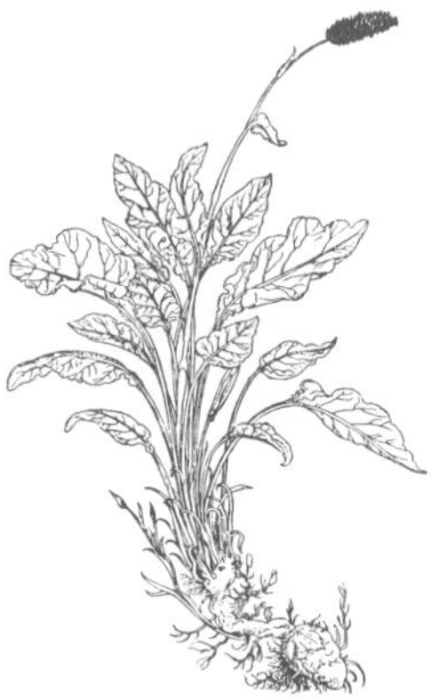

Bistorta

(Polygonum bistorta)

Nomes populares: flor-de-lã, bistorta-major, serpentária-macho, serpentária-fêmea.
Gênero: feminino
Planeta: Saturno
Elemento: Terra
Poderes: poderes psíquicos, fertilidade.
Usos mágicos: carregue bistorta com você se deseja conceber. Queime com olíbano para melhorar os poderes psíquicos ou ao fazer adivinhação. A infusão borrifada em um lugar expulsará os maus espíritos. A bistorta é transportada em saquinhos para atrair dinheiro e é adicionado a incensos para a atrair riqueza.

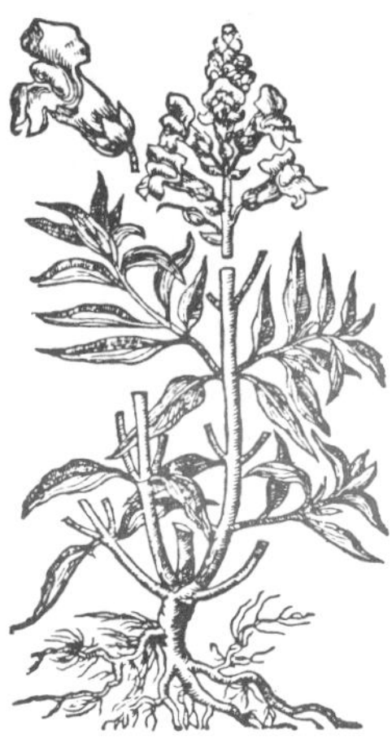

Boca-de-leão

(Antirrhinum majus) Folha: X

Nome popular: calf 's snout
Gênero: masculino
Planeta: Marte
Elemento: Fogo
Poderes: proteção
Usos mágicos: qualquer parte da boca-de-leão usada em seu corpo impede que as pessoas o enganem. A semente usada no pescoço garante que você nunca será enfeitiçado.

Se estiver fora de casa e sentir algum mal por perto, pise em uma boca-de-leão ou segure uma de suas flores na mão até que o mal passe. Coloque um vaso de boca-de-leão frescas no altar enquanto realiza rituais de proteção.

Se alguém enviou energia negativa para você (feitiços, maldições, etc.) coloque algumas boca-de-leão no altar com um espelho atrás delas. Isso enviará as maldições de volta para quem as enviou.

Bodhi

(Ficus religiosa)

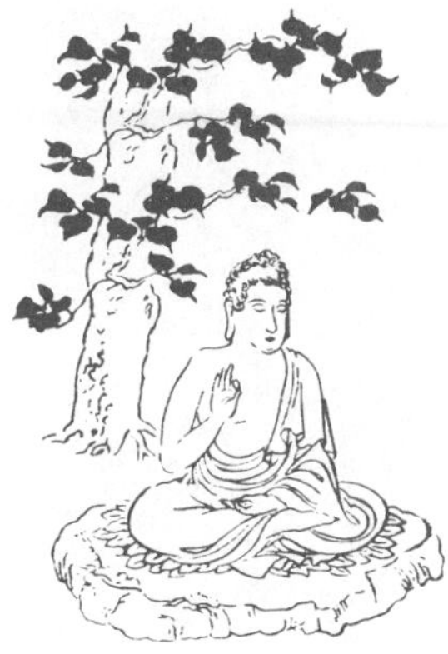

Nomes populares: bo-tree, peepul tree, pipul, árvore sagrada.
Gênero: masculino
Planeta: Júpiter
Elemento: Ar
Divindades: Buda, Vishnu.
Poderes: fertilidade, proteção, sabedoria, meditação.
Usos rituais: a planta é sagrada para Vishnu que, como Buda, teria nascido sob ela. No Oriente, fogos sagrados são alimentados com sua lenha. Visto que Buda também se sentou sob esta árvore em meditação por seis anos, ela é sagrada para Ele, e a forma de coração das folhas tremulantes lembram as divinas vibrações.
Usos mágicos: se você sentir o mal próximo, simplesmente circule esta árvore várias vezes e o mal fugirá aterrorizado.

Mulheres estéreis caminham nuas sob uma árvore bodhi para se tornarem férteis.

Use as folhas em incensos de meditação e em todas as misturas destinadas a dar sabedoria.

Boneset

(Eupatorium perfoliatum) X

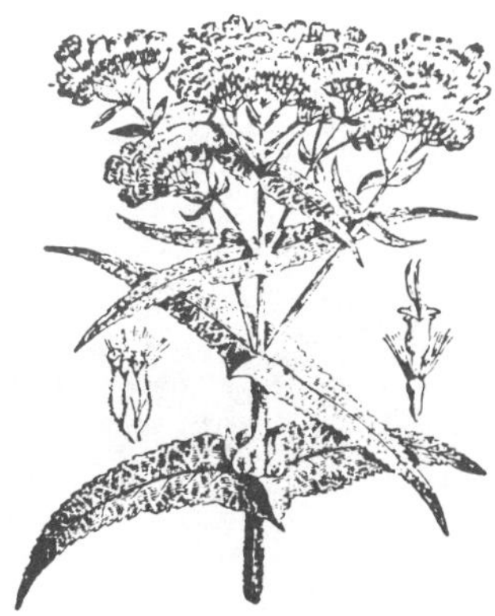

Nomes populares: agueweed, crosswort, feverwort, indian sage, planta que transpira, teasel, thoroughwort, wood boneset.
Gênero: feminino
Planeta: Saturno
Elemento: Água
Poderes: proteção, exorcismo.
Usos mágicos: afasta os espíritos malignos. Faça uma infusão e borrife pela casa para afastar o mal.

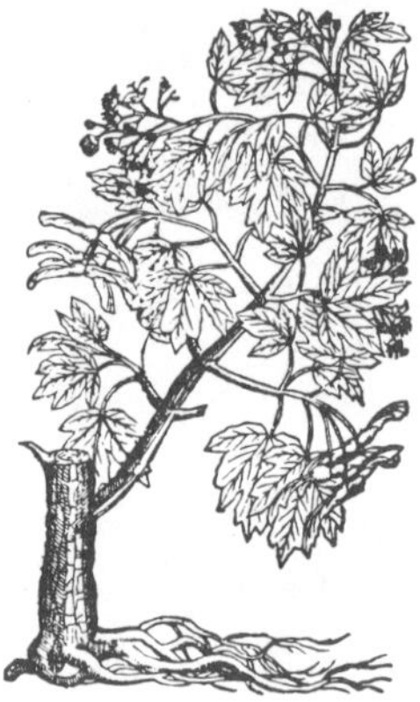

Bordo

(Acer spp.*)* G

Gênero: masculino
Planeta: Júpiter
Elemento: Ar
Poderes: amor, longevidade, dinheiro.
Usos mágicos: as folhas de bordo são usadas em feitiços e rituais de amor e dinheiro e seus ramos há muito servem como varinhas mágicas. Uma criança que passar pelos galhos de uma árvore de bordo terá uma vida longa.

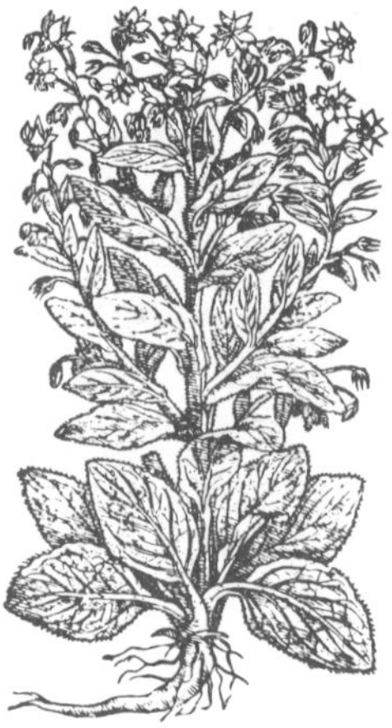

Borragem

(Borago officinalis) Erva: X; Óleo da Semente: G

Nomes populares: foligem, borracha, borracha-chimarrona, borrage, borage (inglês), borraja (espanhol), bourrache (francês), borragine comune (italiano), boreisch (alemão).
Gênero: masculino
Planeta: Júpiter
Elemento: Ar
Poderes: coragem, poderes psíquicos.
Usos mágicos: carregue as flores frescas para fortalecer sua coragem ou as coloque em sua camisa para proteger-se ao caminhar ao ar livre. Um chá de borragem induz a poderes psíquicos.

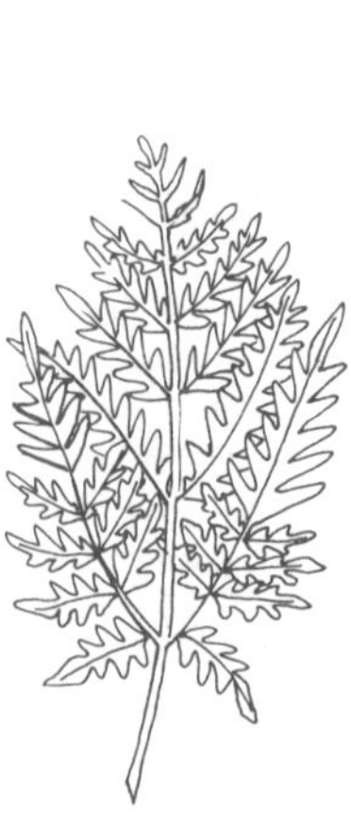

Bracken

(Pteridium aquilinum) X

Gênero: masculino
Planeta: Mercúrio
Elemento: Ar
Poderes: cura, chuva mágica, sonhos proféticos.

Mágicos usos: se você queimar bracken do lado de fora, a chuva vai cair.

Usada para proteção, cura e fertilidade. Se a raiz for colocada sob o travesseiro, faz com que soluções de problemas surjam nos sonhos.

Briônia

(Bryony spp. *Dioica)* Veneno

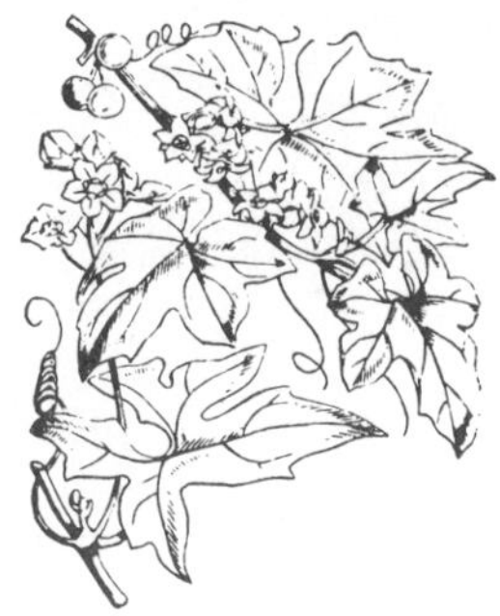

Nomes populares: raiz de gota, foca feminina, raiz louca, uva cobra, tamus, tetterberry, lúpulo selvagem, videira selvagem, videira de madeira, mandrágora inglesa.
Gênero: masculino
Planeta: Marte
Elemento: Fogo
Poderes: magia de visualização, dinheiro, proteção.
Usos mágicos: frequentemente a raiz de briônia é usada como substituta para a raiz rara de mandrágora, em vários usos na magia de visualização. O dinheiro colocado perto de uma raiz de briônia aumentará, contanto que seja deixado lá. A raiz também é pendurada em casas e jardins como proteção contra os efeitos do mau tempo.

Bromélia

(Crypanthus spp.*)*

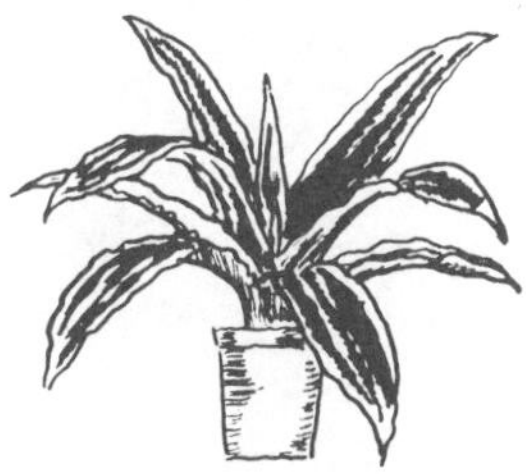

Nomes populares: camaleão estrela, estrela da terra.
Gênero: masculino
Planeta: Sol
Elemento: Ar
Poderes: proteção, dinheiro.
Usos mágicos: cultive uma bromélia em casa para atrair dinheiro e luxúria. As plantas também são protetoras, portanto, é uma boa escolha para plantas caseiras.

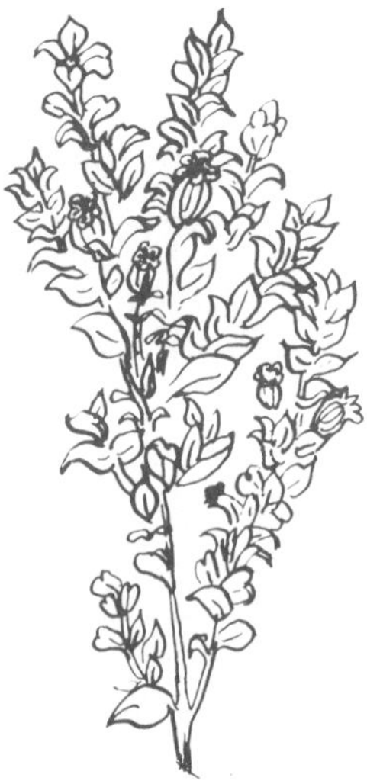

Buchu

(Barosma betulina, Agathosma betulina) PK

Nomes populares: bookoo, bucoo, buku, oval buchu, short buchu, sab, pinkaou.
Gênero: feminino
Planeta: Lua
Elemento: Água
Poderes: poderes psíquicos, sonhos proféticos.
Usos mágicos: uma infusão de buchu, quando ingerida, permite prever o futuro. O olíbano misturado com buchu é queimado antes de se retirar para produzir sonhos proféticos. Apenas uma pequena quantidade deve ser queimada e isso deve ser feito no quarto.

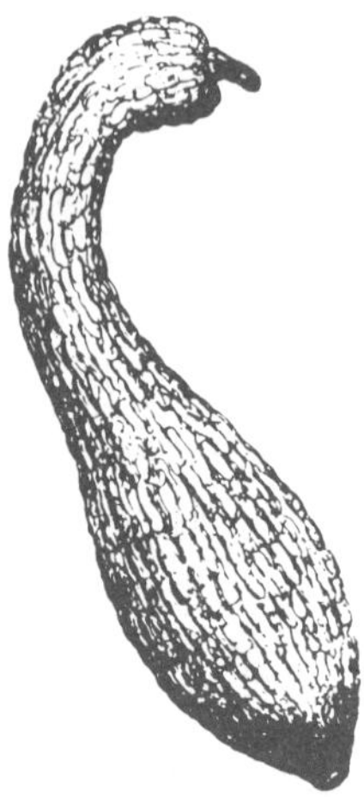

Cabaça

(Curcurbita spp.*)* Algumas cabaças são venenosas, coma apenas as que são vendidas como alimento.

Gênero: feminino
Planeta: Lua
Elemento: Água
Poderes: proteção
Usos mágicos: cabaças penduradas na porta da frente são uma proteção contra o fascínio. Pedaços de cabaças carregados no bolso ou na bolsa afastam o mal. As cabaças são usadas para fazer chocalhos (coloque feijões secos dentro dela) que assustam os maus espíritos; uma cabaça seca, com a parte superior cortada, com água, é usada como tigela de vidência.

Cacto

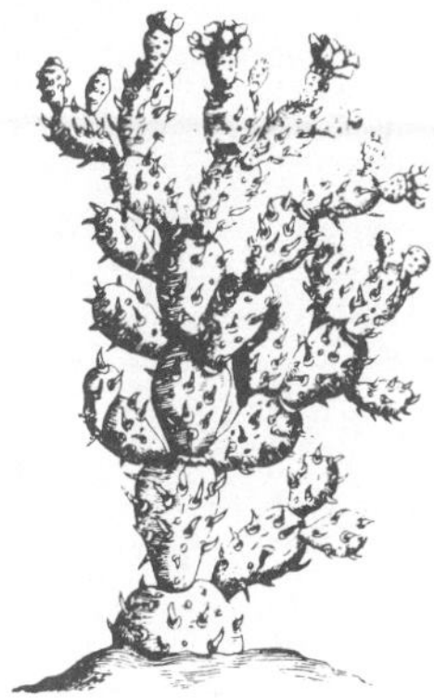

(Cactaceae) Alguns são venenosos, ingira apenas aqueles usados para alimentação.

Poderes: proteção, castidade.

Usos mágicos: cactos de todos os tipos são protetores, devido à sua superfície espinhosa. Crescidos em ambientes fechados, eles protegem contra intrusões e roubos indesejados e também absorvem a negatividade. Do lado de fora, um cacto deve ser colocado de frente para cada uma das quatro direções, próximo à casa, para protegê-la ainda mais.

Os espinhos dos cactos às vezes são usados em garrafas de Bruxas e para marcar símbolos e palavras em velas e raízes. Estes são, então, carregados ou enterrados para liberar a energia.

Caju

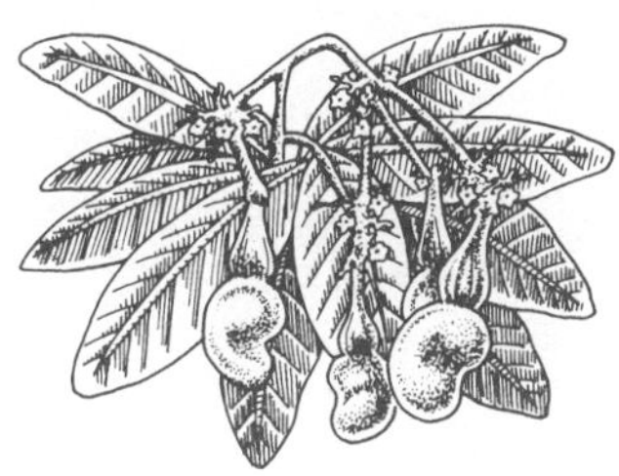

(Anacardium occidentale) Noz: G

Nomes populares: mbiba, kasui, mkanju.
Gênero: masculino
Planeta: Sol
Elemento: Fogo
Poder: dinheiro
Usos mágicos: os cajus são usados em feitiços para prosperidade e dinheiro.

Calêndula

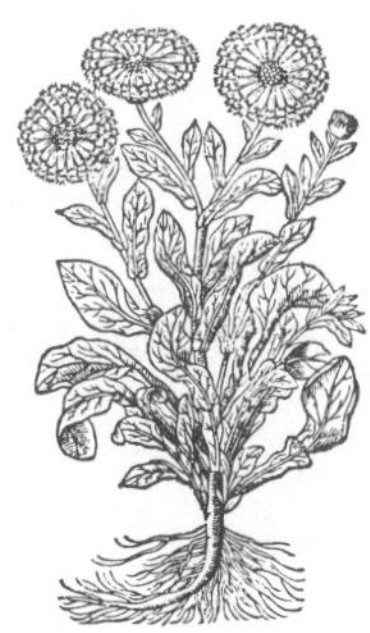

(Calendula officinalis) G

Nomes populares: noiva do sol, drunk, calêndula, goldes, holigolde, dial do marido, marybud, marygold, mary gowles, ruddes, ruddles, spousa solis, noiva de verão, malmequer, maravilha-do-jardim.

Gênero: masculino
Planeta: Sol
Elemento: Fogo
Poderes: proteção, sonhos proféticos, questões legais, poderes psíquicos
Usos mágicos: calêndulas colhidas ao meio-dia, quando o Sol está forte e mais quente, fortalecem e confortam o coração.

Guirlandas de calêndulas penduradas na ombreiras das portas impedem que o mal entre na casa. Espalhadas debaixo da cama protegem você durante o sono e realizam seus sonhos, ou seja, proporcionam sonhos proféticos. Especialmente eficaz para descobrir um ladrão que roubou você.

As calêndulas adicionadas à água do banho ajudam a conquistar o respeito e a admiração de todas as pessoas que encontrar.

Olhar para as flores brilhantes fortalece a visão. Carregada no bolso, a calêndula ajuda a justiça a sorrir favoravelmente para você no tribunal.

Se uma menina tocar as pétalas da calêndula com os pés descalços, ela entenderá as línguas dos pássaros.

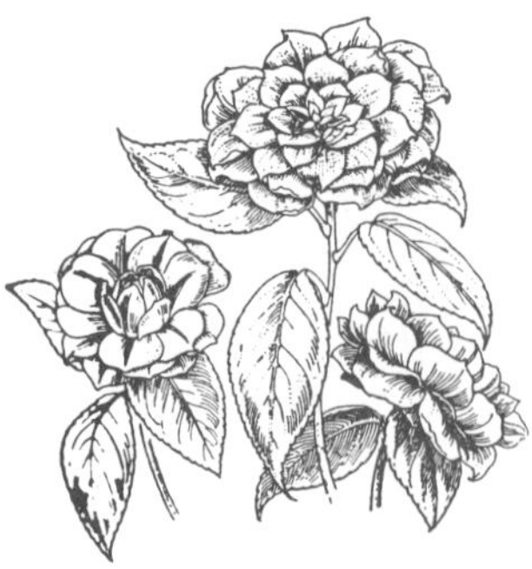

Camélia

(Camellia japonica)

Gênero: feminino
Planeta: Lua
Elemento: Água
Poder: riquezas
Usos mágicos: a camélia traz riquezas e luxo, por isso é usada em feitiços desse tipo. Coloque as flores frescas em vasos com água no altar durante os rituais para dinheiro e prosperidade.

Camomila-alemã

(Matricaria recutita)

Nomes populares: maçã, heermannchen (alemão) chamaimelon, camomila.
Gênero: masculino
Planeta: Sol
Elemento: água
Usos mágicos: a camomila-alemã é usada em incensos e infusões para acalmar e dormir. Também é usada para atrair dinheiro. A natureza ensolarada da camomila-alemã tem sido usada para combater maldições e feitiços.

Camomila-romana

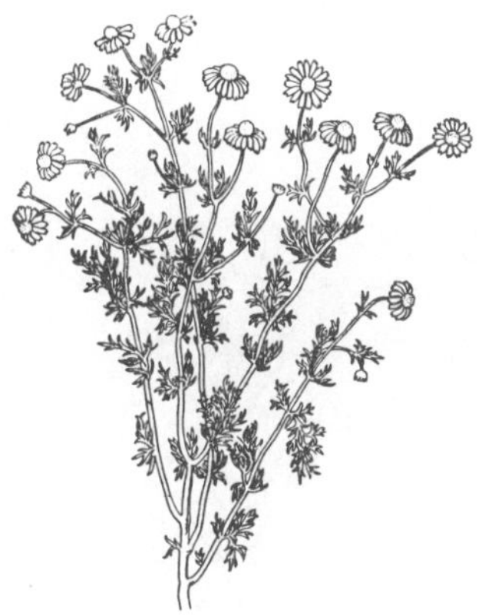

(Chameamelum nobile, Anthemis nobilis) P

Nomes populares: camomila, chamaimelon, ground apple, heermannchen (alemão), manzanilla (espanhol), maythen, planta whig.
Gênero: masculino
Planeta: Sol
Elemento: Água
Poderes: dinheiro, sono, amor, purificação.
Usos mágicos: a camomila é usada para atrair dinheiro. O ato de lavar as mãos com a infusão às vezes é usado por jogadores para garantir seus ganhos.

É usada em incensos para o sono e a meditação e a infusão também é adicionada ao banho para atrair o amor.

Erva purificadora e protetora. Quando espalhada ao redor da sua propriedade, ela remove maldições e feitiços lançados contra você.

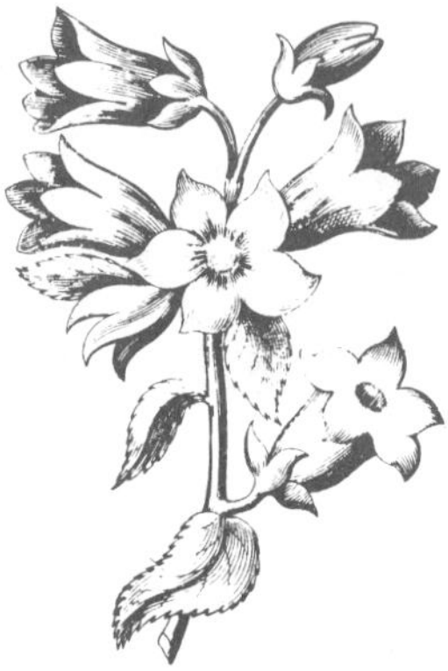

Campânula

(Campanula rotundifolia)

Nomes populares: harebell
Poderes: sorte, verdade.
Usos mágicos: se você puder virar uma campânula do avesso sem rasgá-la ou danificá-la, eventualmente terá aquele que ama.

A próxima vez que vir uma campânula, escolha-a e repita as seguintes palavras:

Campânula, campânula, traga-me um
pouco de sorte antes de amanhã à noite.

Coloque-a em seu sapato para selar o feitiço. Qualquer pessoa que usa uma campânula é obrigada a dizer a verdade em todos os assuntos.

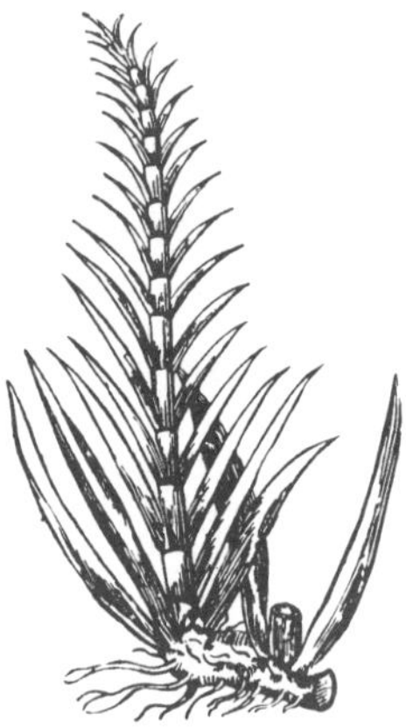

Cana-de-açúcar

(Saccharum officinarum) G

Nome popular: ko (havaiano), cana, sugarcane (inglês), caña de azúcar (espanhol); canne à sucre (francês); canne à sucre (alemão).
Gênero: feminino
Planeta: Vênus
Elemento: Água
Poderes: amor, luxúria.
Usos mágicos: a cana-de-açúcar há muito tempo é usada em poções de amor e luxúria. Mastigue um pedaço de cana enquanto pensa na pessoa amada. É também dispersada para dissipar o mal e para limpar e purificar locais antes de rituais e feitiços.

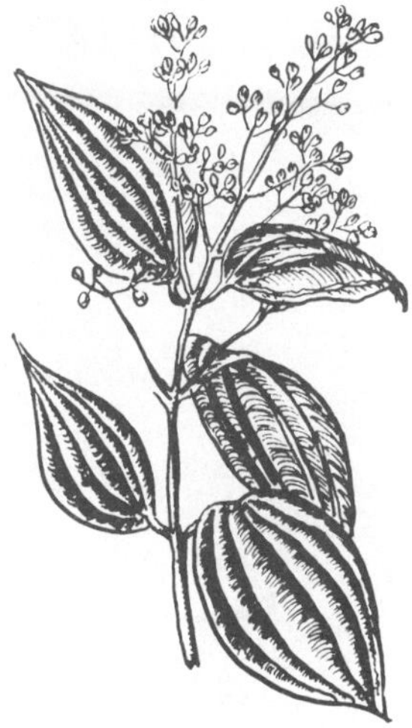

Canela

(Cinnamomum zeylanicum, C. verum) + F: P Lt

Nomes populares: madeira doce, canela do ceilão.
Gênero: masculino
Planeta: Sol
Elemento: Fogo
Divindades: Vênus, Afrodite.
Poderes: espiritualidade, sucesso, cura, poder, poderes psíquicos, luxúria, proteção, amor.
Usos rituais: o óleo de canela era usado como parte do óleo da sagrada unção pelos antigos hebreus. As folhas da árvore de canela eram tecidas em grinaldas que eram usadas para decorar os antigos templos romanos. Os egípcios usavam óleo de canela durante o processo de mumificação.
Usos mágicos: a canela, quando queimada como incenso, aumenta as vibrações espirituais, ajuda na cura, atrai dinheiro, estimula poderes psíquicos e produz vibrações protetoras. É usada na preparação de sachês e infusões para esses fins.

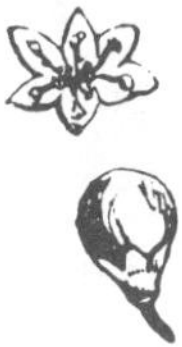

Cânfora

(Cinnamomum camphora) X

Não use no rosto de crianças pequenas.

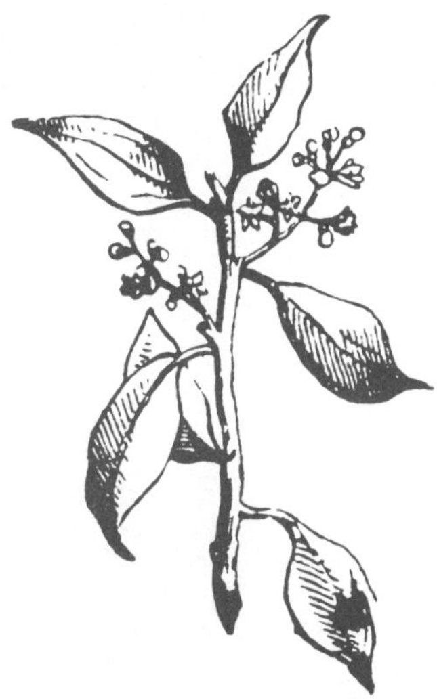

Nomes populares: canforeira, alcanfor, cânfora, cânfora-das-hortas, canforinha, canfrinho, macelinha canforada.
Gênero: feminino
Planeta: Lua
Elemento: Água
Poderes: castidade, saúde, adivinhação.
Usos mágicos: cheire a cânfora para diminuir o desejo sexual. Também coloque ao lado da cama para esse fim. Um saquinho com cânfora (ou casca de uma árvore de cânfora) pendurado no

pescoço, evita contrair resfriados e gripes. A cânfora às vezes é usada em incensos divinatórios; infelizmente, a cânfora verdadeira está praticamente indisponível nos Estados Unidos, então os sintéticos terão que servir.

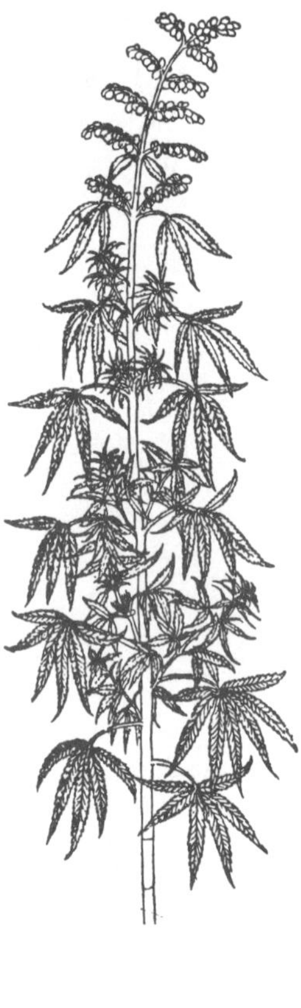

Cânhamo

(Cannibis sativa) G

Nomes populares: chanvre, gallowgrass, ganeb, ganja, grass, hanf, kif, marijuana, neckweede, tekrouri, weed.
Gênero: feminino
Planeta: Saturno
Elemento: Água
Poderes: cura, amor, visões, meditação.
Usos mágicos: a maconha, ou cânhamo, como era comumente chamada, já foi amplamente usada na magia. Devido às leis promulgadas durante a década de 1930, que restringem seu uso e venda, muitas dessas práticas estão acabando. Aqui está uma amostra delas.

O cânhamo é usado há muito tempo em feitiços de amor e adivinhações, como no infame "Feitiço da semente de cânhamo" a seguir: Leve um punhado de sementes de cânhamo para uma igreja à meia-noite, de preferência no início do Solstício de Verão. Ande nove vezes ao redor da igreja, espalhando as sementes de cânhamo enquanto caminha, repetindo as seguintes palavras:

Semente de cânhamo eu vou semear,
semente de cânhamo eu vou semear,
Quem virá atrás de mim para ceifar?

Você terá uma visão de seu futuro marido ou esposa – mas pode também colocar a igreja local em problemas com a lei!

O cânhamo fazia parte de muitos incensos para vidência, cuja fumaça abria os sentidos psíquicos. A artemísia e o cânhamo eram prescritos para serem queimados diante de um espelho mágico para obter visões. Também era adicionado aos incensos de meditação.

Açoites feitos de cânhamo eram usados na China para imitar cobras e açoitar as camas dos enfermos e assim expulsar o demônios maliciosos causadores de doenças.

Capim-limão

(Cymbopogon citratus) P

Gênero: masculino
Planeta: Mercúrio
Elemento: Ar
Poderes: luxúria, poderes psíquicos, repelir cobras.
Usos mágicos: o capim-limão plantado ao redor da casa e no jardim repelirá cobras. Também é usado em algumas poções de luxúria, bem como em uma infusão para ajudar no desenvolvimento de poderes psíquicos.

Caqui

(Diospyros virginiana)

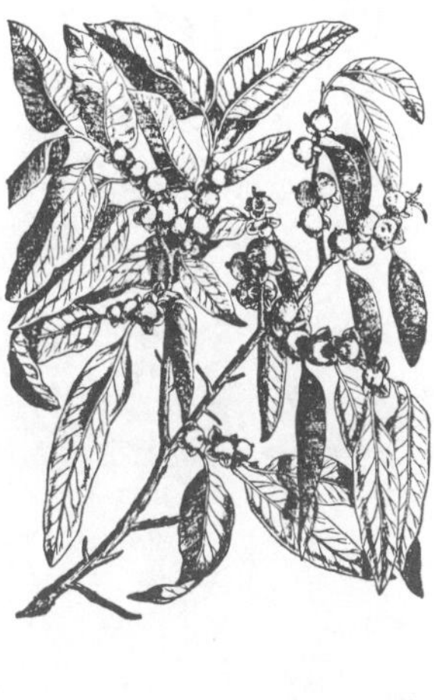

Gênero: feminino
Planeta: Vênus
Elemento: Água
Poderes: mudança de sexo, cura, sorte.
Usos mágicos: até recentemente no Alabama, supostamente, acreditava-se que se uma garota desejasse se tornar um menino, tudo o que ela precisava fazer era comer nove caquis verdes. Ela certamente mudaria de sexo em duas semanas!

Se você estiver sendo atormentado por calafrios, dê um nó em um pedaço de barbante (um para cada calafrio) e amarre o barbante em uma árvore de caqui. Isso deve detê-los.

Para ter boa sorte, enterre caquis verdes.

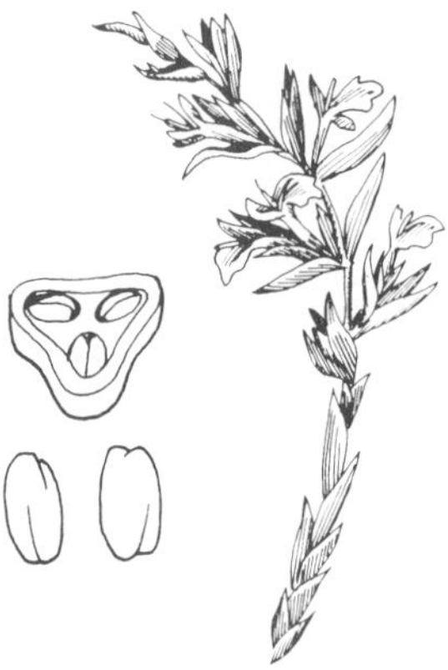

Cardamomo

(Elettaria cardamomum)

Gênero: feminino
Planeta: Vênus
Elemento: Água
Divindade: Erzulie
Poderes: luxúria, amor.
Usos mágicos: as sementes moídas são adicionadas ao vinho aquecido para uma rápida poção de luxúria. Elas também são assadas em tortas de maçã para uma massa maravilhosa e são adicionadas a sachês e incensos para amor.

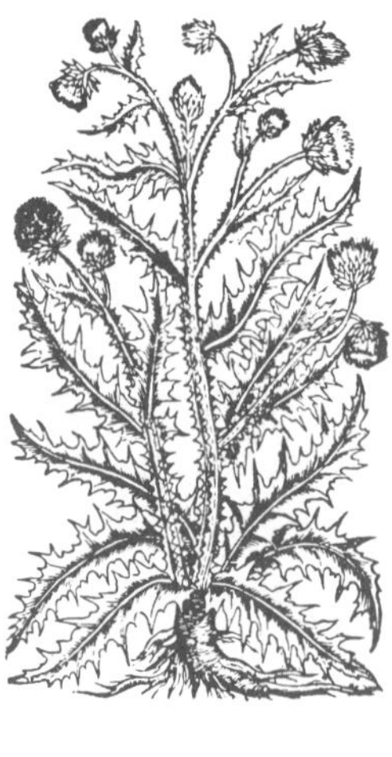

Cardo-leiteiro

(Carduus marianus, Sonchus oleraceus, Silybum marianum) G

Nome popular: cardo-mariano
Gênero: masculino
Planeta: Marte
Elemento: Fogo
Poderes: irritar cobras
Usos mágicos: os anglo-saxões registraram o fato de que se o cardo-leiteiro for colocado em volta do pescoço de um homem, todas as cobras em sua presença começariam a lutar.

Cardo-mariano

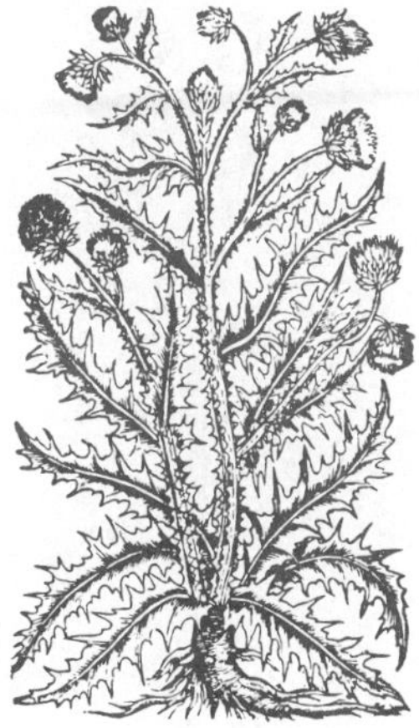

(*Carduus* spp.) Plantas mais antigas: X

Nomes populares: lady's thistle, thrissles, cardo-leiteiro, cardo-santo ou serralha-de-folhas.
Gênero: masculino
Planeta: Marte
Elemento: Fogo
Divindades: Thor, Minerva.
Poderes: força, proteção, cura, exorcismo, quebra-feitiços.
Usos mágicos: uma tigela de cardos colocados em uma sala fortalece os espíritos e renova a vitalidade de todos dentro do local. Carregue um cardo (ou uma parte dele) para obter energia e força.

Cultivados no jardim, os cardos-marianos afastam os ladrões; cultivados em um vaso e na porta protegem contra o mal. Uma flor de cardo carregada no bolso protege seu portador. Jogados no fogo, os cardos desviam os raios da casa.

Se alguém lançou um feitiço contra você, vista uma camisa feita de fibras fiadas e tecidas com cardo para quebrar esse e quaisquer outros feitiços. Encha bonecos com cardos para quebrar maldições. Os cardos-marianos são espalhados em casas e outros lugares para exorcizar o mal.

Também são usados em feitiços de cura e, quando os homens os carregam, tornam-se melhores amantes. Os cardos também expulsam a melancolia quando usados ou carregados.

Os magos da Inglaterra costumavam selecionar o cardo mais alto do canteiro para usar como uma varinha ou bengala mágica. Para chamar espíritos, coloque um pouco de cardo em água fervente, depois retire do fogo e deite-se ou sente-se ao lado dele; à medida que o vapor sobe, chame os espíritos e ouça com atenção; eles podem responder às suas perguntas.

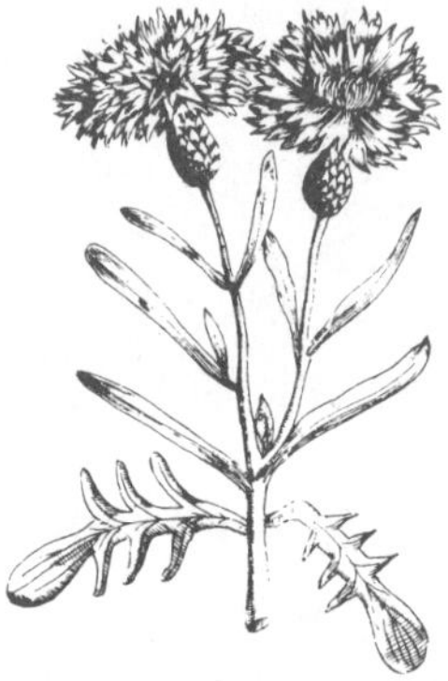

Cardo-santo

(Centaurea benedicta, Cnicus benedictus, Carbenia bendicta) P

Nome popular: blessed thistle
Gênero: masculino
Planeta: Marte
Elemento: Fogo
Poderes: purificação, quebrar maldições.
Usos mágicos: use o cardo-santo para proteger-se do mal e adicione aos banhos purificadores. O cardo-santo também é usado em feitiços de quebra de maldições.

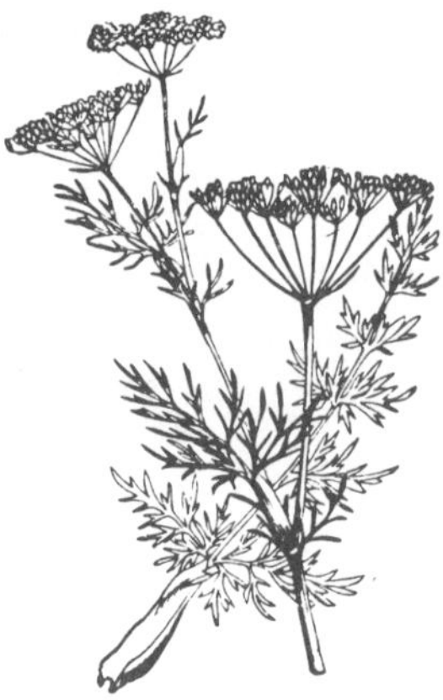

Cariz

(Carum carvi) G

Nomes populares: cominho-armênio, cúmel, cominho-dos-prados, cominho-romano, kummel, alcarávia, alcarávea, alcaróvea, alquirévia, cuminho ou cominho-de-montanha.
Gênero: masculino
Planeta: Mercúrio
Elemento: Ar
Poderes: proteção, luxúria, saúde, antirroubo, poderes mentais.
Usos mágicos: o cariz serve como proteção contra Lilith, bem como contra toda forma de espíritos malignos, entidades e da pura e velha negatividade. Frequentemente, é realizado para esse fim. Qualquer objeto que contenha sementes de cariz é à prova de roubo.

As sementes também são usadas para estimular a fidelidade e são colocadas em sachês e talismãs para atrair um amor. Quando assados em biscoitos, pães ou bolos, o cariz induz à luxúria. Mastigar as sementes ajuda a ganhar o amor de quem você deseja.

Elas também fortalecem a memória e um saquinho com as sementes colocadas na cama de uma criança protege-a contra doenças.

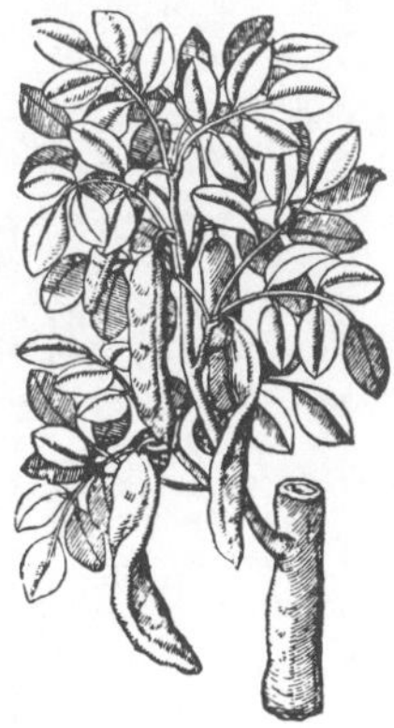

Caroba

(Jacaranda procera, Prosopis dulcis, Ceratonia siliqua) Fruta: G

Nomes populares: caaroba, caroba, carobinha, chocolate.
Poderes: proteção, saúde
Usos mágicos: carregue ou use para manter a boa saúde e para se proteger do mal.

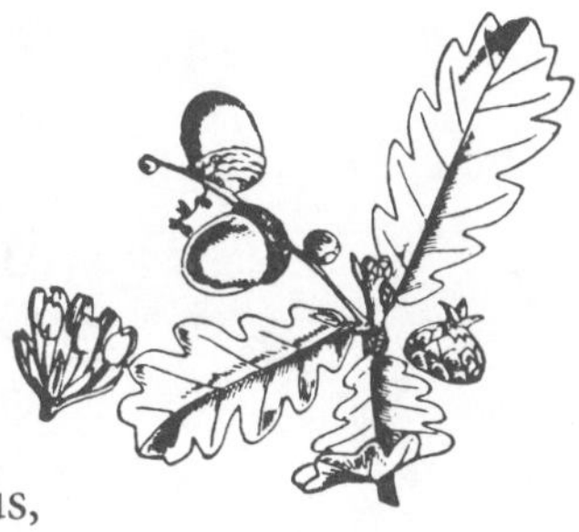

Carvalho

(Quercus alba) Uso externo da casca: Sk Br F Ca

Nomes populares: carvalho branco, duir, jove's nuts, juglans (latim).
Gênero: masculino
Planeta: Sol
Elemento: Fogo
Divindades: Dagda, Dianus, Júpiter, Thor, Zeus, Heme, Janus, Rhea, Cybele, Hécate, Pan, Erato.
Poderes: proteção, saúde, dinheiro, cura, potência, fertilidade, sorte.
Usos rituais: visto que o carvalho era uma fonte de alimento para os primeiros colonos na Grã-Bretanha e também na Europa, ele vem a ser reverenciado e adorado desde a pré-história. Os druidas (tradicionalmente) não se reuniam para rituais a menos que um carvalho estivesse presente. Algumas pessoas dizem que as próprias palavras "carvalho" e "druida" estão relacionadas. Os ídolos religiosos eram feitos de carvalho, e as Bruxas costumavam dançar sob a árvore.

Usos mágicos: uma árvore tão duradoura e forte quanto o carvalho naturalmente oferece proteção mágica. Dois ramos de carvalho, atados com um fio vermelho de modo que formem uma cruz, constituem uma proteção potente contra o mal. Deve ser pendurada na casa.

Bolotas (frutos dos carvalho) colocadas nas janelas protegem contra raios. Um pedaço de madeira de carvalho, carregado, protege seu portador de todos os danos.

Se você puder pegar uma folha de carvalho caindo, não terá resfriados durante todo o inverno. Quando uma pessoa doente estiver em casa, acenda uma lenha de carvalho e aqueça a casa para "curar" a doença. (Faça isso apenas se você tiver uma lareira, é claro!). Carregue uma bolota contra doenças e dores, para a imortalidade ou longevidade e para preservar a juventude.

Plantar uma bolota na Lua negra garante que você receberá dinheiro em um futuro próximo. Carregar uma bolota aumenta a fertilidade e fortalece a potência sexual.

Qualquer pedaço de carvalho que você carregar vai lhe trazer boa sorte.

Existem outros tipos de carvalho; todos têm os seus poderes básicos, mas cada um expressa esses poderes de maneira diferente. Observar e fazer perguntas aos carvalhos pode revelar a você os pontos mais delicados de seus poderes.

Casca d'anta

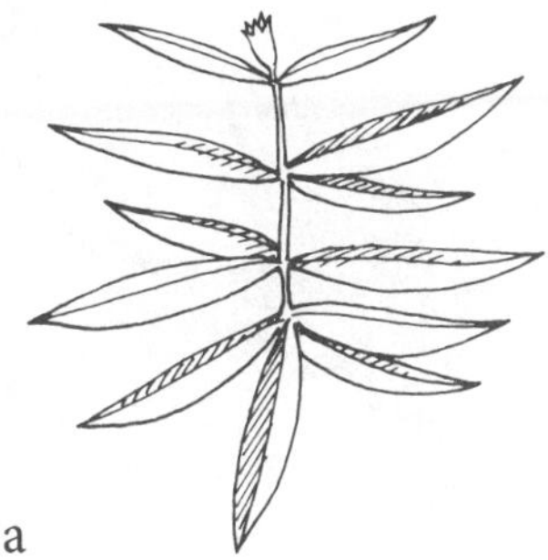

(*Drimys winteri*)

Nomes populares: true winter's bark, wintera, wintera aromatics, winter's cinnamon, cataia, canela-amarga, capororoca-picante, casca-de-anta, pau-pra-tudo.

Poder: sucesso

Usos mágicos: carregue ou queime a casca d'anta para garantir sucesso em todos os seus empreendimentos.

Cáscara sagrada

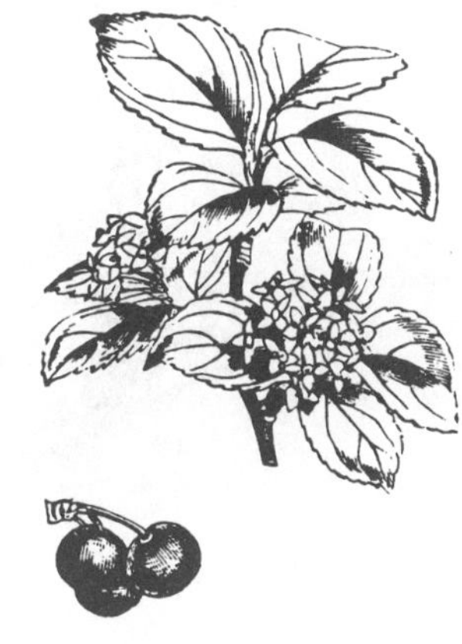

(*Rhamnus catharticus, R. frangula, R. spp.*) PN Lt I Ab Ii Ch-12

Nomes populares: cáscara sagrada, ecorce sagrada, cáscara sacrée, casca amarela, casca de cittim.

Poderes: questões jurídicas, dinheiro, proteção.

Usos mágicos: polvilhe uma infusão de cáscara sagrada em torno de sua casa antes de ir a qualquer processo judicial. Isso o ajudará a ganhar seu caso. Cáscara sagrada também é usada em feitiços para dinheiro e como amuleto contra feitiços e maldições.

Castanha

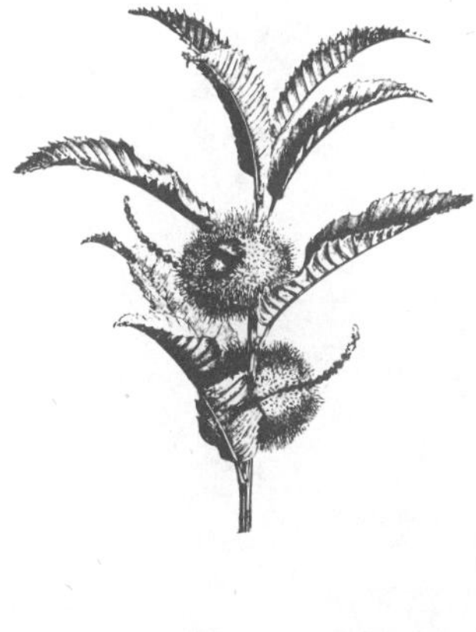

(*Castanea sativa, C. dentata, C. spp.*) G

Gênero: masculino

Planeta: Júpiter

Elemento: Fogo

Poder: amor

Usos mágicos: use castanhas em feitiços de amor ou alimente alguém que ama com elas.

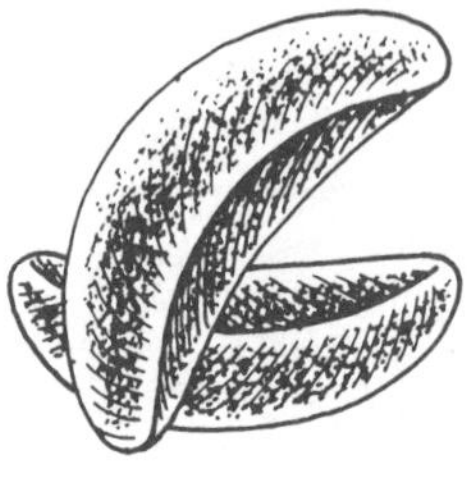

Castanha-do-brasil

(Bertholletia excellsa). Coma apenas a castanha processada

Gênero: masculino
Planeta: Mercúrio
Elemento: Ar
Poder: amor
Usos mágicos: traz boa sorte nos casos amorosos se carregada como um talismã.

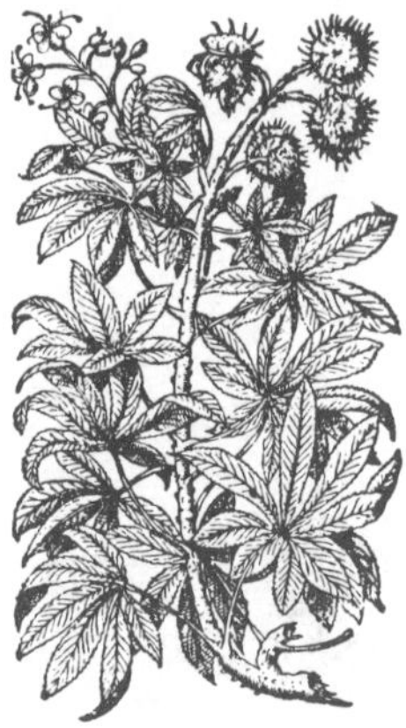

Castanheiro-da-índia

(Aesculus hippocastanum; A. spp.*)* Veneno

Nome popular: buckeye
Gênero: masculino
Planeta: Júpiter
Elemento: Fogo
Poderes: dinheiro, cura.
Usos mágicos: carregue para afastar reumatismo, dores nas costas, artrite e calafrios. Leve três castanhas dessa árvore para se proteger contra tontura. Enrole uma nota de um dólar em torno de um castanheiro-da-índia, coloque em um sachê e carregue para atrair dinheiro. Também leve com você para ter sucesso em todas as coisas.

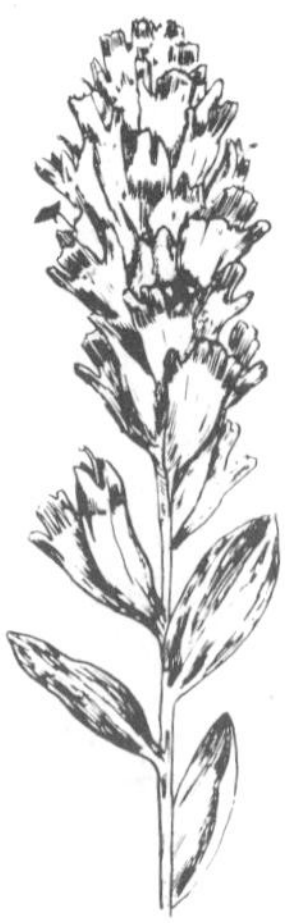

Castilleja

(Castilleja spp.*)*

Nomes populares: snake's friend, snake's matches.
Gênero: feminino
Planeta: Vênus
Elemento: Água
Poder: amor
Usos mágicos: as flores da castilleja contêm um forte poder de atração de amor. Elas devem ser transportadas em sachês para encontrar um amor.

Cattail

(Typha capensis, T. spp.) G

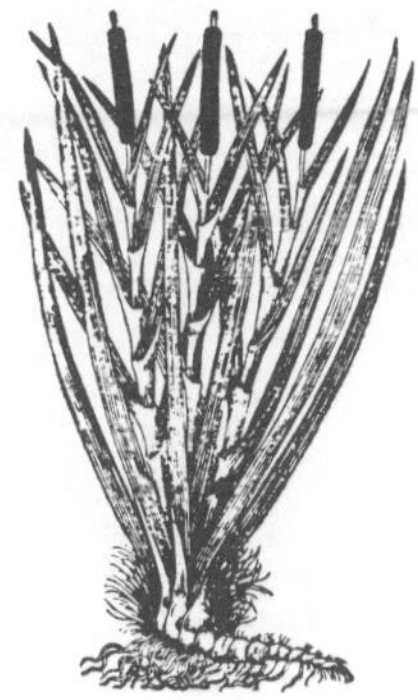

Nomes populares: tabua, ibhuma, balangot.
Gênero: masculino
Planeta: Marte
Elemento: Fogo
Poder: luxúria
Usos mágicos: se uma mulher não gosta de sexo, mas deseja praticá-lo, ela deve carregar um cattail com ela o tempo todo.

Catinga-de-mulata

(Tanacetum vulgare) P

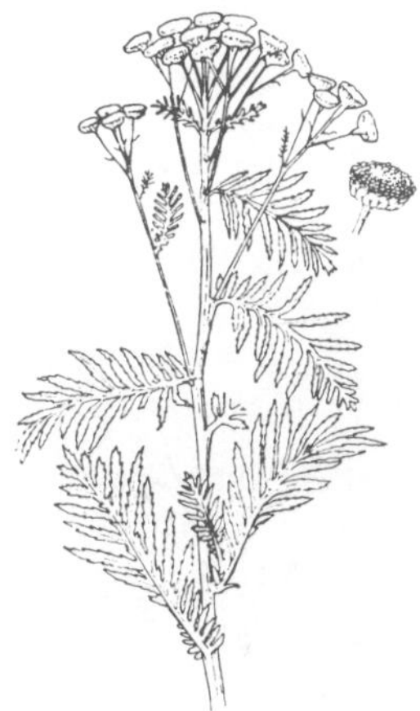

Nome popular: buttons, tanaceto, atanásia, erva-de-são-marcos, palminha.
Gênero: feminino
Planeta: Vênus
Elemento: Água
Poderes: saúde, longevidade.
Usos mágicos: um pouco de catinga-de-mulata colocada nos sapatos ajuda a curar febres persistentes. Desde que esta planta foi dada a Ganimedes com a finalidade de torná-lo imortal, a catinga-de-mulata é usada para prolongar o tempo de vida. As formigas não gostam da catinga-de-mulata.

Catnip

(Nepeta cataria) P

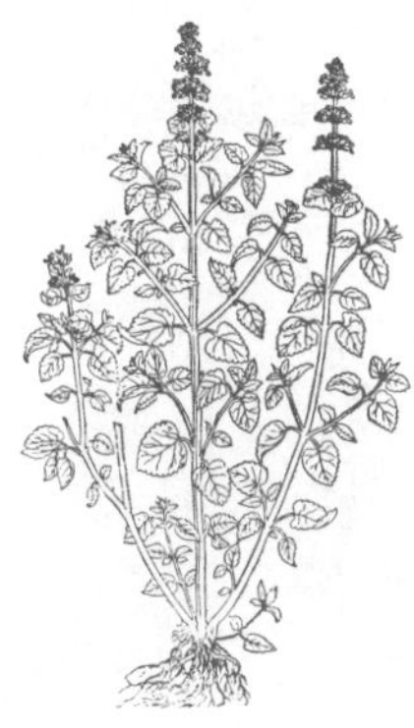

Nomes populares: erva-gateira, catmint, catnep, catrup, erva-dos-gatos, field balm, nepeta, nip.
Gênero: feminino
Planeta: Vênus
Elemento: Água

Divindades: Bast
Poderes: magia do gato, amor, beleza, felicidade.
Usos mágicos: dado ao seu gato, o catnip cria um vínculo psíquico entre vocês dois, mas também intoxicante para o animal.

Geralmente, o catnip é usado em sachês de amor associado a petalas de rosa. Se você segurar a catnip em sua mão até que esteja quente, aperte a mão de outra pessoa; ela será para sempre sua amiga, contanto que você mantenha a catnip que usou para o feitiço em algum lugar seguro.

Cultivado perto de casa ou pendurado na porta, o catnip atrai bons espíritos e muita sorte. Catnip também é usado em feitiços destinados a aumentar a beleza e a felicidade.

Folhas grandes de catnip são prensadas e usadas como marcadores para textos mágicos.

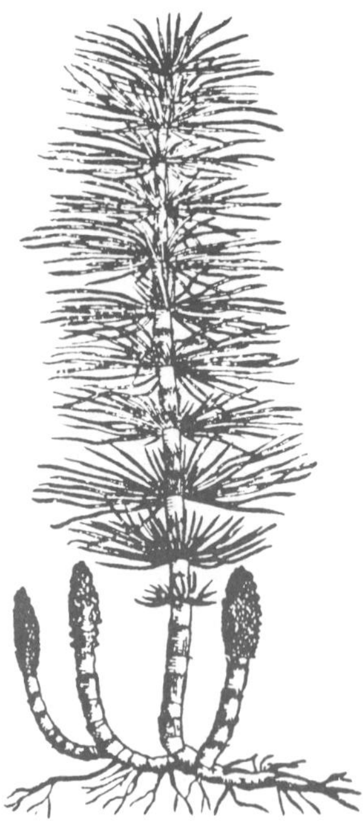

Cavalinha

(Equisetum arvense; E. telmateia, E. spp.*):* RC; Equisetum hyemale: P

Nomes populares: cavalinha-gigante, erva-canudo, erva-carnuda, rabo-de-cavalo.
Gênero: feminino
Planeta: Saturno
Elemento: Terra
Poderes: encantar cobras, fertilidade.
Usos mágicos: apitos feitos de hastes de cavalinha, quando tocados, atraem cobras para quem o toca. A cavalinha também é usada em misturas para fertilidade ou colocada no quarto para esse mesmo fim.

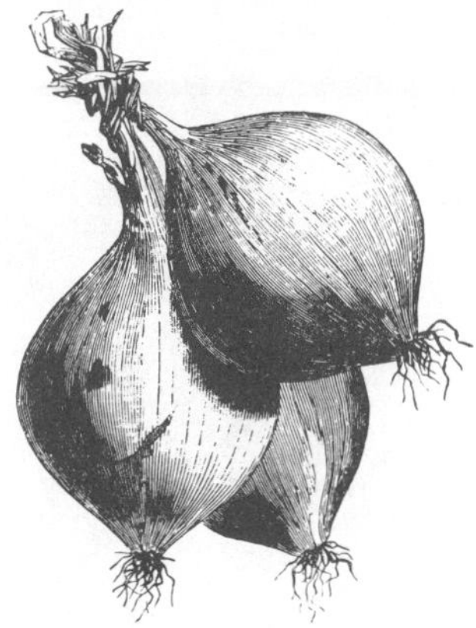

Cebola

(Allium cepa) G

Nomes populares: oingnum, onyoun, unyoun, yn-leac.
Gênero: masculino
Planeta: Marte
Elemento: Fogo
Divindade: Ísis
Poderes: proteção, exorcismo, cura, dinheiro, sonhos proféticos, luxúria.
Usos rituais: de acordo com algumas autoridades antigas, a cebola era adorada em algumas cidades do antigo Egito e era às vezes invocada durante o juramento.
Usos mágicos: pegue uma pequena cebola branca, cubra-a de alfinetes de ponta preta e coloque em uma janela. Isso protegerá contra a intrusão do mal no lar. As flores são decorativas e protetoras e podem ser secas e colocadas em casa como um amuleto protetor incomum e atraente. Carregada, a cebola protege contra feras peçonhentas. Cultivadas em vasos ou no jardim, também protegem contra o mal.

Cebolas cortadas ao meio ou em quatro partes e colocadas na casa, absorve a negatividade e o mal, assim como as doenças.

Para a cura, esfregue a borda cortada de uma cebola contra a parte afetada do corpo, visualizando a doença se espalhando pela cebola. Em seguida, destrua a cebola (queime ou corte em pedaços e enterre). Colonos da Nova Inglaterra penduravam cordões de cebolas nas portas para se protegerem contra infecções e uma cebola cortada colocada embaixo da pia da cozinha há muito é usada para o mesmo propósito. Para curar verrugas, esfregue um pedaço de cebola nelas e jogue sobre o ombro direito. Vá embora sem olhar para trás. Uma grande cebola roxa amarrada à cabeceira da cama protege seus ocupantes contra doenças e ajuda na recuperação.

Nunca jogue cascas de cebola no chão; se o fizer, você desperdiça sua prosperidade. Ao invés disso, queime-as na lareira ou no fogão para atrair riquezas.

Uma cebola colocada sob o travesseiro pode produzir sonhos proféticos. Se você tiver de tomar uma decisão, risque suas opções nas cebolas, uma para cada cebola. Coloque-as no escuro. A primeira cebola que brotar é a opção certa para você seguir.

Algumas autoridades antigas afirmam que, quando ingerida, a cebola "provoca luxúria".

Facas e espadas mágicas são purificadas esfregando suas lâminas com cebolas frescas cortadas. Jogar uma cebola atrás de uma noiva, joga fora suas lágrimas.

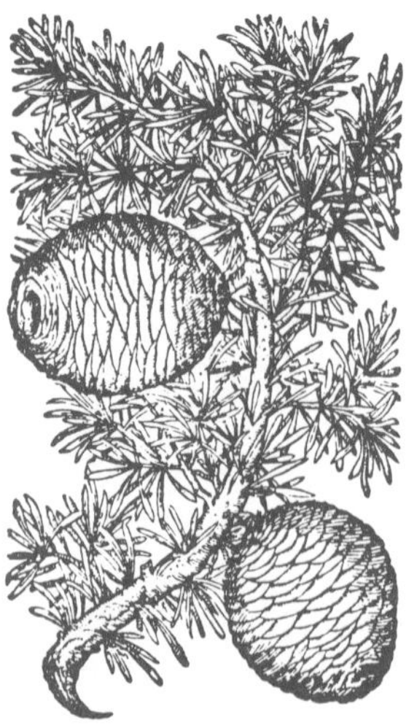

Cedro

(Cedrus libani ou C. spp.*)* Folha, baga: P

Gênero: masculino
Planeta: Sol
Elemento: Fogo
Poderes: cura, purificação, dinheiro, proteção.
Usos mágicos: a fumaça do cedro é purificadora e também cura a predição para ter pesadelos.

Galhos de cedro são queimados e defumados ou transformados em incenso. Para curar resfriados, cedros são colocados sobre as rochas quentes em tendas de suor para purificação por alguns índios americanos.

Cedro pendurado em casa protege contra quedas de raios. Uma vara de cedro entalhada em três dentes é colocada no chão perto da casa para protegê-la contra todo o mal. Um pedaço de cedro guardado na carteira ou na bolsa atrai dinheiro. O cedro também é usado em incensos para dinheiro, adicionado a sachês de amor e queimado para induzir poderes psíquicos.

Nota: o Juniperus verginiana é usado frequentemente no lugar do cedro.

Cedron

(Lippia citriodora) G

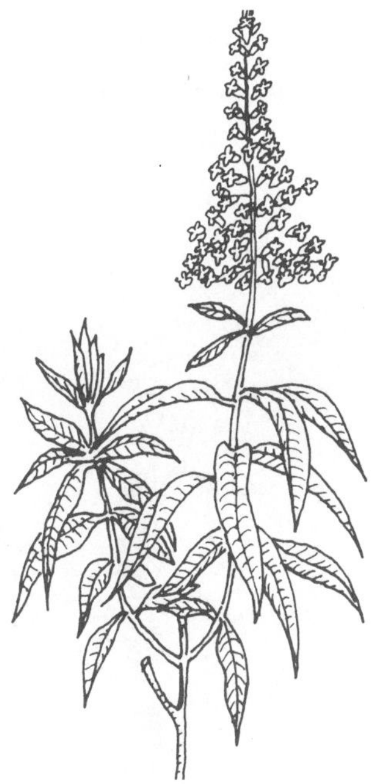

Nomes populares: cedron, yerba louisa.
Gênero: masculino
Planeta: Mercúrio
Elemento: Ar
Poderes: purificação, amor.
Usos mágicos: se esta planta estiver pendurada no pescoço ou um pouco de seu suco for bebido, vai preservá-lo de sonhar. O cedron também é usado para tornar as pessoas atraentes para o sexo oposto, em encantamentos e em misturas de amor. A erva é adicionada a outras misturas para aumentar sua resistência e às vezes é utilizada para purificar uma área ou é adicionada à água do banho para fins de purificação.

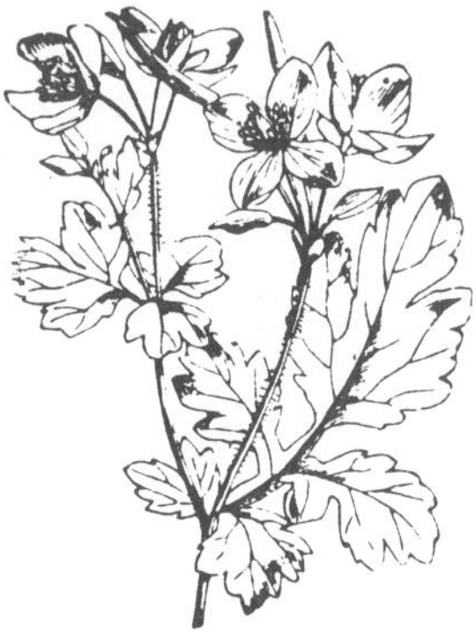

Celidônia

(Chelidonium majus) Veneno

Nomes populares: celydoyne, chelidoninum, leite do diabo, celandine de jardim, maior celandine, erva de kenning, erva de andorinha, erva de tetterwort.

Gênero: masculino

Planeta: Sol

Elemento: Fogo

Poderes: proteção, fuga, felicidade, assuntos legais.

Usos mágicos: a celidônia ajuda a escapar de prisões injustificadas e armadilhas de todo tipo. Use junto à pele e substitua-a a cada três dias para esse fim. O uso da celidônia também transmite bom humor e alegria e cura a depressão. Use para ir ao tribunal e ganhar o favor do juiz ou do júri ou como uma erva protetora.

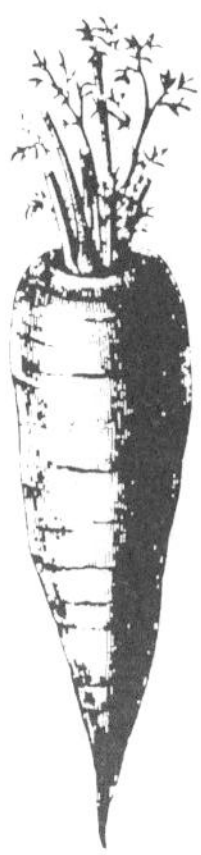

Cenoura

(Daucus carota) A semente: P

Nomes populares: ninho de pássaro, philtron, gizri, renda-da-rainha-anne.

Gênero: masculino

Planeta: Marte

Elemento: Fogo

Poderes: fertilidade, luxúria.

Usos mágicos: as sementes, quando ingeridas, ajudam as mulheres a engravidar. As cenouras são consumidas para promover a luxúria e curar a impotência.

Centáurea-azul

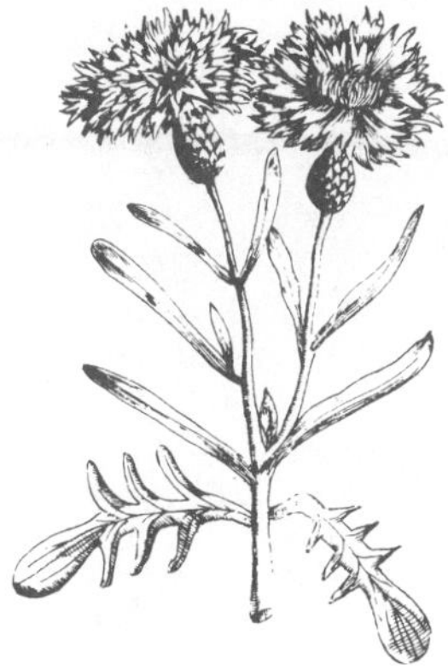

(Centaurea cyanus) G

Nomes populares: flor do diabo, campion vermelha, bluet, hurtlesickle, garrafa azul.
Gênero: feminino
Planeta: Vênus
Elemento: Água
Divindade: Robin Goodfellow
Poder: amor
Usos mágicos: as mulheres usam esta flor em seus seios para atrair o amor de um homem. Pegue uma flor e coloque-a no bolso, ela perderá ou manterá seu frescor de acordo com o seu sucesso nas atividades amorosas.

Centaurium

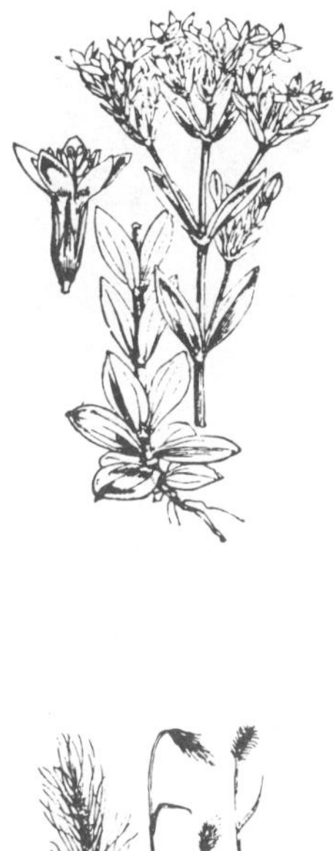

(Erythraea centaurium, Centaurium spp. *Erythraea)* G

Nomes populares: escada de cristo, feverwort.
Gênero: masculino
Planeta: Sol
Elemento: Fogo
Poder: remover cobras.
Usos mágicos: a fumaça do centaurium queimando ou fumegando afasta as cobras.

Centeio

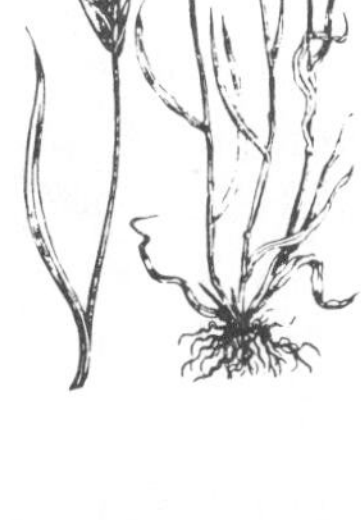

(Secale spp.*)* G

Gênero: feminino
Planeta: Vênus
Elemento: Terra
Poderes: amor, fidelidade.
Usos mágicos: os ciganos usam o centeio em feitiços para o amor. Pão de centeio servido aos entes queridos garante seu amor.

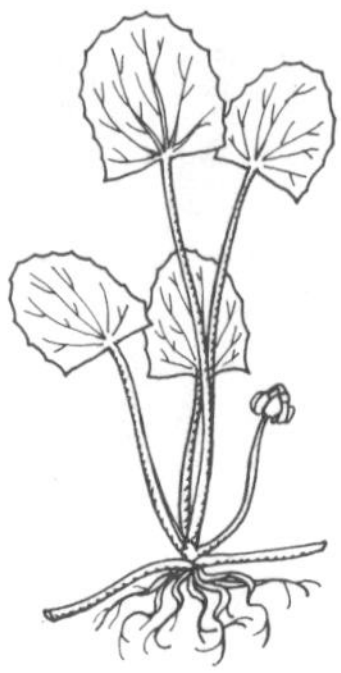

Centella asiática

(Hydrocotyl asiatica) G

Nomes populares: pennywort indiana, hydrocotyle.
Poder: meditação
Usos mágicos: usado em incensos de meditação. Queime uma pequena quantidade antes (mas não durante) a meditação.

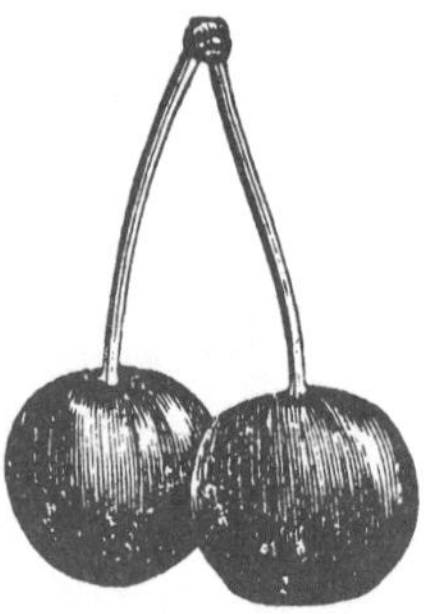

Cereja

(Prunus avium) Semente e folha seca: X

Nomes populares: cereja doce, cereja mazzard.
Gênero: feminino
Planeta: Vênus
Elemento: Água
Poderes: amor, adivinhação
Usos mágicos: a cereja há muito é usada para estimular ou atrair o amor. Um lindo feitiço japonês para encontrar o amor é simples: amarre uma única mecha de seu cabelo a uma cerejeira em flor.

Já o seguinte feitiço de amor é mais complexo, mas é o tipo de magia complicada que pode ser simplificada, se desejar. Colete caroços de cereja equivalente aos anos que você tiver. Faça um furo em não mais do que um caroço a cada noite, começando em noite de Lua nova. Não faça nenhum furo durante a Lua minguante. Isso significa que o máximo que você pode perfurar em um mês são quatorze pedras. Quando terminar de perfurar, espere até a próxima Lua nova. Enfie os caroços em um pedaço de linha vermelha ou rosa e amarre-os em volta do joelho esquerdo, todas as noites, durante quatorze noites. Durma com ele e remova todas as manhãs. Isso lhe trará um marido ou uma esposa.

Para saber quantos anos você viverá, corra ao redor de uma árvore cheia de cerejas maduras e sacuda-a. O número de cerejas que caem representa o número de anos restantes. (Certifique- se de sacudir a árvore com força!) O suco de cereja também é usado como substituto do sangue, quando solicitado em antigas receitas.

Cevada

(Hordeum spp. *Vulgare)* Semente germinada: P

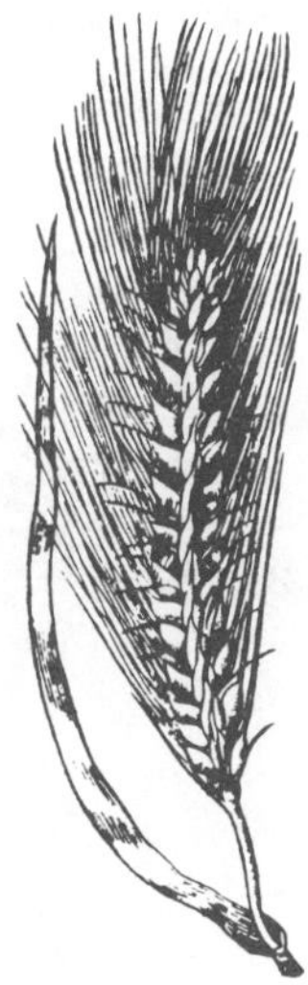

Nome popular: malte
Gênero: feminino
Planeta: Vênus
Elemento: Terra
Poderes: amor, cura, proteção.
Usos mágicos: use grãos ou água de cevada em feitiços de amor. Se você tiver uma dor de dente, ela pode ser curada com cevada. Sopre um canudo de cevada em torno de uma pedra, visualizando sua dor na pedra. Agora jogue-a em um rio ou em qualquer água corrente e veja sua dor sendo levada embora.

A cevada pode ser espalhada no solo para manter o mal e a negatividade afastados.

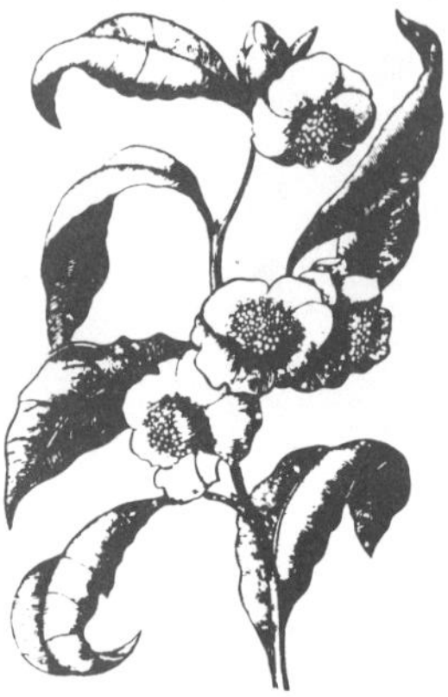

Chá

(Camellia sinensis, C. spp.*)* D + LT (Chás pretos fermentados, apenas)

Nomes populares: chá preto, chá da china, chá.
Gênero: masculino
Planeta: Sol
Elemento: Fogo
Poderes: riqueza, coragem, força.
Usos mágicos: queime as folhas da planta do chá para garantir riquezas futuras e adicione a todas as misturas e sachês para dinheiro. O chá também é incluído nos talismãs destinados a dar coragem e força ao seu portador. A infusão é usada como base para misturas de bebidas de desejo.

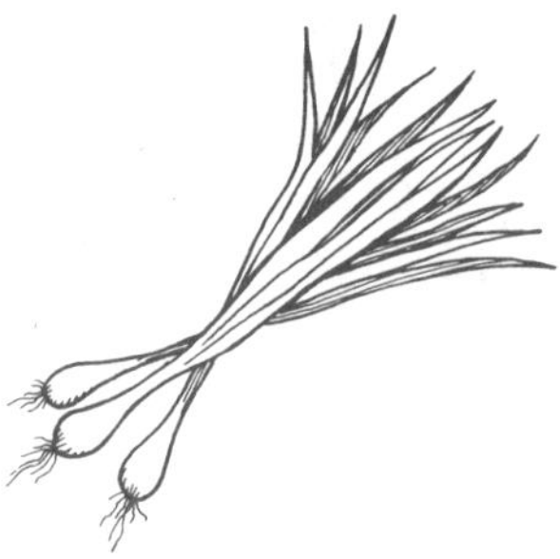

Chalota

(Allium spp.*)* G

Gênero: masculino
Planeta: Marte
Elemento: Fogo
Poder: purificação
Usos mágicos: adicionar chalota a um banho para curar infortúnios.

Chapéu-de-napoleão

(Thevetia peruviana, T. nereifolia) Veneno

Nomes populares: flor de trombeta, oleandro amarelo, flor del peru, noz da sorte.
Poder: Sorte
Usos mágicos: no Sri Lanka, as sementes são conhecidas como "feijões da sorte" e são usadas como talismãs ou amuletos para atrair sorte.

Chicória

(Cichorium intybus) G

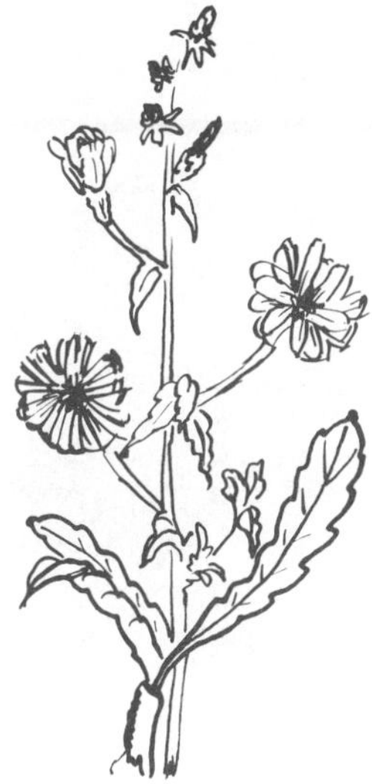

Nomes populares: chicarola, endiva, endívia, escarola.
Gênero: masculino
Planeta: Sol
Elemento: Ar
Poderes: remoção de obstáculos, invisibilidade, favores, frugalidade.
Usos mágicos: a chicória é usada para remover todos os obstáculos que possam surgir em sua vida. É carregada para este propósito. Antigamente, pensava-se que ela tornaria seu possuidor invisível e abriria caixas e portas trancadas se encostada contra as fechaduras. Mas, para esses dois últimos propósitos, a chicória deve ser colhida com uma faca de ouro, em perfeito silêncio, ao meio-dia ou à meia-noite do Solstício de Verão.

Se você ungir seu corpo com suco de chicória, obterá favores de pessoas importantes. Também carregue junto a você para promover a sobriedade.

Choupo-tremedor

(Populus tremuloides)

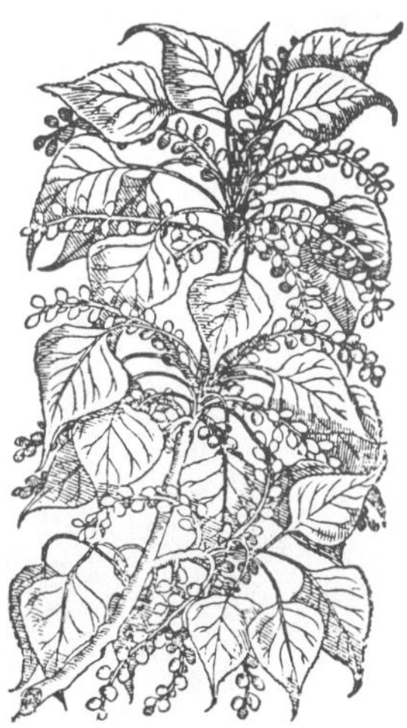

Gênero: feminino
Planeta: Saturno
Elemento: Água
Poderes: dinheiro, voar.
Usos mágicos: os botões e folhas de choupo-tremedor são carregados para atrair dinheiro ou adicionados a incensos para esse fim. Eles também foram adicionados em pomadas voadoras que são usadas para facilitar a projeção astral e, portanto, às vezes são colocados sobre o corpo ou transformados em pomadas ao trabalhar com esse procedimento. *Veja também Álamo.*

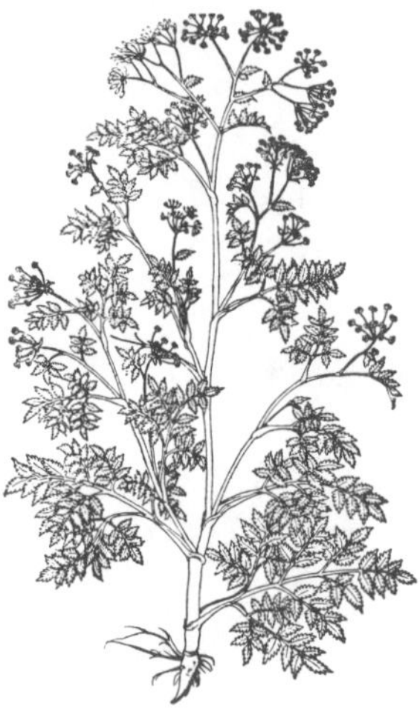

Cicuta

(Conium maculatum) Veneno

Nomes populares: beaver poison, herb bennet, keckies, kex, musquash root, poison hemlock, poison salsley, spotted corobane, spotted hemlock, water salsley.

Gênero: feminino

Planeta: Saturno

Elemento: Água

Divindades: Hécate

Usos mágicos: outra planta venenosa, a cicuta já foi usada em magia para induzir a proteção astral e em feitiços para destruir impulsos sexuais. Seu suco era esfregado em facas e espadas mágicas para fortalecê-las e purificá-las antes do uso.

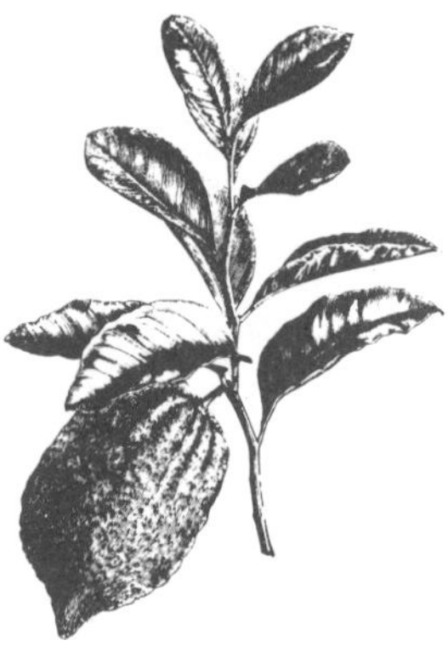

Cidra

(Citnus medica) G

Nomes populares: sukake, fruto proibido, limão áspero.

Gênero: masculino

Planeta: Sol

Elemento: Ar

Poderes: poderes psíquicos

Usos mágicos: se ingerida, a cidra aumenta os poderes psíquicos. Também é usada para feitiços de cura e incensos.

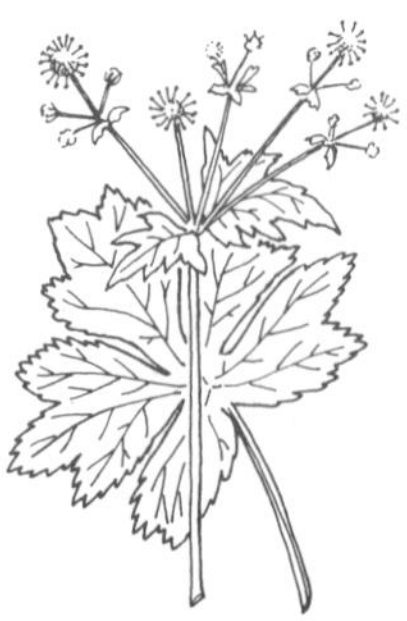

Cimicifuga

(Sanicula marilandica)

Gênero: masculino

Planeta: Marte

Elemento: Fogo

Poderes: amor, luxúria, dinheiro.

Usos mágicos: a raiz de cimicifuga é usada para atrair amor e também é colocada no quarto e adicionada aos banhos. Carregada, atrai dinheiro.

Cinamomo

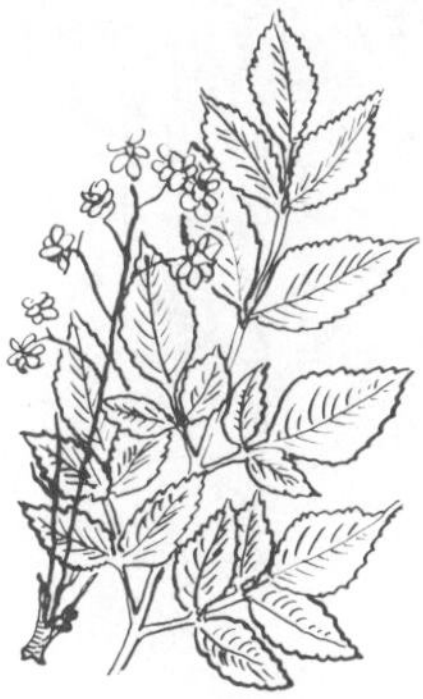

(Melia azederach) Veneno

Nomes populares: chinatree, ku lian pi.
Poder: sorte
Usos mágicos: as sementes são usadas como amuletos de boa sorte e também são carregadas para trazer uma mudança em sua vida.

Cinchona

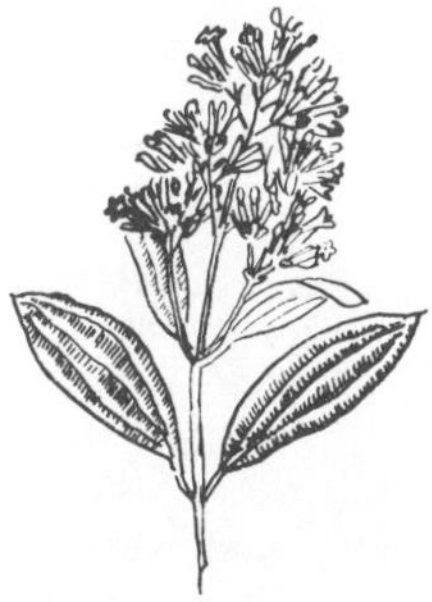

(Cinchona ledgeriana ou C. succirubra)

Poderes: sorte, proteção
Usos mágicos: carregar um pedaço da casca dá sorte e protege contra danos físicos e maldições.

Cinerária

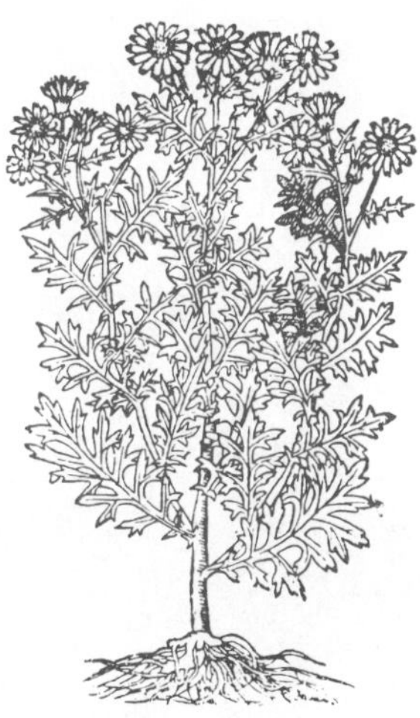

(Senecio vulgaris, S. jacobaea, S. spp.*)* X

Nomes populares: cankerwort, dog standard, fairies horses, ragweed, st. james' wort, staggerwort, stammerwort, stinking nanny, stinking willie.
Gênero: feminino
Planeta: Vênus
Elemento: Água
Poder: proteção
Usos mágicos: os gregos usavam a cinerária como um amuleto contra encantos e feitiços. Dizia-se que as Bruxas cavalgavam em hastes da cinerária à meia-noite, nos velhos tempos das perseguições.

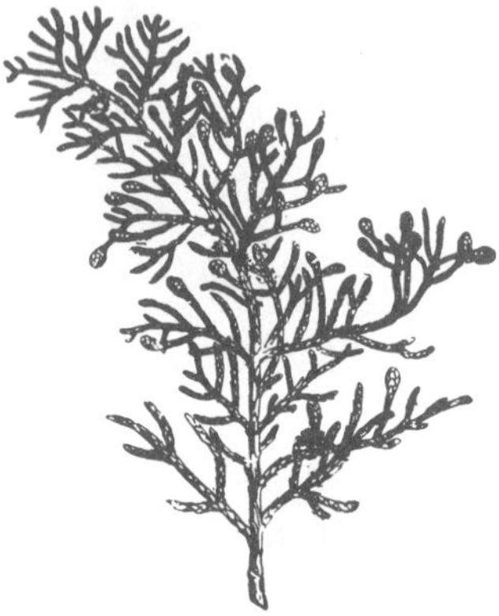

Cipreste

(Cupressus sempervirens) P

Nome Popular: árvore da morte

Gênero: feminino

Planeta: Saturno

Elemento: Terra

Divindades: Mitras, Plutão, Afrodite, Astoreth, Hebe, Ártemis, Apolo, Cupido, Júpiter, Hécate, Zoroastro.

Poderes: longevidade, cura, conforto e proteção.

Usos rituais: os antigos minoanos adoravam o cipreste como um símbolo divino e levaram o culto de Creta para Chipre. A madeira de cipreste foi usada para fazer caixões no Egito.

Usos mágicos: o cipreste deve ser usado em momentos de crise, especialmente na morte de um amigo ou parente. Ele alivia a mente e a dor se usado ou levado a funerais.

A árvore é bastante protetora quando cultivada perto de casa e ramos de cipreste são usados para fins de proteção e bênção. Como o cipreste é o símbolo da eternidade e da imortalidade, a madeira há muito é carregada para prolongar a vida.

Para fazer uma varinha de cura de cipreste, corte lentamente, ao longo de um período de três meses, um galho de cipreste. Isso é conhecido como "estoque de cura" e deve ser usado apenas em rituais para esses fins. Faça passes sobre a pessoa doente, toque a área afetada e mergulhe a ponta no fogo para limpá-la. Também usado em invocações aos deuses. A raiz e os cones do cipreste também curam, assim como a folhagem quando seca é queimada como incenso.

Jogue um ramo de cipreste na sepultura para dar sorte e amor ao morto no além.

Um martelo de madeira de cipreste já foi usado para descobrir ladrões, mas pelo que se sabe, o procedimento exato se perdeu.

Coco

(Cocos nucifera)

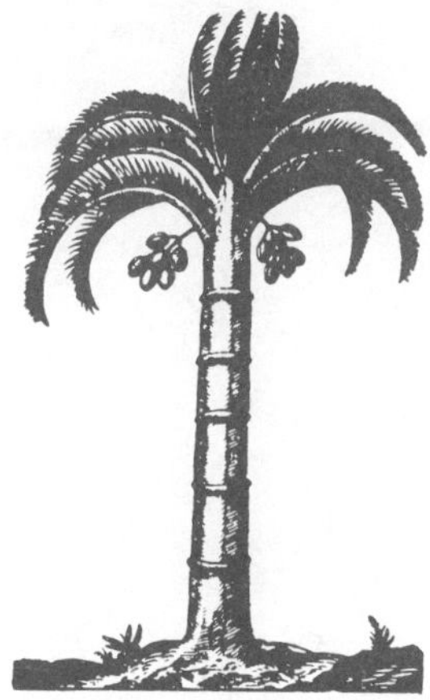

Nomes populares: niyog, ranedj.
Gênero: feminino
Planeta: Lua
Elemento: Água
Poderes: purificação, proteção, castidade.
Usos mágicos: o coco tem sido usado há muito tempo em feitiços de castidade, bem como em rituais de proteção. Um coco pode ser partido ao meio, ter seu suco drenado, enchido com ervas de propriedades protetoras, fechado e então enterrado para proteger sua propriedade. Pendure um coco inteiro em casa para proteção.

Coentro

(Coriandrum sativum) G

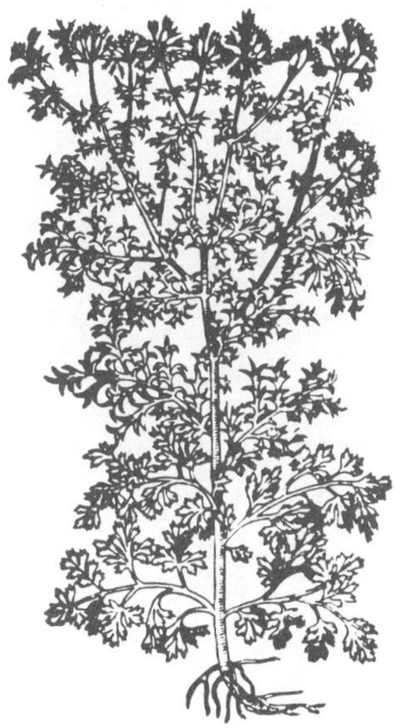

Nomes populares: salsa chinesa, coentro, cilentro, culantro, uan-suy, stinkdillsamen, hu-sui.
Gênero: masculino
Planeta: Marte
Elemento: Fogo
Poderes: amor, saúde, cura.
Usos mágicos: o coentro é usado há tempos em sachês e feitiços de amor. Adicione as sementes em pó ao vinho quente para fazer uma poção de luxúria eficaz. As sementes são usadas para curar, principalmente para aliviar dores de cabeça. Se as mulheres grávidas comerem coentro, seus futuros filhos serão engenhosos.

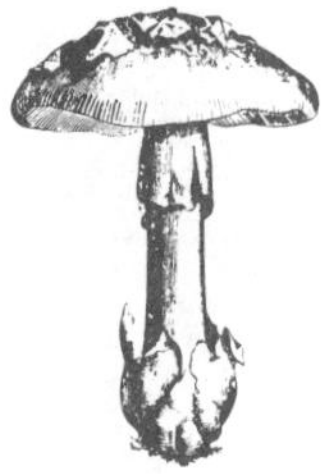

Cogumelo

(Toadstool) Venenoso

Poder: fazer chover

Usos mágicos: quebrar acidentalmente os cogumelos fará com que chova, mas eu não sei se chuvas ocorrem quando isto é feito deliberadamente.

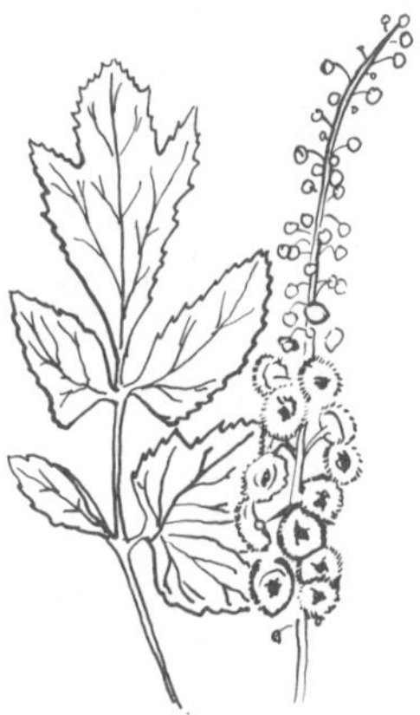

Cohosh-preto

(Cimicifuga racemosa) PN

Nomes populares: raiz de cobra negra, bugbane, raiz de rattle, raiz de squaw, actaea, cimicifuga.

Gênero: masculino

Poderes: amor, coragem, proteção, potência.

Usos mágicos: use cohosh-preto em sachês de amor e adicione uma infusão ao banho para ajudar nos casos de impotência. A erva, transportada, ajuda a fortalecer a coragem nos mansos. Uma infusão da erva borrifada em uma sala ou adicionada ao banho, afasta presenças malignas.

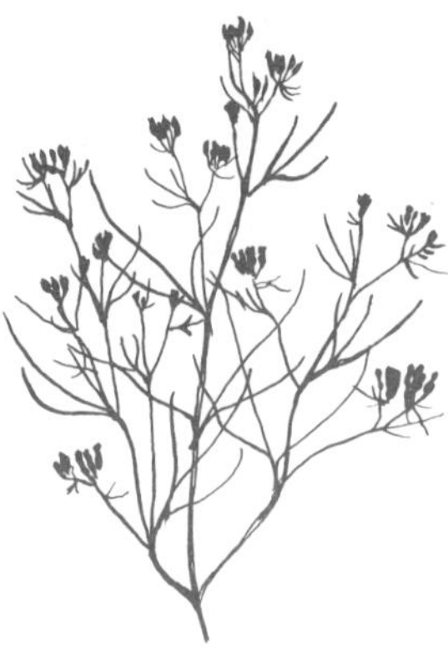

Cominho

(Cumimum cyminum) G

Nomes populares: cumino, cumino aigro, sanoot, kimoon.

Gênero: masculino

Planeta: Marte

Elemento: Fogo

Poderes: proteção, fidelidade, exorcismo, antirroubo.

Usos mágicos: na Alemanha e na Itália, o cominho é colocado no pão para impedir que os espíritos da madeira o roubem. A semente de cominho também possui o "dom de retenção", ou seja, evitará o roubo de qualquer objeto que o retenha.

O cominho é queimado com olíbano para proteção e espalhado no chão, às vezes com sal, para expulsar o mal.

Também é usado por noivas para manter a negatividade longe de seu casamento.

É usado em feitiços de amor e, quando dado ao ser amado, promove a fidelidade. A semente de cominho é embebida em vinho para fazer uma poção de luxúria.

O cominho, quando carregado consigo, dá paz de espírito. Se você pretende cultivar a planta, lembre-se que deve praguejar ao semear para obter uma boa colheita!

Confrei

(Symphytum officinale) X

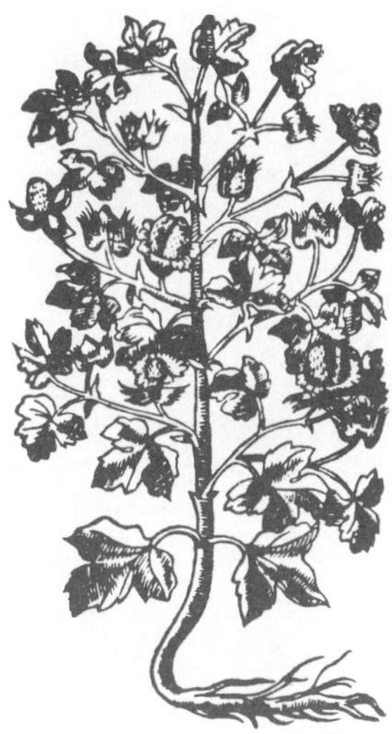

Nomes populares: capim-roxo-da-rússia, consolda, consólida, confrei-russo, consolida-do-cáucaso, leite vegetal, erva-encanadeira-de-osso, língua-de-vaca, orelha-de-vaca, *comfrey* (inglês), *common comfrey* (inglês), *consuelda* (espanhol).
Gênero: feminino
Planeta: Saturno
Elemento: Água
Poderes: segurança durante a viagem, dinheiro.
Usos mágicos: usado ou carregado, o confrei protege e garante a segurança durante a viagem. Além disso, coloque alguns em suas malas para que não sejam perdidas ou roubadas. A raiz também é usada em feitiços para dinheiro.

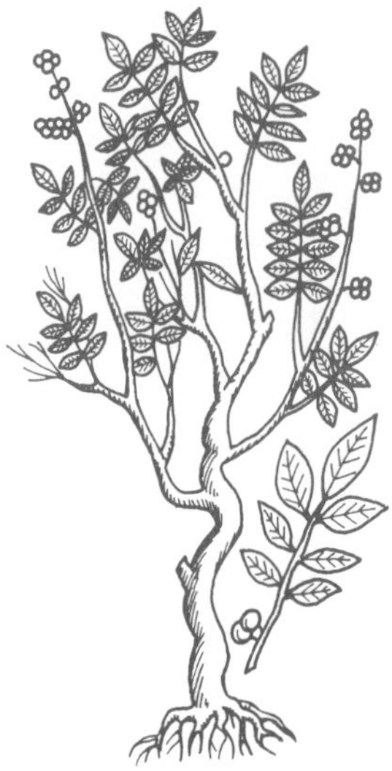

Copal

(Bursera odorata, B. fugaroides) B. fugaroides: G

Gênero: masculino
Planeta: Sol
Elemento: Fogo
Poderes: amor, purificação.
Usos mágicos: copal é adicionado a incensos para amor e purificação, especialmente no México.

Um pedaço de copal pode representar o coração em bonecos.

Existem mais de 300 copais disponíveis em todo o mundo e talvez alguns estejam comumente disponíveis nos Estados Unidos. Todos os copais têm uma certa leve doçura em comum, portanto, são frequentemente úteis em feitiços de amor. Cada um dos copais disponíveis têm propriedades exclusivas. Asteca, ou preto, o copal tem um cheiro de pinho que o separa de outros copais. Copal Manila é especialmente leve e doce. Copal Maya, Copal Manila e Golden Copal são alguns outros copais disponíveis hoje.

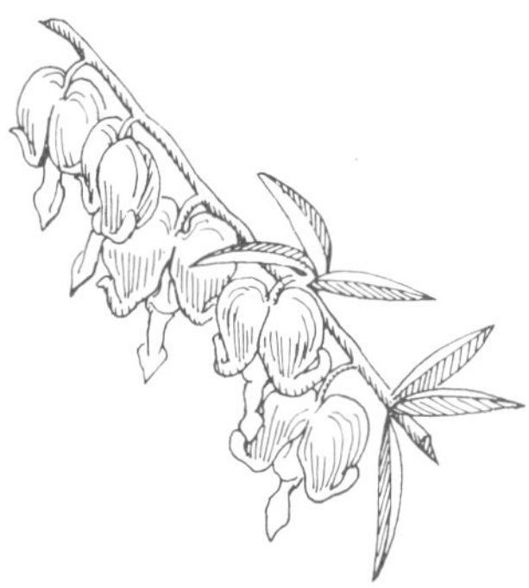

Coração Sangrento

(Dicentra spectabilis ou D. formosa) X

Gênero: feminino
Planeta: Vênus
Elemento: Água
Poderes: amor
Usos mágicos: esmague a flor. Se o suco for vermelho, seu afeto tem um coração cheio de amor por você. Mas se for branco, a pessoa não lhe ama. Quando cultivada, a planta traz amor. O coração sangrento, quando mantido dentro de casa, tem a reputação de produzir vibrações negativas. Para evitar isso, coloque uma moeda no terra junto à planta e tudo ficará bem.

Cravo

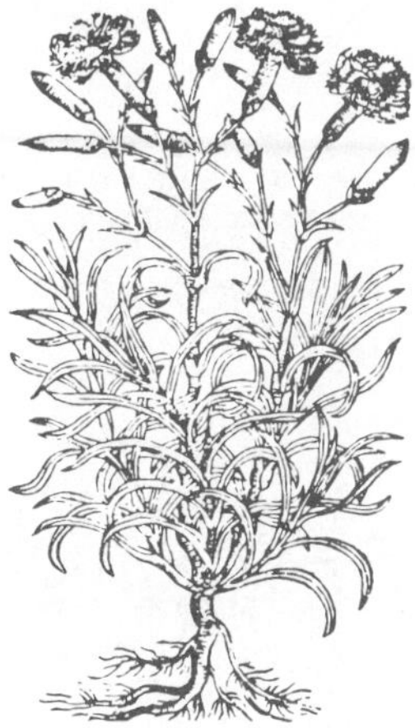

(Dianthus carophyllus) Sk Dg

Nomes populares: gillies, gillyflower, flor de jove, nelka, flor de andaime, sops-in-wine, craveiro.
Gênero: masculino
Planeta: Sol
Elemento: Fogo
Divindade: Júpiter
Poderes: proteção, força, cura.
Usos mágicos: o cravo foi muito usado durante a época Elisabetana, para evitar uma morte prematura no cadafalso. Os cravos podem ser usados em feitiços de proteção para todos os fins.

Colocados nos quartos dos convalescentes, trazem poder de cura e energia ao enfermo. São muito usados em feitiços de cura. Coloque cravos frescos (os vermelhos são os melhores) no altar durante os rituais de cura e adicione as flores secas em sachês e incensos para o mesmo propósito.

Cravo-da-índia

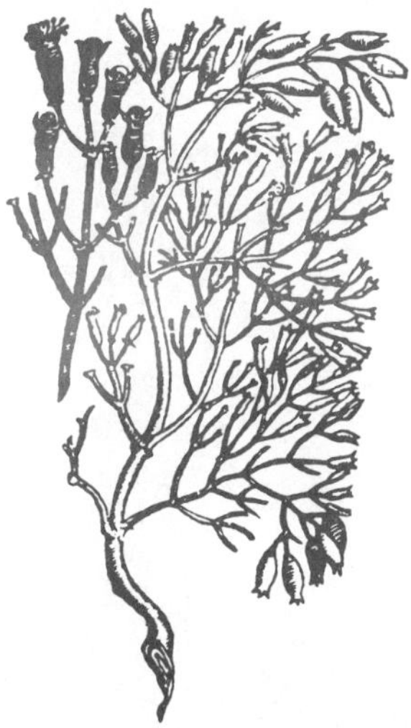

(Eugenia carophyllus, Syzygium aromaticum ou Caryophyllus aromaticus) G

Nomes populares: mykhet, carenfil, craveiro-da-índia, cravina-de-túnis, cravo-de-cabecinha, cravoária e rosa-da-índia.
Gênero: masculino
Planeta: Júpiter
Elemento: Fogo
Poderes: proteção, exorcismo, amor, dinheiro.
Usos mágicos: queimado como um incenso, o cravo-da-índia atrai riquezas, afasta forças hostis e negativas, produz vibrações espirituais e purifica a área. Cravos-da-índia são queimados

como incenso para impedir que outras pessoas fofoquem sobre você. Usados ou carregados, os cravos-da-índia atraem o sexo oposto e trazem conforto para os enlutados.

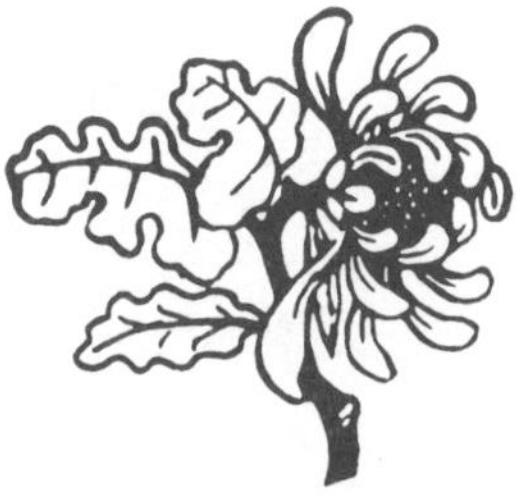

Crisântemo

(Chrysanthemum sinense, C. spp.) Veneno

Nome popular: crisântemo-da-china, crisântemo-do-japão, monsenhor.

Gênero: masculino

Planeta: Sol

Elemento: Fogo

Poder: proteção

Usos mágicos: beba uma infusão de crisântemos para se curar da embriaguez. O uso das flores protege contra a ira dos Deuses. Quando crescem no jardim, os crisântemos protegem dos espíritos malignos.

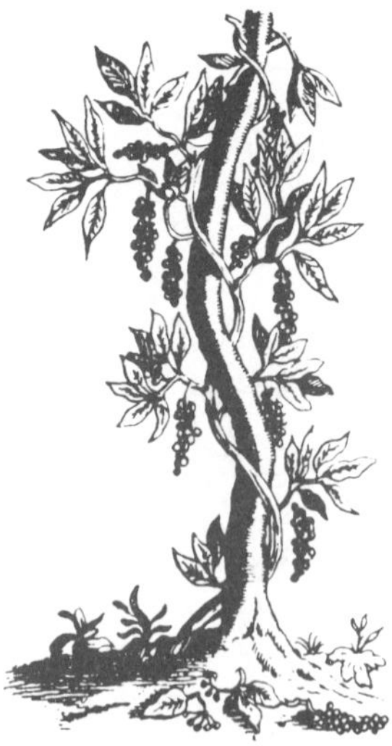

Cubeba

(Piper cubeba) Fruta verde: Ne

Nomes populares: pimenta com cauda.

Gênero: masculino

Planeta: Marte

Elemento: Fogo

Poder: amor

Usos mágicos: as bagas são usadas em sachês para feitiços de amor.

Crocus

(Crocus vemus) X

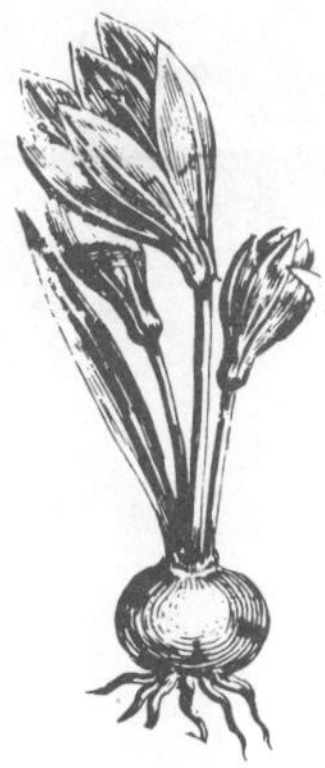

Gênero: feminino
Planeta: Vênus
Elemento: Água
Poderes: amor, visões.
Usos mágicos: a planta, quando cultivada, atrai o amor. Queime o cronus junto com alume em um incensário e você poderá ter a visão de um ladrão que o roubou. Isso era feito no Antigo Egito.

Cuco-flor

(Orchis morior ou O. spp.)

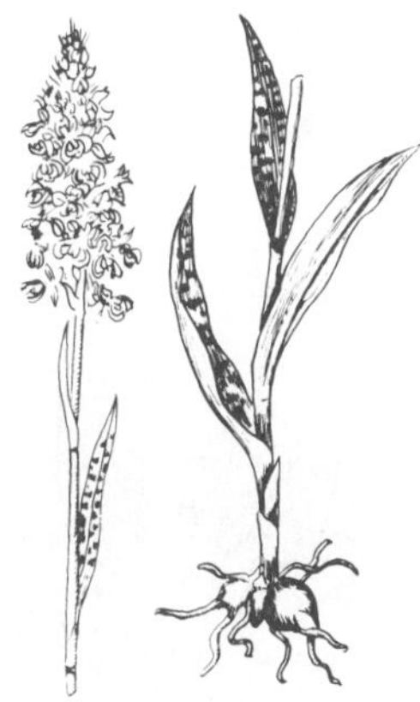

Gênero: feminino
Planeta: Vênus
Elemento: Água
Poderes: fertilidade, amor.
Usos mágicos: os tubérculos frescos da cuco-flor são usados em feitiços de amor e para promover a concepção. Se um tubérculo grande for usado para o último propósito, a criança será do sexo masculino; se for pequeno, feminino.

Culote Holandês

(Dicentra cucullaria) X

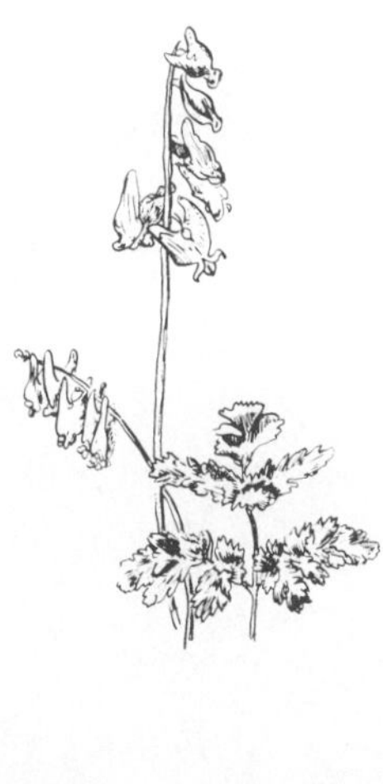

Poder: amor
Usos mágicos: use a raiz do culote holandês para atrair o amor.

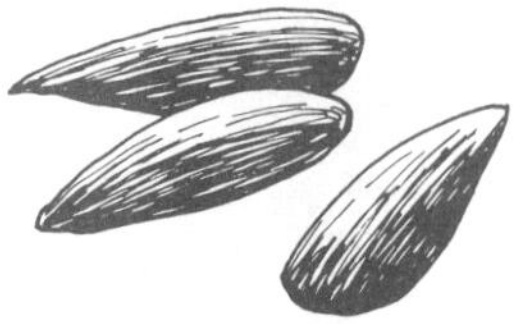

Cumaru

(Dipteryx odorata; Coumarouna odorata) Veneno

Nomes populares: coumaria nut, tonqua, tonquin bean.
Gênero: feminino
Planeta: Vênus
Elemento: Água
Poderes: amor, dinheiro, coragem, desejos.
Usos mágicos: esses grãos perfumados são usados em sachês e misturas para amor, quando carregados, são usados para atrair amor, dinheiro, trazer sorte, dar coragem e evitar doenças.

Para realizar seus desejos, segure um grão da cumaru em sua mão, visualize seu desejo e jogue-a na água corrente.

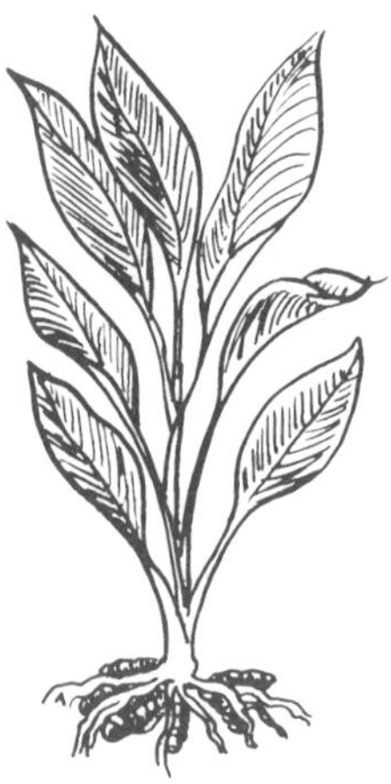

Cúrcuma

(Cucurma longa) G

Nomes populares: olena (havaí), falso-açafrão, gengibre-amarelo, açafrão, açafroa, açafrão-da-terra, acafrão-da-índia, açafroeiro-da-índia, cúrcuma, curcumã, batatinha-amarela, gengibre-dourada, mangarataia, gelbwurzel (alemão), cúrcuma (espanhol), curcuma (francês), turmeric (inglês), curcuma (italiano), haldi (indiano).
Poder: purificação
Usos mágicos: a cúrcuma tem sido muito utilizada na magia havaiana para purificação; água salgada e açafrão são misturados e então borrifados na área a ser purificada, às vezes, com uma folha de dracena-vermelha. A cúrcuma também pode ser espalhada no chão ou ao redor do Círculo Mágico para proteção.

Curry

(Murraya koenigii)

Gênero: masculino
Planeta: Marte
Elemento: Fogo
Poder: proteção
Usos mágicos: queime curry (uma planta específica, não a mistura de especiarias usada na culinária) ao anoitecer para manter as influências malignas afastadas.

Cuscuta

(Cuscuta glomurata ou C. europaea) PVD

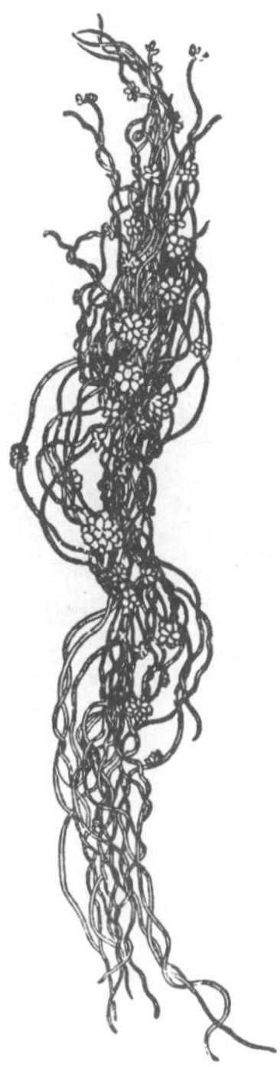

Nomes populares: fios-de-ovos, aletria, aletria-de-pau, anó-peipa, awó-pupa, cipó-chumbinho, cipó-chumbo, cipó-de-chumbo, cipó-dourado, cuscuta, erva-de-chumbo, espaguete, fios-de-ouro, tinge-ovos, xirimbeira.
Gênero: feminino
Planeta: Saturno
Elemento: Água
Poderes: adivinhação de amor, magia de nó.
Usos mágicos: arranque a cuscuta, jogue-a por cima do ombro de volta para a planta hospedeira (a cuscuta é uma parasita) e depois retorne no dia seguinte para ver a planta. Se a cuscuta se agarrou à planta novamente, seu amor é correspondido. Se não, seu amor não é correspondido. Use os "laços" da planta como cordões para fazer a magia dos nós (não dê os nós com muita força).

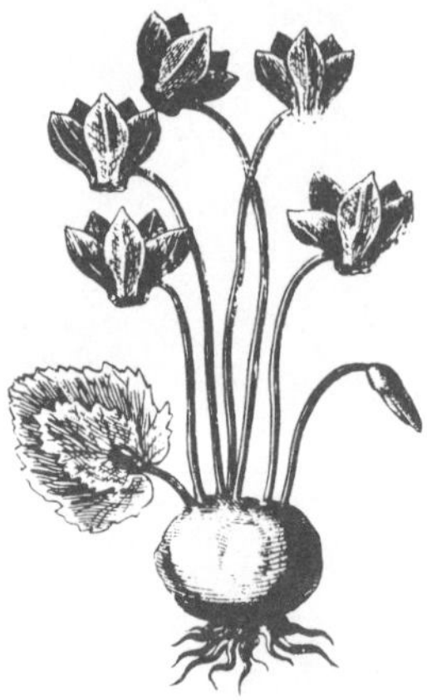

Cyclamen

(Cyclamen spp.*)* Provavelmente X em altas doses

Nomes populares: groundbread, pain-deporceau (francês: sow bread), sow-pão, pão suíno.
Gênero: feminino
Planeta: Vênus
Elemento: Água
Divindade: Hécate
Poderes: fertilidade, proteção, felicidade, luxúria.
Usos mágicos: o cyclamen, quando mantido no quarto, protege quem dorme. Quando cultivado, diz-se que nenhum feitiço nocivo pode ter efeito. O cyclamen também é usado para promover a concepção, aumentar as paixões e as flores são usadas para remover a dor do coração partido.

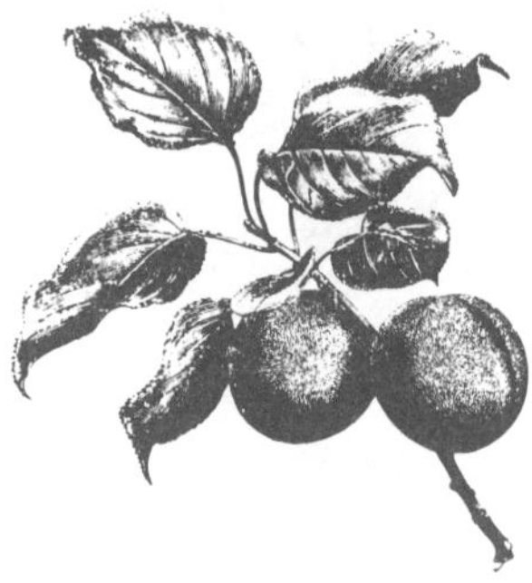

Damasco

(Prunus armeniaca) Sementes: X

Nomes populares: umublinkosi, xing ren, apricó, abricó, abricô, abricoque, abricote, alberge, albricoque, alpece, alperce e alperche.
Gênero: feminino
Planeta: Vênus
Elemento: Água
Divindade: Vênus
Poder: amor
Usos mágicos: coma a fruta para obter uma doce disposição ou use o suco em feitiços de amor e "poções". As folhas e flores podem ser adicionadas em sachês para o amor. Carregar os carroços também serve para atrair o amor.

Damiana

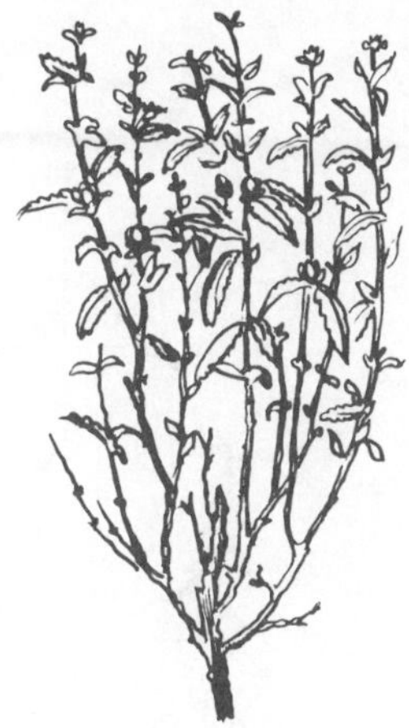

(Turnera diffuse ou T. aphrodisiaca) G

Nome popular: damiana mexicana
Gênero: masculino
Planeta: Marte
Elemento: Fogo
Poderes: luxúria, amor, visões.
Usos mágicos: a damiana é usada em infusões e feitiços para luxúria. Também é queimada para produzir visões.

Datura

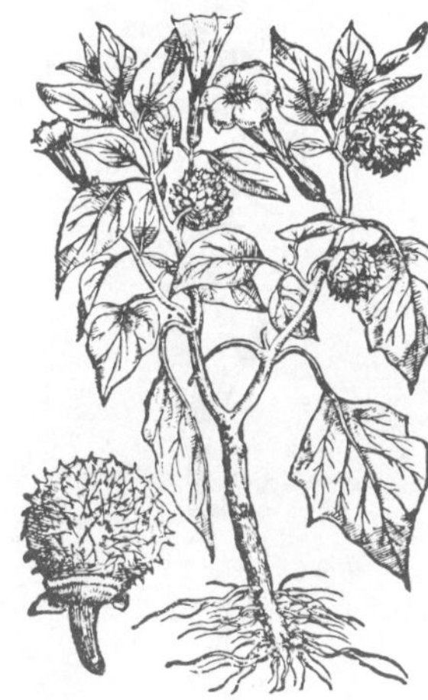

(Datura stramonium, D. metel, D. spp.*)* Veneno. A Datura é extremamente venenosa – não coma! A pele sensível pode ficar irritada simplesmente ao tocá-la.

Nomes populares: sinos do inferno, tolguacha, trombeta do diabo, erva daninha do diabo, erva daninha, stinkweed, locoweed, pricklyburr, mamona falsa, pepino do diabo, thornapple, yerba del diablo.
Gênero: feminino
Planeta: Saturno
Elemento: Água
Poderes: quebra maldições, proteção, induz ao sono.
Usos rituais: a datura tem sido usada em práticas xamânicas e rituais religiosos por incontáveis séculos. Os astecas a consideravam uma planta sagrada.
Usos mágicos: a datura é usada para quebrar feitiços , espalhando-a pela casa também protege contra espíritos malignos. Se a insônia persistir noite após noite, ela pode ser curada colocando algumas folhas de datura em cada sapato e colocando os sapatos em seguida embaixo da cama, com os dedos apontando para a parede mais próxima.

Algumas folhas de datura colocadas em um chapéu protegem o usuário de apoplexia e também de insolação.

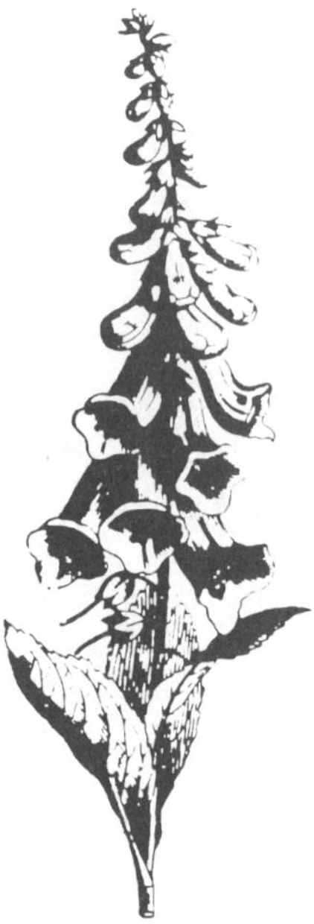

Dedaleira

(Digitalis purpurea) Veneno

Nomes populares: abeloura, digital, digitalina, erva-albiloura, erva-dedal.
Gênero: feminino
Planeta: Vênus
Elemento: Água
Poderes: proteção
Usos mágicos: cultivada no jardim, a planta o protege, bem como protege toda a casa. No passado, as donas de casa no País de Gales usavam as folhas da dedaleira para fazer uma tinta preta, que usavam para pintar linhas cruzadas no piso de pedra de suas casas. Isso era feito para evitar que o mal entrasse na casa.

Nota: A dedaleira é venenosa; não ingerir.

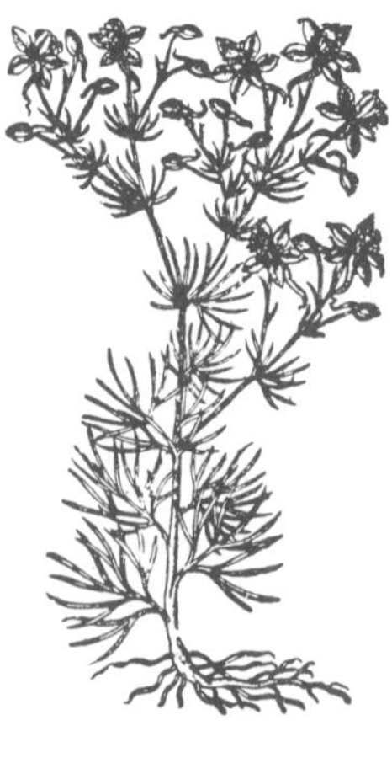

Delfino

(Delphinium ajacus, D. consolida, D. spp.*)* X

Nomes populares: delphinium, knight's spur, lark's heal, staggerweed.
Gênero: feminino
Planeta: Vênus
Elemento: Água
Poderes: saúde, proteção
Usos mágicos: a delfino afasta os espíritos. Se você olhar através de um feixe de delfino em uma fogueira de Solstício de Verão, seus olhos serão

preservados para o próximo ano, até outro Solstício de Verão. As flores assustam os escorpiões e outras criaturas venenosas.

Dente-de-leão

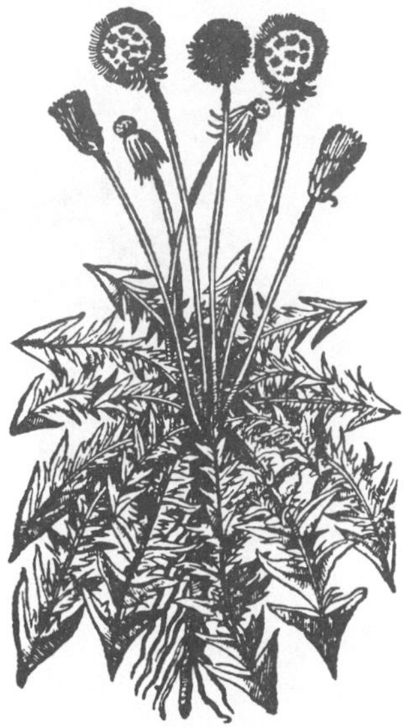

(Taraxacum officinale) Folha: G; Raiz: Bb Bi Gi

Nomes populares: blowball, cankerwort, dente-de-leão, piss-a-bed, coroa de sacerdote, puffball, focinho de suíno, endívia branca, endívia selvagem.

Gênero: masculino

Planeta: Júpiter

Elemento: Ar

Divindade: Hécate

Poderes: adivinhação, desejos, chamar espíritos.

Usos mágicos: para descobrir quanto tempo você vai viver, sopre as sementes de um dente-de-leão. Você viverá tantos anos quantas sementes ficaram.

Para saber as horas: sopre três vezes as sementes. O número restante é a hora certa.

A raiz, quando seca, torrada e moída como o café, é usada para fazer chá. Esta infusão promoverá poderes psíquicos. Este mesmo chá, colocado fumegante ao lado da cama, chamará espíritos.

Para enviar uma mensagem a um ente querido, sopre as semente na direção da pessoa e visualize sua mensagem.

Enterrado no canto Noroeste, o dente-de-leão traz ventos favoráveis.

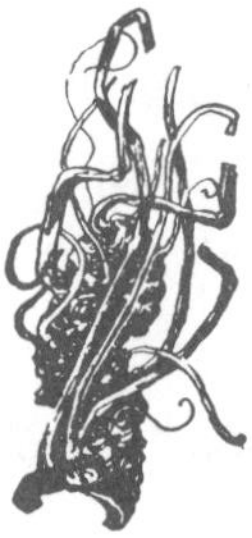

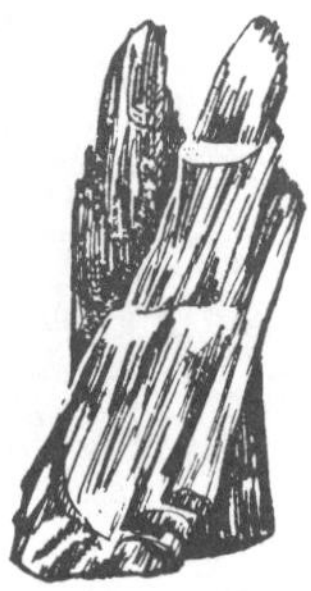

Devil's shoestring

(Vibumum alnifolium) G

Poderes: proteção, sorte no jogo, poder, emprego.

Usos mágicos: esta erva afasta o mal quando usada ao redor do pescoço e protege seu portador contra envenenamento acidental.

Os jogadores carregam o devil's shoestring como amuleto de boa sorte.

Corte a raiz em pequenos pedaços, coloque em uma jarra cheia de uísque e aguardente de cânfora. Quando você precisar de qualquer tipo de poder, tire um pedaço de raiz e esfregue as mãos com ele. Em seguida, use a raiz da maneira apropriada (ou seja, se desejar dinheiro, coloque perto do seu dinheiro ou na carteira).

Um pedaço do devil's shoestring carregado no bolso, enquanto procura emprego (ou enquanto tem problemas no trabalho) vai ajudá-lo a ser contratado ou amenizar as dificuldades. Também carregue-o com você quando for pedir um aumento de salário.

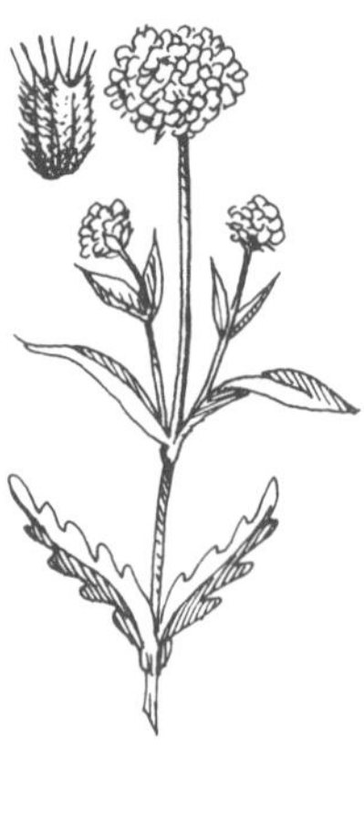

Devil's bit

(Scabiosa succisa)

Nome popular: ofbit

Gênero: masculino

Poderes: exorcismo, amor, proteção, sorte.

Usos mágicos: quando usado ao redor do pescoço, o devil's bit afasta os espíritos malignos e oferece proteção ao usuário. O devil's bit também é usado para atrair mulheres e trazer sorte.

Dictamo-de-creta

(Dictamus origanoides, D. albus) G

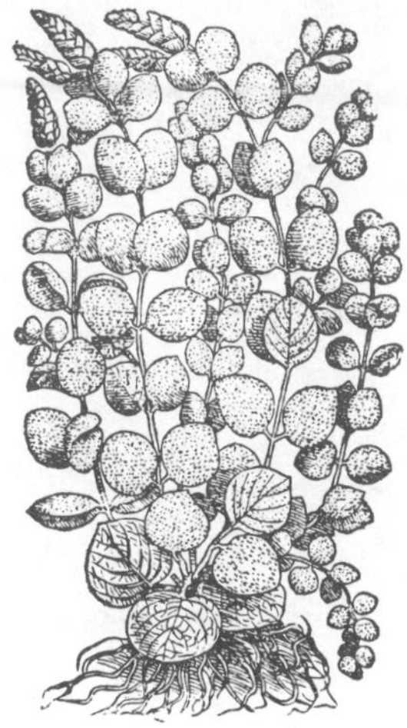

Gênero: feminino
Planeta: Vênus
Elemento: Água
Poderes: manifestações, projeção astral.
Usos mágicos: o dictamo, quando queimado, é uma excelente base para manifestações de espíritos; os espectros aparecem na fumaça que sobe do incensário.

Misturado em partes iguais com baunilha, benjoim e sândalo, é possível fazer um incenso de projeção astral. Queime uma pequena quantidade antes de fazer a tentativa.

O suco do dictamo afasta os animais peçonhentos, então espalhe um pouco em seu corpo antes de se aventurar onde eles vivem.

Dioneia

(Dionaea muscipula)

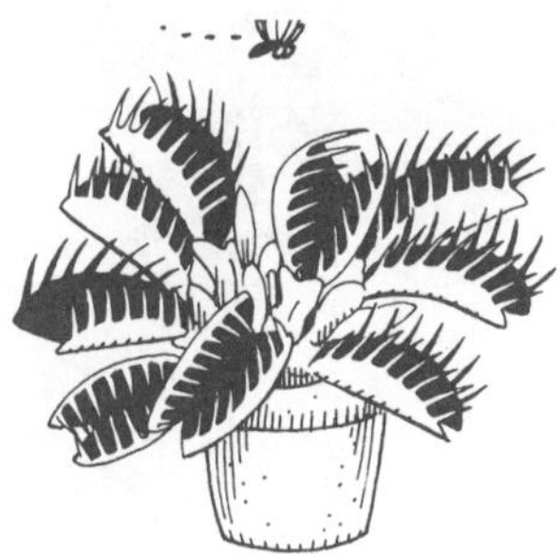

Gênero: masculino
Planeta: Marte
Elemento: Fogo
Poderes: proteção, amor.
Usos mágicos: estas plantas fascinantes comedoras de insetos estão agora disponíveis em viveiros e podem ser adquiridas pelo correio. Embora possa parecer estranho que tal planta seja dedicada a uma Deusa do amor, esse é o caso, então as armadilhas de Vênus podem ser cultivadas como um atrativo do amor. Mais comumente, porém, essa planta é cultivada em casa por suas qualidades protetoras e também para "prender" alguma coisa.

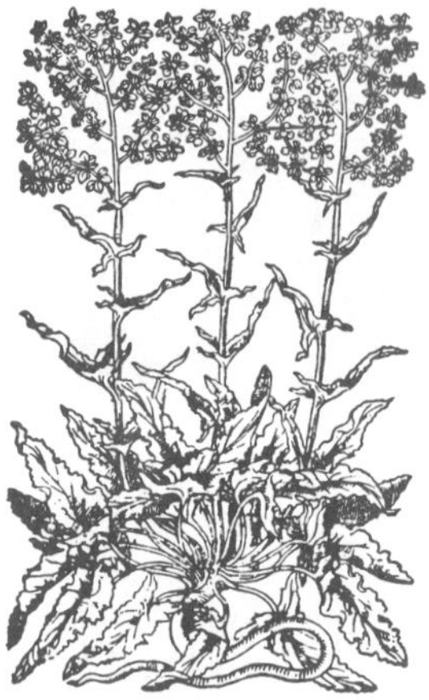

Dock

(Rumex spp. Crispus, R. obtusifolius) Ks

Nome popular: doca amarela
Gênero: masculino
Planeta: Júpiter
Elemento: Ar
Poderes: cura, fertilidade, dinheiro.
Usos mágicos: as sementes do dock comum são usadas em feitiços e incensos para dinheiro. Da planta é feita uma infusão que é borrifada no local de trabalho para atrair clientes. Quando as sementes do dock são amarradas ao braço esquerdo de uma mulher, ajudam-na a conceber um filho.

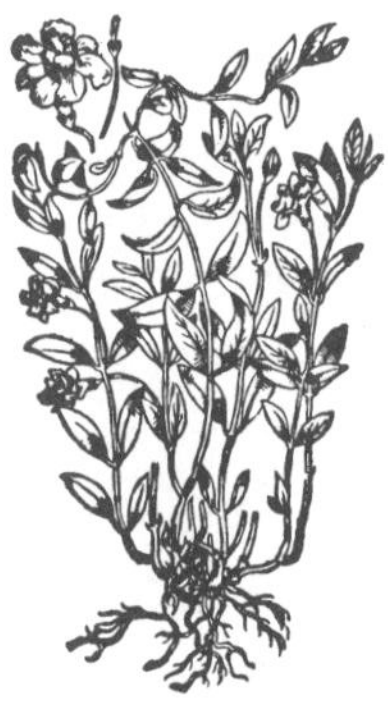

Dogbane

(Apocynum androsaemifolium) X

Nomes populares: rheumatism weld, wild ipecacus.
Poder: amor
Usos mágicos: use as flores do dogbane em misturas de amor.

Dogwood

(Cornus florida) G

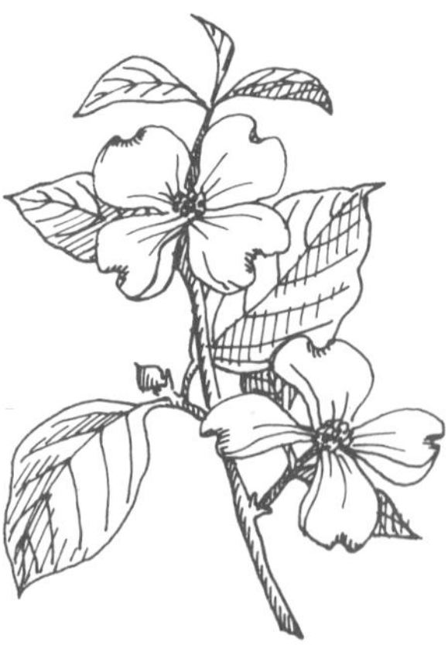

Nomes populares: buxo, budwood, dogtree, florida dogwood, flowering cornel, flowering dogwood, green osier, virginia dogwood.
Poderes: desejos, proteção.
Usos mágicos: coloque a seiva do dogwood em um lenço na véspera do Solstício de Verão. Isso atenderá a qualquer desejo que você possa ter se levar o lenço sempre com você. As folhas do dogwood (ou a madeira) também são colocadas em amuletos de proteção.

Dracena-vermelha

(Cordyline tenninalis) G

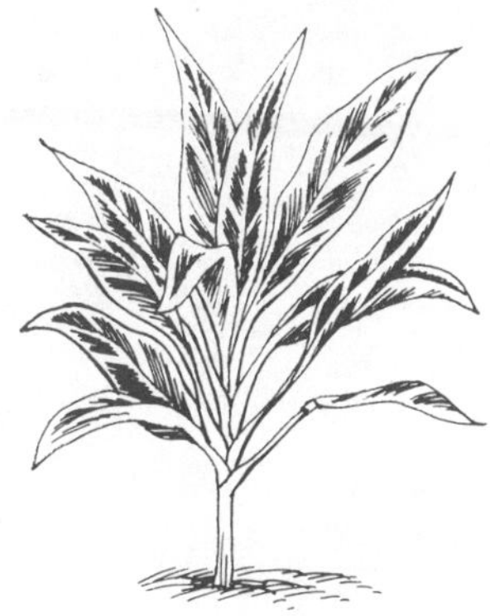

Nomes populares: good luck, ki, coqueiro-de-vênus, cordiline (havaiano).
Gênero: masculino
Planeta: Júpiter
Elemento: Fogo
Divindades: Kane, Lono, Pele.
Poderes: proteção, cura.
Usos mágicos: folhas de dracena-vermelha, quando transportadas a bordo do navio, mantêm as tempestades afastadas. Quando usadas, garante que o portador não se afogará.

Plantado ao redor da casa, a dracena cria um tipo de barreira protetora. A dracena-verde deve ser usada para isso, não a variedade vermelha; embora esta última seja sagrada para Deusa Pele, tradicionalmente dá azar aos proprietários das casas quando plantada.

Um pouco de dracena-vermelha colocada embaixo da cama protege quem dorme, e uma folha de dracena-vermelha friccionada na cabeça alivia as dores de cabeça.

Drimia maritima

(Urginea scilla, U. maritima, Scilla maritima) Veneno

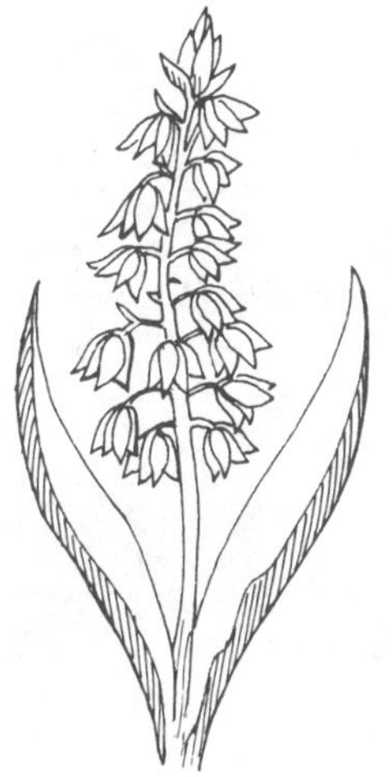

Nomes populares: red squill, cebola do mar, white squill.
Gênero: masculino
Planeta: Marte
Elemento: Fogo
Poderes: dinheiro, proteção, quebrar maldições.
Usos mágicos: a drimia maritima, ou cebola do mar, tem sido usada em magias desde os tempos

clássicos. Para proteger a sua casa, pendure uma drimia maritima na janela. Para atrair dinheiro, coloque-a em uma jarra ou em uma caixa e adicione moedas de prata.

Se você sentir que foi enfeitiçado, leve uma drimia maritima com você e ela quebrará o feitiço.

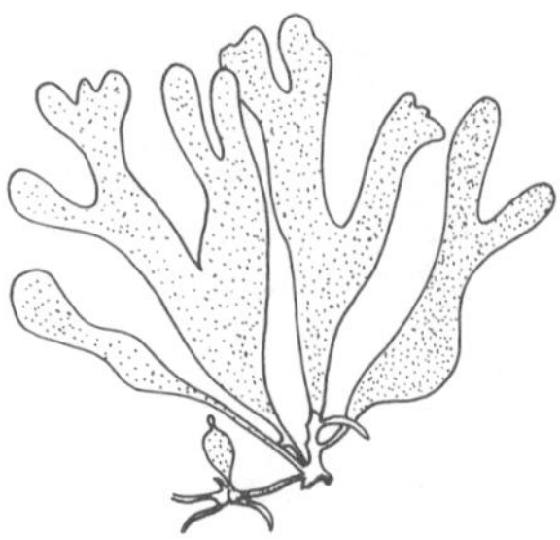

Dulse

(Rhodymenia palmatta) H Lt

Gênero: feminino
Planeta: Lua
Elemento: Água
Poderes: luxúria, harmonia.
Usos mágicos: adicione dulse a bebidas para induzir à luxúria. Espalhada pela casa, estimula a harmonia. A dulse também é usada em rituais marítimos; geralmente jogada nas ondas para aplacar os espíritos do mar. É também arremessada de lugares altos para entrar em contato com os espíritos do vento.

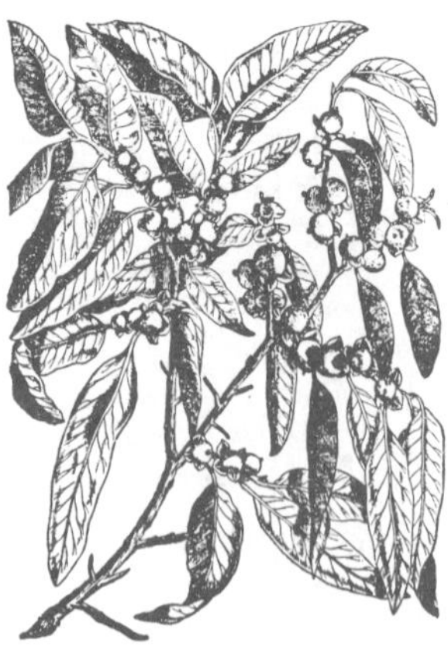

Ébano

(Diospyros lotus)

Nomes populares: lama (havaiano), obeah wood
poderes: proteção, poder.
Usos mágicos: a madeira de ébano é protetora, portanto, é usada na fabricação de amuletos. Varinhas de ébano dão ao mágico poder puro e não adulterado. Não fique embaixo desta árvore durante uma tempestade!

Edelvaisse

(Leontopodium alpinum)

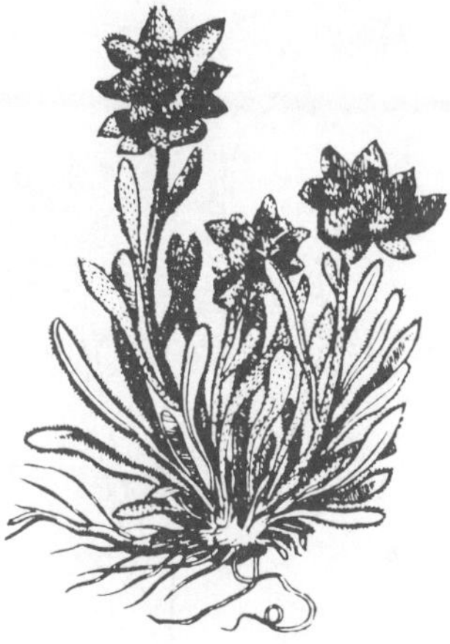

Poderes: invisibilidade, ficar à prova de balas.

Usos mágicos: moldado como uma coroa e usado, o edelvaisse confere invisibilidade. Para se proteger de punhais e balas, arranque um edelvaisse inteiro pelas raízes durante o dia de uma sexta-feira de Lua cheia. Use-o embrulhado em linho branco. O edelvaisse também concede o desejo do seu coração; você só precisa cultivar e cuidar da planta.

Endívia

(Cichorium endivia)

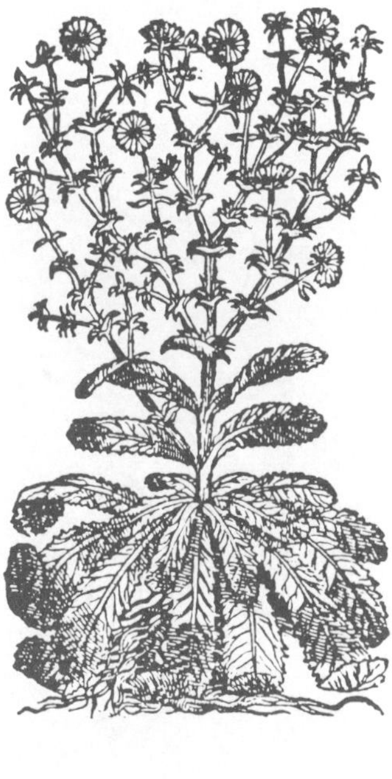

Gênero: masculino

Planeta: Júpiter

Elemento: Ar

Poderes: luxúria, amor.

Usos mágicos: a endívia, para ser usada em magia, é melhor ser cultivada da seguinte maneira: plantá-la em 27 de junho ou 25 de julho com um pedaço de ouro ou chifre de veado. Seja qual for a maneira como for colhida, a endívia é usada como um talismã para atrair o amor. Deve ser usada fresca e ser substituída a cada três dias.

Também é servida em saladas para despertar o desejo dos participantes.

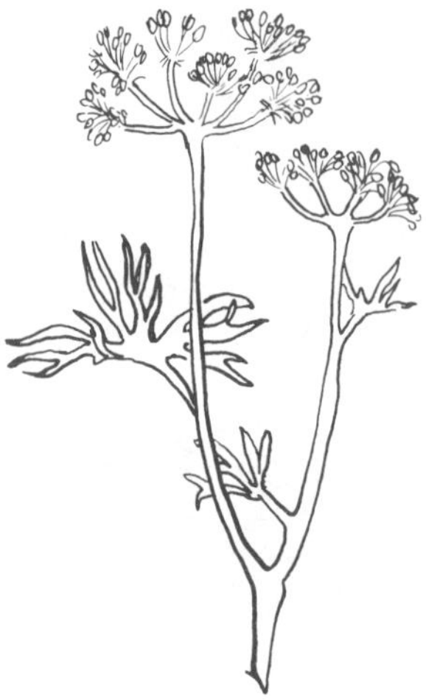

Endro

(Anethum graveolens) G

Nomes populares: endro, anega, aneto, dill, funcho-bastardo.
Gênero: masculino
Planeta: Mercúrio
Elemento: Fogo
Poderes: proteção, dinheiro, luxúria, amor.
Usos mágicos: a erva é protetora quando pendurada na porta e carregada em sachês de proteção. Colocado no berço, o endro protege as crianças, sobre a porta, ninguém mal-intencionado ou com inveja de você poderá entrar em sua casa.

Devido ao número de sementes que a planta produz, é usado em feitiços para dinheiro.

Adicionado ao banho, torna quem o usa irresistível e estimula a luxúria se comido ou cheirado (é por isso que os picles de endro são tão populares).

Cheire o endro para curar soluços.

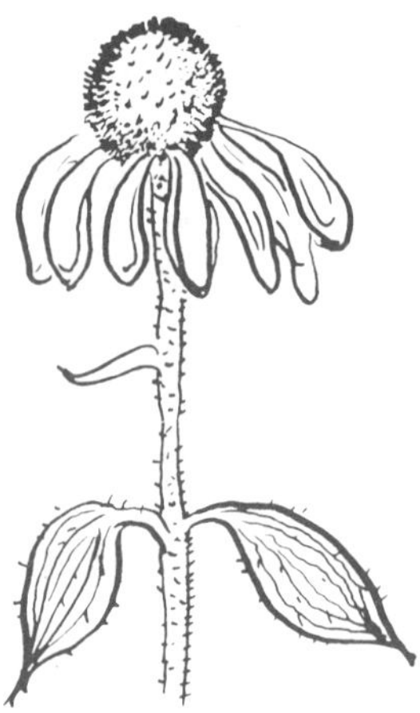

Equinácea

(Echinacea augustifolia) G

Nomes populares: black sampson, coneflower, rudbeckia, flor-roxa-cônica, cometa-roxo.
Poder: fortalecimento dos feitiços
Usos mágicos: a equinácea era usada pelos índios americanos como uma oferenda aos espíritos para garantir e fortalecer os feitiços.

Erva-benta

(Geum urbanum) X

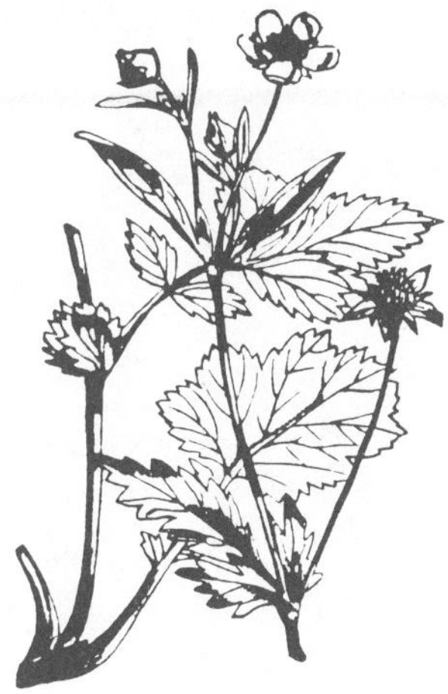

Nomes populares: assaranaccara, bennet, erva abençoada, raiz de cravo, colewort, dourada estrela, estrela dourada, descalço, bennet erva, minarta, pesleporis, estrela da terra,way bennet, avens amarela.
Gênero: masculino
Planeta: Júpiter
Elemento: Fogo
Poderes: exorcismo, purificação, amor.
Usos mágicos: adicionar ao exorcismo, incensos e misturas, ou borrifar ao redor da área a ser exercitada. Também é usado em rituais de purificação.

Quando usado ou carregado como um amuleto, protege contra os ataques de todas as feras peçonhentas.

A erva-benta era empregada por indígenas americanos do sexo masculino para conquistar o amor do sexo oposto.

Erva-cidreira

(Melissa officinalis) G

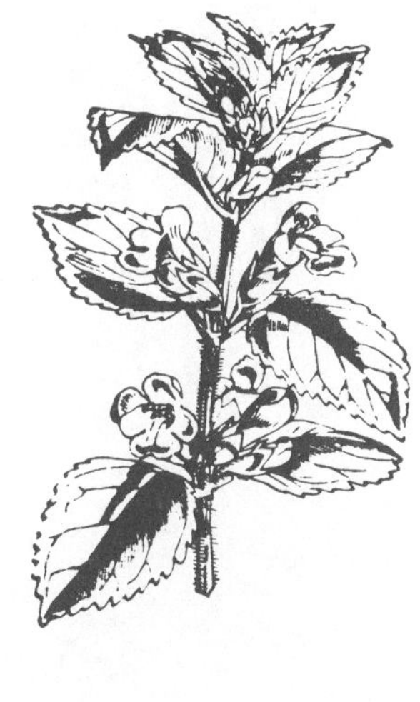

Nomes populares: melissa doce, tourengane, oghoul, capim-cidró, capim-cheiroso, capim--santo, erva-cidreira, erva-príncipe, lemon grass.
Gênero: feminino
Planeta: Lua
Elemento: Água
Poderes: amor, sucesso, cura.
Usos mágicos: da tradição mágica árabe das ervas vem a informação de que a erva-cidreira pode ser usada para influenciar o amor. Mergulhe a erva no vinho por várias horas, coe e compartilhe com

um amigo ou carregue a erva com você para encontrar o amor.

Também é usada na cura mágica. Plínio disse que seus poderes eram tão grandes que, se fosse anexada a uma espada que fez um ferimento, o sangue seria imediatamente estancado. Embora as feridas de espada sejam raras hoje em dia, a erva-cidreira ainda é usada para curar em incensos e sachês.

Também pode ser usada em feitiços para garantir o sucesso. Se você cria abelhas, esfregue esta erva nas colmeias; atrairá novas abelhas e manterá as antigas lá.

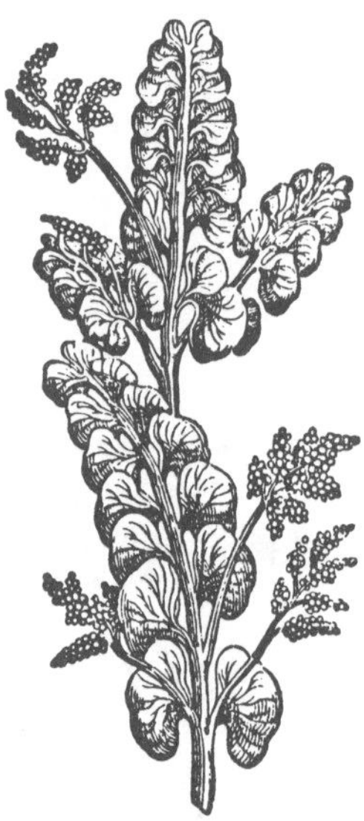

Erva-da-lua

(Botrychium spp.*)*

Nome Popular: unshoe-horse
Gênero: feminino
Planeta: Lua
Elemento: Água
Poderes: dinheiro, amor.
Usos mágicos: colocada em caixas e sacos, supostamente a erva-da-lua produz prata. Há muito tempo é usada em feitiços de dinheiro de todos os tipos.

Esta samambaia também é usada para abrir fechaduras (colocando-as no buraco da fechadura) e quebrar correntes (simplesmente tocando-as).

Tanto os cavalos quanto os humanos que acidentalmente pisam nela perdem os calçados, segundo a tradição ancestral.

A erva-da-lua também é utilizada em feitiços de amor.

Erva-de-são-joão

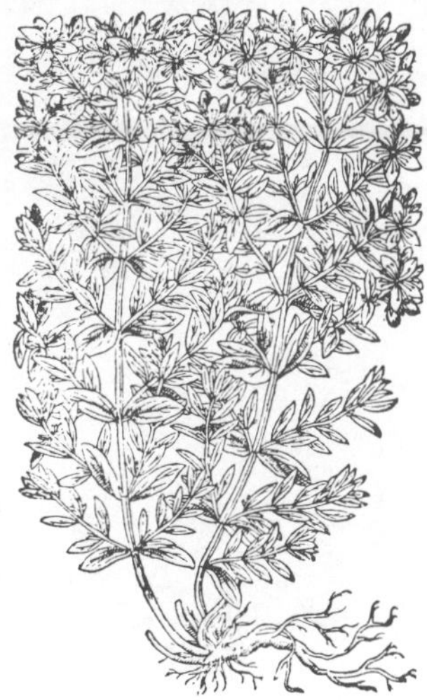

(Hypericum perforatum):
Veneno D DI. Pode potencializar medicamentos MOA-I

Nomes populares: amber, fuga daemonum (latim: scare-devil), goat weed, herba john, john's wort, klamath weed, sol terrestis, tipton weed, catinga-de-bode e camará-opela, catinga-de-borrão, erva-de-santa-luzia, celestina, maria-preta e picão-roxo.
Gênero: masculino
Planeta: Sol
Elemento: Fogo
Divindade: Baldur
Poderes: saúde, proteção, força, amor, adivinhação, felicidade.
Usos mágicos: usada, a erva-de-são-joão afasta febres e resfriados, torna os soldados invencíveis e atrai o amor. Se for colhida e utilizada no meio do verão ou em uma sexta-feira, manterá as doenças mentais afastadas e também curará a melancolia. Quando colocada em uma jarra e pendurada em uma janela, a erva-de-são-joão protege contra raios, fogo e espíritos malignos. Tanto as flores quanto as folhas são usadas para esse fim. Também é seca sobre as fogueiras do Solstício de Verão e pendurada perto da janela para manter espíritos, necromantes e outros malfeitores longe de casa e é queimada para banir assombrações e demônios.

Qualquer parte da erva colocada sob o travesseiro permite que as mulheres solteiras sonhem com seus futuros maridos. Use em rituais ou carregue consigo para detectar outros Magos. No passado era inserida na boca de pessoas acusadas de Bruxaria para tentar forçá-las a fazer confissões.

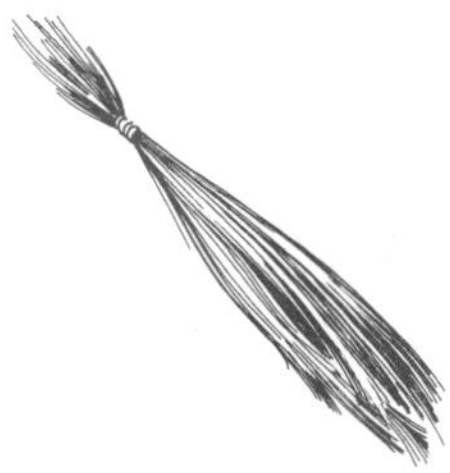

Erva-doce americana

(Hierochloe odorata)

Poder: chamar espíritos
Usos mágicos: queime para atrair bons espíritos ou bons seres, antes de realizar feitiços.

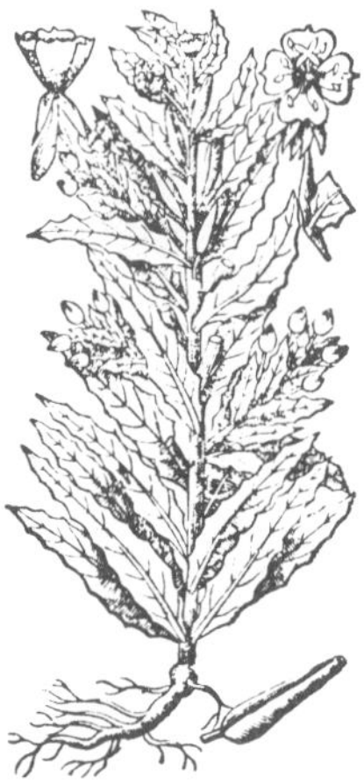

Erva-dos-burros

(Oenothera biennis) Óleo de semente: G

Nomes populares: war poison, sundrop, tree primrose, estrela-da-tarde, onográcea, prímula, onagra, zécora, canárias; evening primrose (inglês), onagra (espanhol), onagre (francês), onagracee (italiano), nachtkerze (alemão).
Poder: caça
Usos mágicos: os índios americanos esfregavam esta planta em seus calçados e no corpo para garantir uma boa caça e também para repelir cobras.

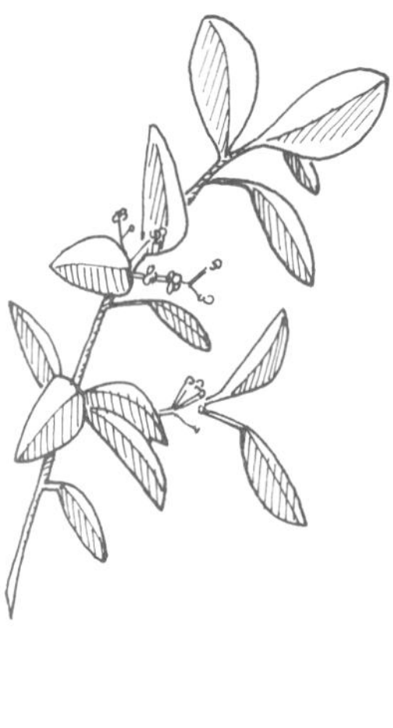

Erva-mate

(Ilex paraguariensis) Lt D +

Nomes populares: mate, paraguay tea, yerba.
Gênero: masculino
Poderes: fidelidade, amor, luxúria.
Usos mágicos: use para atrair o sexo oposto. A infusão é uma excelente poção para "luxúria". Se for bebida com uma pessoa amada, garantirá que vocês fiquem juntos. Para romper um relacionamento, derrame um pouco no chão.

Erva-santa

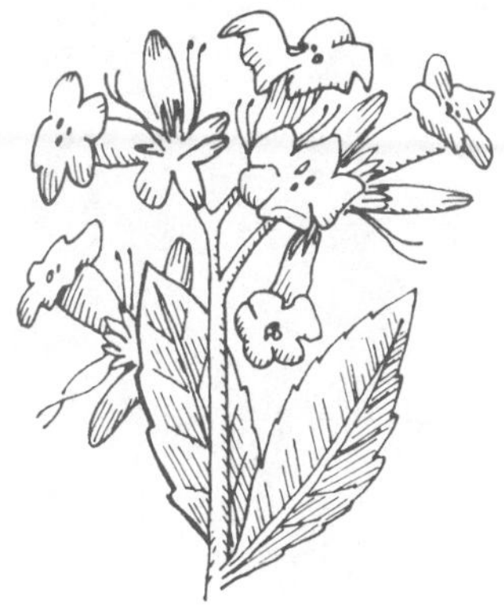

(Eriodictyon glutinosum, E. californicum) G

Nomes populares: bear weed, consumptive's Weed, gum bush, holy herb, mountain balm, sacred herb.
Gênero: feminino
Poderes: beleza, cura, psíquicos poderes, proteção.
Usos mágicos: a erva-santa é transportada para melhorar ou obter beleza e a infusão é adicionada aos banhos pelo mesmo motivo. As folhas são adicionadas a incensos curativos e são usadas ao redor do pescoço para evitar doenças e ferimentos.

Também é usada para ter força espiritual, aumentar os poderes psíquicos e proteger o portador.

Erva-tintureira

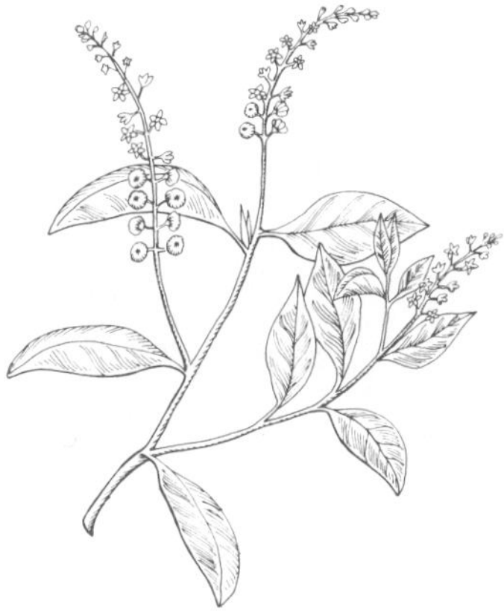

(Phytolacca decandra, P. americana) Veneno

Nomes populares: coakum, cocan, crowberry, garget, inkberry, pigeon berry, pocan, pokeberry root, poke root, polk root, scoke, virginian poke.
Gênero: masculino
Planeta: Marte
Elemento: Fogo
Poderes: coragem, quebra de feitiços.
Usos mágicos: a erva-tintureira é usada na Lua nova para quebrar feitiços e maldições. Faça uma infusão e espalhe pela casa. Adicione um pouco à água do banho também.

Nota: não beba!

Quando carregada, a erva confere coragem. Para encontrar um objeto perdido, misture-a com hortênsia, violeta e galanga. Polvilhe ao redor da área onde o objeto foi visto pela última vez.

As bagas são esmagadas e o suco resultante é usado como uma tinta mágica.

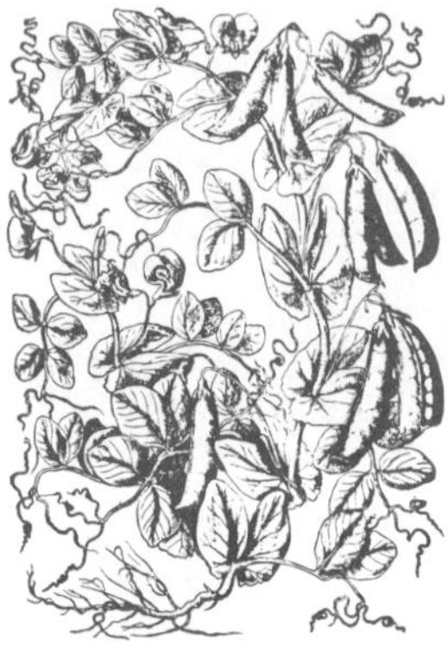

Ervilha

(Pisum sativum)

Gênero: feminino
Planeta: Vênus
Elemento: Terra
Poderes: dinheiro, amor.
Usos mágicos: descascar ervilhas traz fortuna e lucros nos negócios. Ervilhas secas são usadas em misturas para dinheiro. Se uma mulher encontrar uma vagem contendo exatamente nove ervilhas, ela deve pendurá-la na porta. O primeiro homem elegível a andar sob a vagem será seu futuro marido (se ela já não for casada).

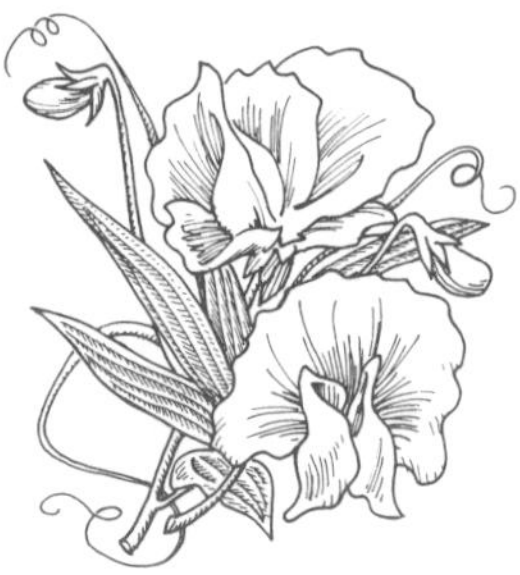

Ervilha-doce

(Lathyrus odoratus) D + X

Gênero: feminino
Planeta: Vênus
Elemento: Água
Poderes: amizade, castidade, coragem, força.
Usos mágicos: usar flores frescas de ervilha-doce atrai pessoas e faz com que amizades se desenvolvam. Quando carregada ou apertada na mão, a ervilha-doce faz com que todos lhe digam a verdade. A ervilha-doce também preserva sua castidade se colocada no quarto e dá coragem e força quando usada.

Eryngo

(Eryngium spp. *Maritinum, E. planum, E. yuccifolium, E. campestre, E. foetidum)* G

Nomes populares: sea holly, yerba del sapo.
Gênero: feminino

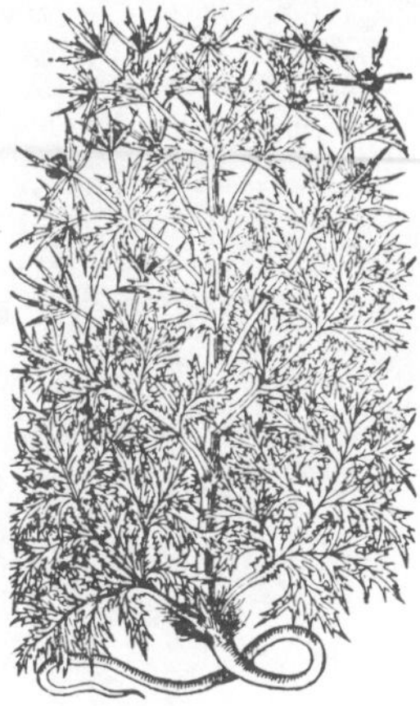

Planeta: Vênus
Elemento: Água
Poderes: boa sorte em viagens, paz, luxúria, amor.
Usos mágicos: o eryngo é carregado ou usado por viajantes para segurança e sorte durante suas viagens. Esta erva também tem o poder de promover a paz se espalhada por um lugar ou oferecida a um casal que está brigando.

O eryngo é ingerido para provocar luxúria e também é usado em feitiços de amor de todos os tipos.

Escutelária

(Scutellatia lateriflora, S. galericulata) G

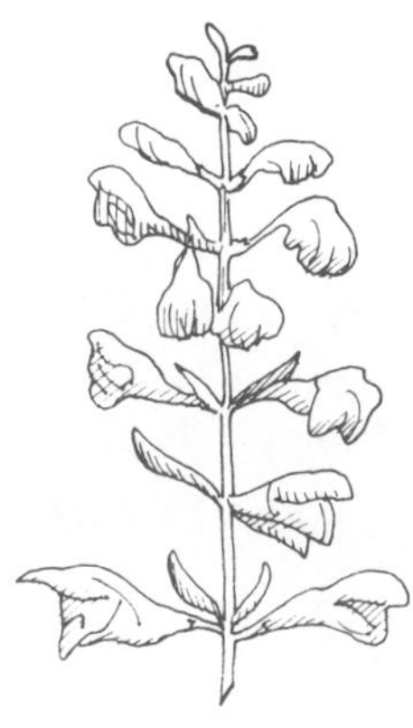

Nomes populares: greater scullcap, madweed, helmet flower, hoodwort, quaker bonnet.
Gênero: feminino
Planeta: Saturno
Elemento: Água
Poderes: amor, fidelidade, paz.
Usos mágicos: a escutelária é usada em magias para relaxamento e paz. Uma mulher que usa a escutelária protege o marido contra os encantos de outras mulheres.

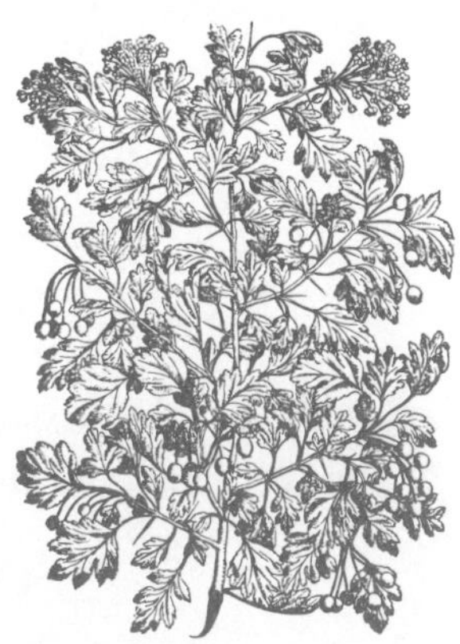

Espinheiro-branco

(Crataegus oxacantha) DI.
Pode interferir com medicamentos digitálicos

Nomes populares: hagthorn, espinheiro-alvar, pilriteiro, crataegus, crataegos, cratego.
Gênero: masculino
Planeta: Marte
Elemento: Fogo

Divindades: Cardea, Flora, Hymen.
Poderes: fertilidade, castidade, magia para pesca, felicidade.
Usos rituais: o espinheiro-branco já foi usado para decorar Mastros de Maio. Antigamente, acreditava-se que os espinheiros-brancos eram Bruxas que haviam se transformado em árvores. As Bruxas há muito dançam e realizam seus rituais sob o espinheiro-branco.
Usos mágicos: o usado para aumentar a fertilidade. Devido a esse poder, o espinheiro-branco é incorporado aos casamentos, principalmente os celebrados na primavera.

As folhas, curiosamente, também são usadas para impor ou manter a castidade ou o celibato. Colocadas por baixo do colchão ou em volta do quarto também tem efeito.

Carregado em um sachê em uma viagem de pescaria, o espinheiro garante uma boa pesca. Usado ou carregado promove a felicidade para os perturbados, deprimidos ou tristes.

O espinheiro-branco protege contra raios, na casa em que reside, nenhum fantasma maligno pode entrar. Também é poderoso para proteger a casa contra danos causados por tempestades. Os romanos colocavam espinheiro-branco em berços para proteger a criança contra feitiços malignos.

No passado, a maioria das Bruxas tinham em seus jardins pelo menos uma cerca viva de espinheiro-branco.

Planta sagrada para as fadas, faz parte da tríade das árvores da Grã Bretanha: "carvalho, freixo e espinheiro". Diz-se que, onde as três árvores crescem juntas, pode-se ver as fadas.

Estragão

(Artemisia dracunculus) G

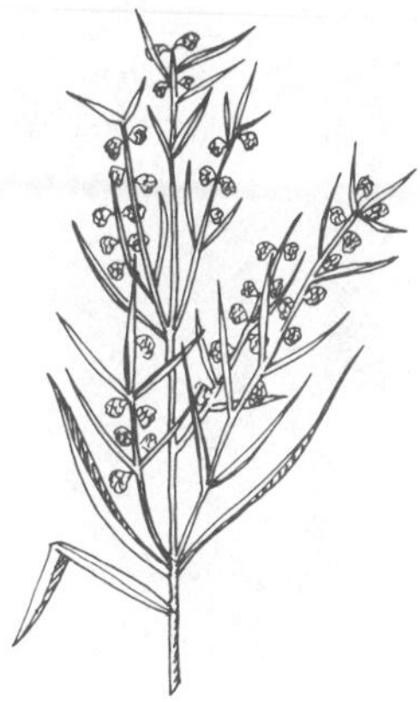

Nome popular: estragão francês
Poderes: amor, caça
Usos mágicos: o estragão faz parte da família que inclui a artemísia e o absinto. Usado pelos índios americanos para atrair o amor. Para isso, era esfregado na roupa e no corpo. O estragão também era carregado para trazer boa sorte na caça e para sobrevivência.

Eucalipto

(Eucalyptus spp. *Globulus)* Li Bd.
Não use no rosto de crianças pequenas.

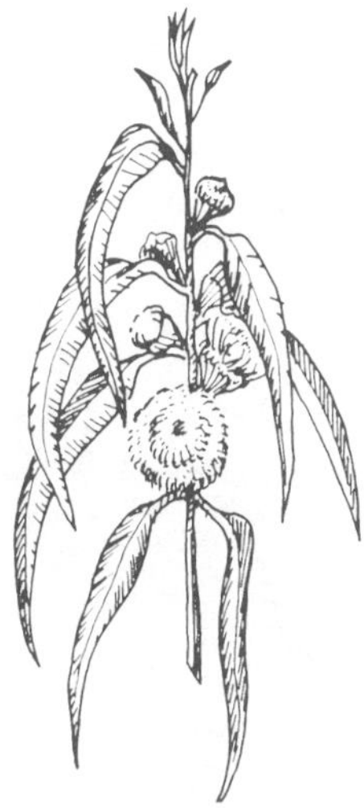

Nomes populares: blue gum tree, stringy bark tree, gomeiro-azul, árvore-da-febre, calipse, calipes (português), eucalyptus (inglês), ocalo (espanhol), eucalyptus (francês), eucalipto (italiano) e blaugummibaum (alemão).
Gênero: feminino
Planeta: Lua
Elemento: Água
Poderes: cura, proteção.
Usos mágicos: as folhas são usadas para encher bonecos de cura e são transportadas para manter uma boa saúde. Para aliviar resfriados, coloque velas verdes com as folhas e as vagens e queime-as, visualizando a pessoa (ou você mesmo) estando completamente saudável. Pendure também um pequeno ramo ou galho de eucalipto sobre o leito da pessoa enferma.

Amarre os frutos imaturos (verdes) com um fio verde e use-os para ajudar a curar dores de garganta. Colocadas sob o travesseiro, as vagens protegem contra resfriados. As folhas também são transportadas para proteção.

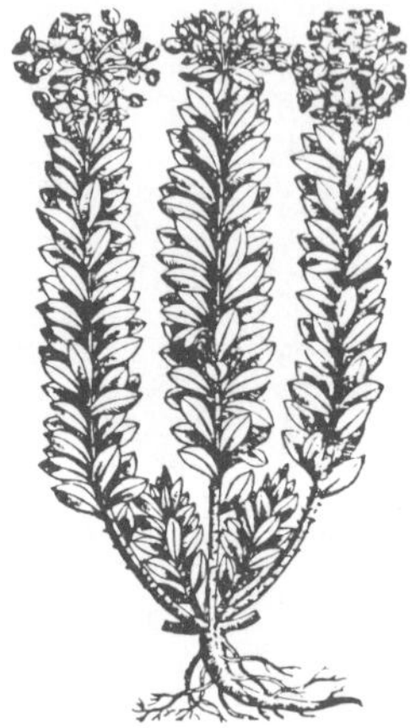

Eufórbia

(Euphorbia spp. *Pilulifera, E. hirta)* Veneno V

Nomes populares: crown of thorns, spurge, wolf 's milk, pill-bearing spurge, catshair, mziwaziwa, eufórbia, alforba-brava, eufórbia-brava.
Gênero: feminino
Planeta: Saturno
Elemento: Água
Poderes: purificação, proteção.
Usos mágicos: em Amã, um ramo da eufórbia é levado à uma casa para limpá-la após o parto. A eufórbia é também uma planta extremamente protetora, cultivada em ambientes internos ou externos.

O suco branco leitoso às vezes é usado em óleos e pomadas mágicas, mas é extremamente venenoso e não deve ser usado descuidadamente.

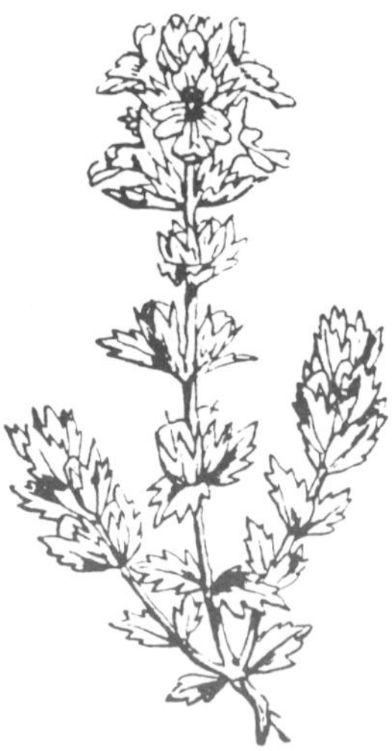

Euphrasia

(Euphrasia officinalis) G

Nomes populares: euphrosyne, red eyebright, consolo-da-vista, eyebright (inglês), euphraise officinale (francês), eufrásia (italiano), echter augenstrost (alemão).
Gênero: masculino
Planeta: Sol
Elemento: Ar
Poderes: poderes mentais, poderes psíquicos.
Usos mágicos: o chá da euphrasia limpa a mente e ajuda a memória. A infusão aplicada nas pálpebras, em almofadas de algodão, induz a clarividência mágica, mas deve-se persistir até que os resultados sejam alcançados. Carregue-a para aumentar seus poderes psíquicos. Além disso, use quando precisar ver a verdade sobre um assunto.

Eutrochium

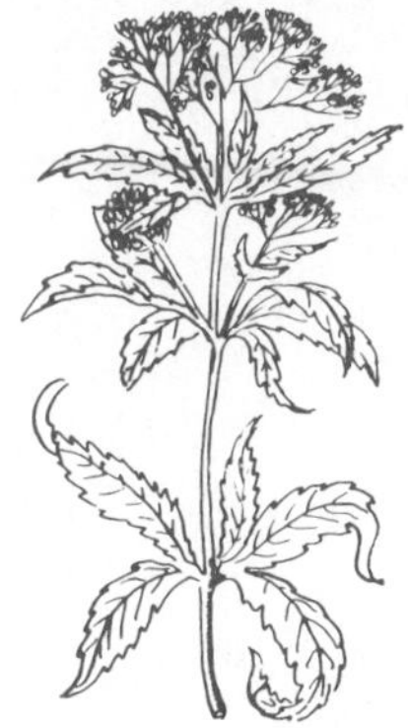

(Eupatorium spp. *Purpureum)* XN Br

Nomes populares: gravelroot, hempweed, joe-pie, jopi weed, trumpet weed.
Poderes: amor, respeito.
Usos mágicos: coloque algumas folhas na boca para ter sucesso nos avanços amorosos. Carregue algumas folhas de eutrochium para que seja visto com respeito e simpatia por todos que encontrar.

Faia

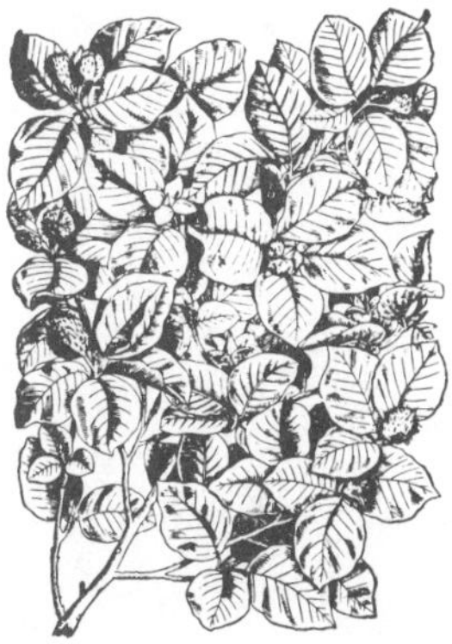

(Fagus sylvatica) Grandes quantidades da noz: X

Nomes populares: bok, boke, buche, buk, buke, faggio, fagos, faya, haya, hetre.
Gênero: feminino
Planeta: Saturno
Poder: desejos
Usos mágicos: pegue um pedaço de faia, risque ou esculpa nela os seus desejos, enterre-a no chão e deixe-a lá. Se for para ser, seu desejo se tornará realidade. Carregue a madeira ou as folhas para aumentar seus poderes criativos.

Feijão

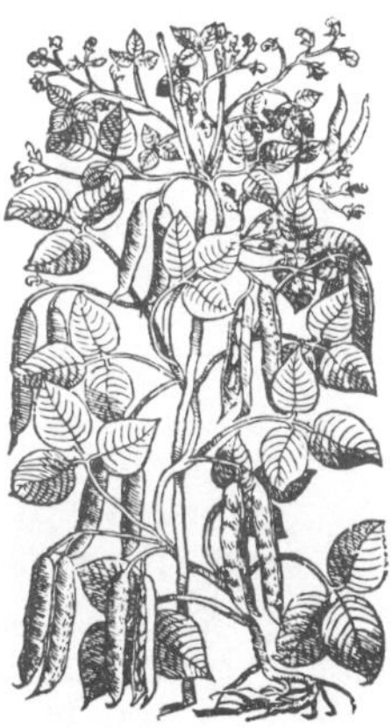

(Phaseolus spp.*)* Feijão não cozido pode ser venenoso.

Nomes populares: carne do homem pobre, feijão-base, feijão-comum, feijoeiro, frijol (espanhol), haricot (francês), bean (inglês), fagiolo (italiano).
Gênero: masculino
Planeta: Mercúrio
Elemento: Ar
Divindades: Deméter, Cardea.

Poderes: proteção, exorcismo, encantamento, reconciliações, potência, amor.

Usos rituais: algumas flores de feijão são brancas, portanto, sagradas para as Deusas da Velha Europa. O feijão é sempre sagrado para as colheitas e para as Deusas. De acordo com a tradição, apenas a Sacerdotisa do mais alto escalão da Escócia poderia plantar ou cozinhar o feijão. Na Roma antiga eram distribuídos e consumidos durante os funerais. Feijão com carne de porco foi oferecido a Cardea, em Roma, no dia 1º de junho. Eles também estão associados ao Submundo e aos mortos.

Usos mágicos: em geral, os feijões eram usados nos tempos clássicos (e ainda são) como um amuleto contra os feiticeiros do mal. Coloque um feijão na boca e cuspa na pessoa. Os feijões secos são usados como amuleto contra a negatividade e a magia maligna. Também são usados em chocalhos para assustar os espíritos, especialmente aqueles que entraram nos corpos e fizeram essas pessoas adoecerem. Para evitar espíritos malignos, diga muito rapidamente três vezes em uma respiração:

> *Três feijões azuis em uma bexiga azul.*
> *Chocalho, bexiga, chocalho.*

Se um casal está brigando, a mulher deve carregar três feijões-de-lima amarrados em um fio de seda por dois dias. O casal resolverá rapidamente suas dificuldades.

Os feijões ajudam a curar a impotência se forem carregados ou comidos. Isso se deve ao fato de se assemelharem aos testículos.

Um feitiço de amor com feijão: uma mulher deve colocar sete grãos de qualquer tipo em um círculo no chão. Em seguida, ela deve fazer com que o homem de sua escolha entre no círculo ou caminhe sobre ele. Se isso puder ser feito, ele se sentirá atraído por ela. (Mas isso também pode ser manipulador.)

Para curar verrugas, esfregue um feijão seco em cada verruga durante a Lua minguante. Ao fazer isso, diga:

Assim como este feijão apodrecerá,
a verruga cairá!

Feno-grego

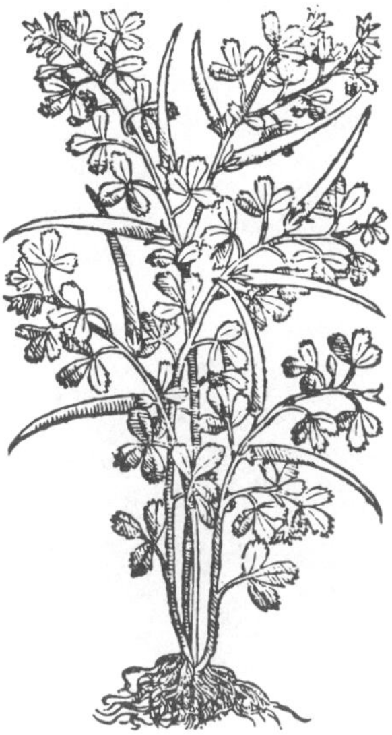

(Trigonella foenum-graecum) Semente: P

Nomes populares: pé de pássaro, hayseed grego, watu, hilba.
Gênero: masculino
Planeta: Mercúrio
Elemento: Ar
Divindade: Apolo
Poderes: dinheiro
Usos mágicos: para trazer dinheiro para a casa, algumas sementes de feno-grego podem ser adicionadas à água usada para limpar o chão (ou uma pequena quantidade de uma infusão de feno-grego).

Além disso, encha a metade de um frasco pequeno com feno-grego e deixe aberto em casa para atrair dinheiro. Adicione algumas sementes a cada dois dias até que o frasco esteja cheio; em seguida, esvazie o feno-grego e comece novamente. Devolva a erva utilizada ao solo.

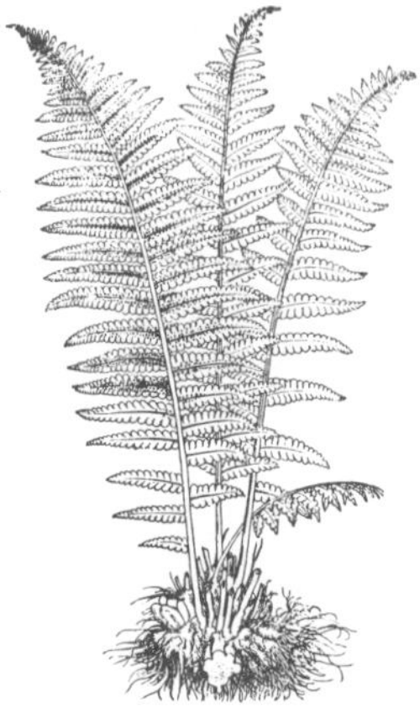

Feto-macho

(Dryopterisfelix-mas) Veneno

Nomes populares: paproc, basket fern, aspidium,marginal shield fern, male shield fern, marginal fern.
Gênero: masculino
Planeta: Mercúrio
Elemento: Ar
Poderes: sorte, amor.
Usos mágicos: o feto-macho é carregado como um potente atrativo de sorte e também atrai mulheres.

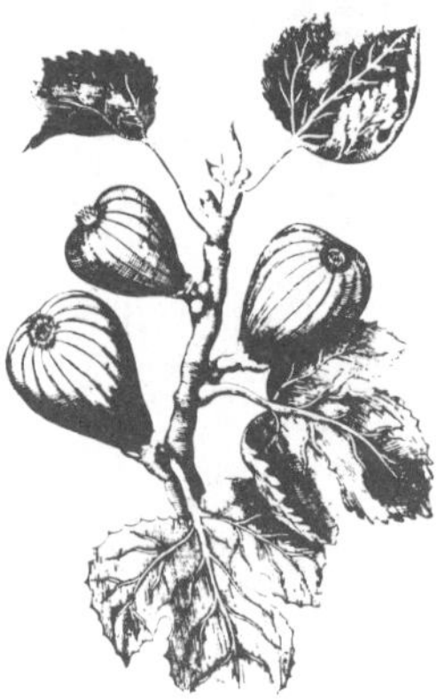

Figo

(Ficus carica) G

Nomes populares: figo comum, fico, mhawa, chagareltin.
Gênero: masculino
Planeta: Júpiter
Elemento: Fogo
Divindades: Dionísio, Juno, Ísis.
Poderes: adivinhação, fertilidade, amor.
Usos mágicos: pequenas imagens fálicas esculpidas na madeira da figueira são carregadas por mulheres que desejam engravidar e também usadas por homens para superar a infertilidade ou impotência. Os figos frescos são consumidos para os mesmos resultados. Escreva uma pergunta em uma folha de figueira, se a folha secar lentamente, a resposta é SIM ou é um bom presságio. Se secar rapidamente, é o contrário.

Uma figueira cultivada em casa (como o popular *Ficus benjamina*) protege e traz boa sorte aos habitantes. Cultivado no quarto, ajuda a ter um sono reparador, na cozinha garante que a família nunca vai passar fome.

Para encantar qualquer homem ou mulher, dê-lhes um figo. Eles ficarão encantados com a sua presença, contanto que gostem de figos.

Antes de sair de casa para uma viagem, coloque um galho de figueira à sua porta, para que você volte para casa em segurança e feliz.

Figueira-de-bengala

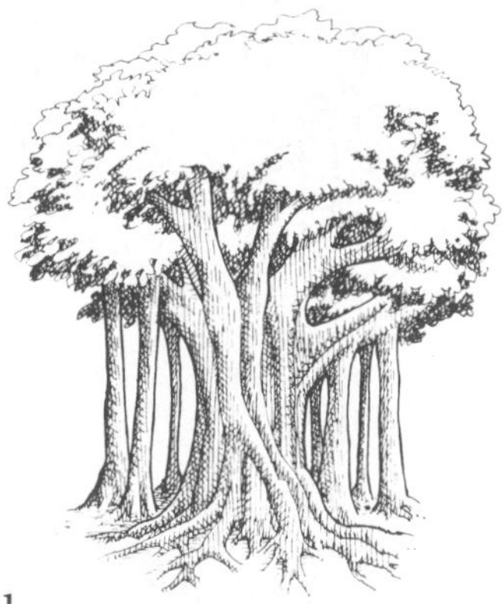

(Ficus benghalensis) G

Nomes populares: figo arqueado, figueira indiana, árvore do deus indiano, árvore vada.
Gênero: masculino
Planeta: Júpiter
Elemento: Ar
Divindade: Maui
Poder: sorte
Usos rituais: a figueira-de-bengala é reverenciada pelos hindus e a árvore é plantada ao redor de seus templos. Também está relacionada com a adoração de Maui, no Havaí e nas religiões Polinésias.
Usos mágicos: simplesmente sentar-se embaixo de uma figueira-de-bengala ou olhá-la traz boa sorte. Casar sob uma dessas árvores garante a felicidade ao casal.

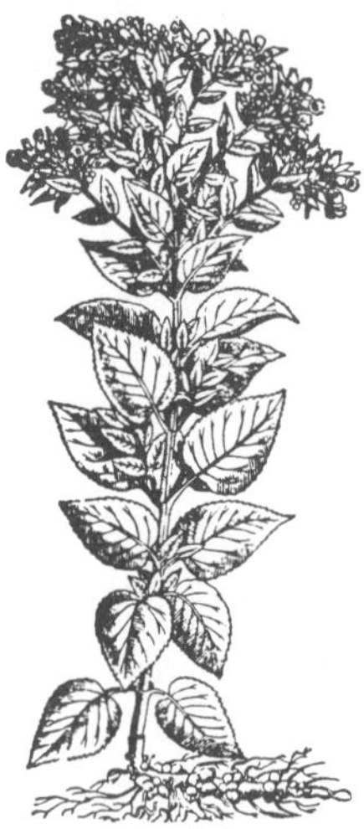

Figwort

(Scrophularia nodosa, S. marilandica) Vt

Nomes populares: carpenter's square, rosenoble, throatwort.
Gênero: feminino
Planeta: Vênus
Elemento: Água
Poderes: saúde, proteção.
Usos mágicos: pendurada no pescoço, a figwort mantém o usuário saudável e protege contra o olho do mal. A planta também é defumada em fogueiras de verão e depois pendurada em casa por seus poderes protetores.

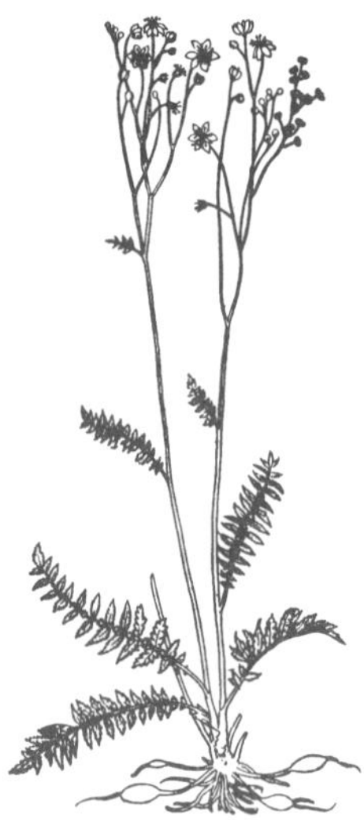

Filipendula

(Spiraea filipendula, Filipendula ulmaria, Spiraea ulmaria) G

Nomes populares: noiva do prado, bridewort, dollor, raiz de cascalho, lady of the meadow, little queen, meadowwort, meadowsweet, queen of the meadow, steeplebush, trumpet weed.
Gênero: masculino
Planeta: Júpiter
Elemento: Ar
Poderes: amor, adivinhação, paz, felicidade.
Usos mágicos: filipendula fresca é colocada no altar para feitiços de amor, quando seca é usada em várias misturas de amor. Também são espalhadas pela casa para manter a paz. O cheiro da filipendula anima o coração.

Se colhida no Solstício de Verão, a filipendula lhe dará informações sobre ladrões. Se você foi roubado, coloque a filipendula na água, se afundar, o ladrão é um homem; se flutuar, é uma mulher.

Fleabane

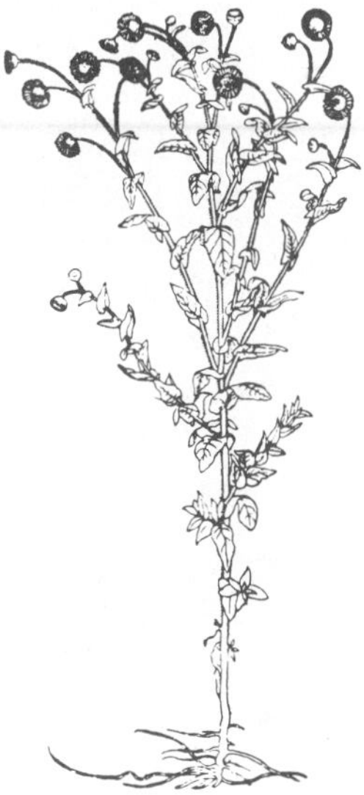

(Inula dysenterica, Corydalis spp.*)* Corydalis spp. X

Gênero: feminino
Planeta: Vênus
Elemento: Água
Poderes: exorcismo, proteção, castidade.
Usos mágicos: a fleabane tem sido usada desde os tempos antigos para exorcizar espíritos malignos e para proteger contra sua entrada no lar. Para fazer isso, basta amarrar um pouco de fleabane com algumas folhas de erva-de-são-joão, trigo e algumas alcaparras em um sachê e pendurar acima da porta.

A semente da fleabane colocada nos lençóis causa castidade.

Flor-perene

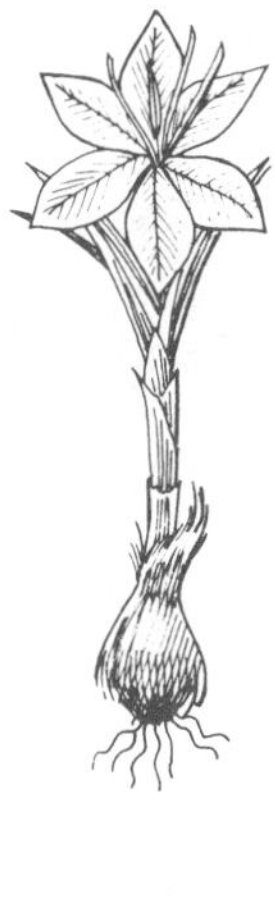

(Crocus angustifolia) X

Poder: compreensão da linguagem dos animais
Usos mágicos: a flor perene dá o poder de entender a linguagem dos pássaros e dos animais. Você deve estar descalço, com os pés lavados e vestido de branco ao colhê-la. Ofereça um sacrifício de pão e vinho e arranque-a com ternura. Use a planta para esses poderes.

Flor-de-cera

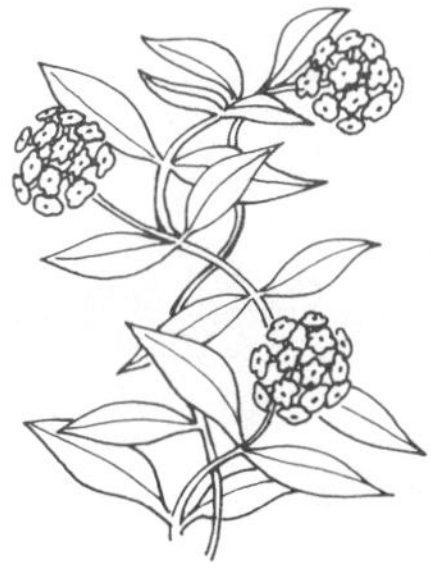

(Hoya camosa)

Nomes populares: pentagram flowers, pentagram plant, cerinha, flor-de-porcelana.
Gênero: masculino
Planeta: Mercúrio

Elemento: Ar
Poder: proteção
Usos mágicos: a flor-de-cera é cultivada nos quartos e em toda a casa para proteção. As flores, em forma de estrela, são secas e mantidas como amuletos de proteção e também são colocadas no altar para dar poder extra aos feitiços.

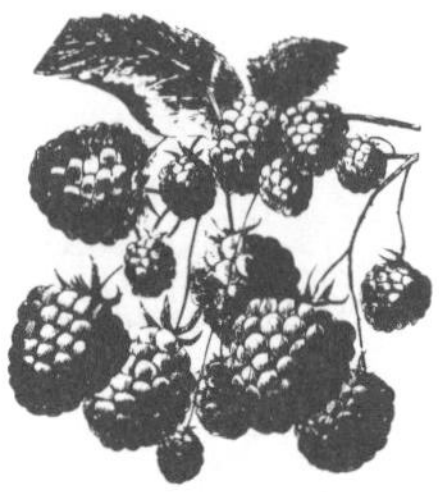

Framboesa

(Rubus idaeus, R. strigosus) G

Nomes populares: framboesa europeia, framboesa vermelha.
Género: feminino
Planeta: Vênus
Elemento: Água
Poderes: proteção, amor.
Usos mágicos: ramos da framboesa são pendurados em portas e janelas para proteção. Isso também é feito quando ocorre uma morte, para que o espírito não volte a entrar na casa depois de sair. A framboesa é servida como um alimento indutor do amor e as folhas são carregadas por mulheres grávidas para aliviar as dores da gravidez e do parto.

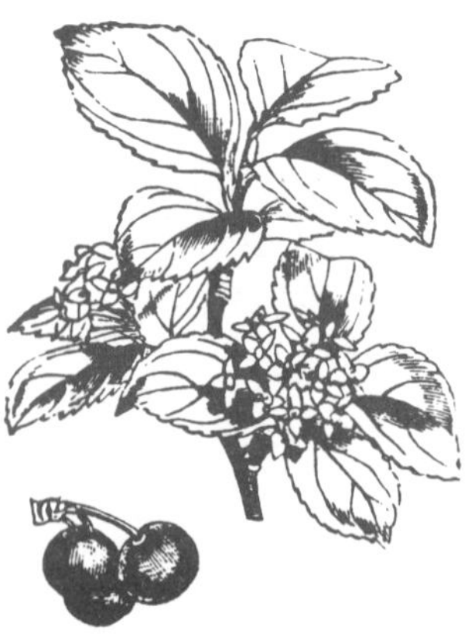

Frângula

(Rhamnus catharticus, R. frangula, R. spp.*)* PN Lt I Ab Ii Ch-12 R. A frângula deve ser envelhecida por dois anos antes do uso interno.

Nome popular: hart's thorn, amieiro-negro, canjica e fusaro.
Gênero: feminino
Planeta: Saturno
Elemento: Água

Poderes: proteção, exorcismo, desejos, assuntos legais.
Usos mágicos: galhos de frângula, colocados perto de portas e janelas afugentam todos os encantamentos e feitiços, de acordo com Dioscorides.

Uma charmosa lenda sobre a frângula diz que se alguém borrifá-la em um círculo e dançar dentro dele sob a Lua cheia, um elfo aparecerá. O dançarino deve olhar o elfo e dizer: "Pare e conceda minha bênção!", antes que a criatura fuja. O elfo então concederá um desejo. No entanto, não posso dar nenhuma garantia de que isso acontecerá.

A frângula também é usada em questões jurídicas (carregada ou usada no tribunal, etc.) e como um gerador geral de boa sorte.

Freixo

(Fraxinus excelsior ou F. americana) Casca: G

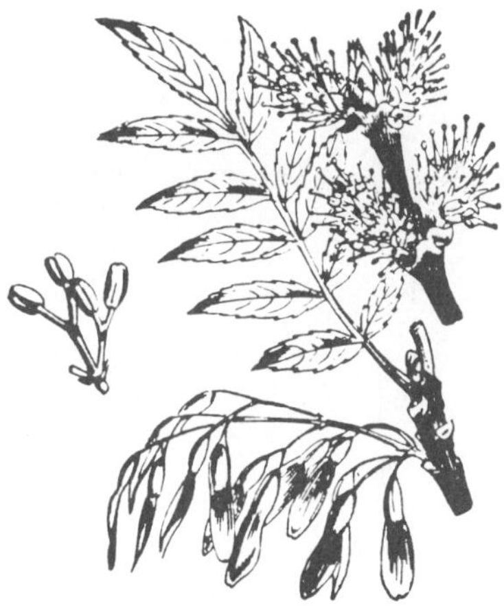

Nomes populares: nion, asktroed, jasen beli, freixo.
Gênero: masculino
Planeta: Sol
Elemento: Fogo
Divindades: Urano, Poseidon, Thor, Woden, Netuno, Marte, Gwydion.
Poderes: proteção, prosperidade, rituais do mar, rituais para saúde.
Usos rituais: o freixo, para os antigos Teutões, representavam Ygdrasill ou a Árvore do Mundo, que era sua concepção do Universo e, portanto, era reverenciada.
Usos mágicos: esculpir um pedaço de madeira de freixo em uma cruz solar (braços iguais) e carregá-la é uma proteção contra afogamento no mar.

Também é usado em rituais do mar, pois representa o poder que reside na água.

As folhas do freixo, quando colocadas sob o travesseiro, induzem a sonhos proféticos.

Como a maioria das árvores, é considerado protetor. Um bastão de freixo pendurado nas ombreiras da porta afastava as influências malignas. Em certa época, uma liga feita da casca verde era usada como proteção contra os poderes dos feiticeiros e magos. As folhas também são espalhadas nas quatro direções para proteger uma casa ou área e são usadas em sachês para proteger de feitiços.

Bastões de cura às vezes são feitos de madeira de freixo e algumas folhas colocadas em uma tigela com água ao lado da cama e deixadas durante a noite evitam doenças. A água deve ser descartada todas as manhãs e o rito repetido todas as noites.

Se alguma pessoa ou animal for mordido por uma cobra, faça um círculo de galhos de freixo e amarre-o ao redor do pescoço da vítima (seja humano ou não) e isso irá curá-la. (Claro, não faria mal pegar o kit de primeiros socorros para picada de cobra e chamar um médico também.). Esse feitiço provavelmente funciona porque as cobras têm um medo inato do freixo; elas não rastejam sobre sua madeira.

Se você queimar madeira de freixo no Yule, receberá prosperidade e os bonecos podem ser esculpidos nas raízes dessa árvore.

O freixo atrai raios, portanto, não fique sob um deles durante uma tempestade elétrica.

Se você deseja que seu recém-nascido seja um bom cantor, enterre suas primeiras aparas de unhas sob um freixo.

Para ganhar o amor do sexo oposto, carregue as folhas com você.

Freixo-espinhoso

(Zanthoxylum americanum, Z. herculis) Casca: P

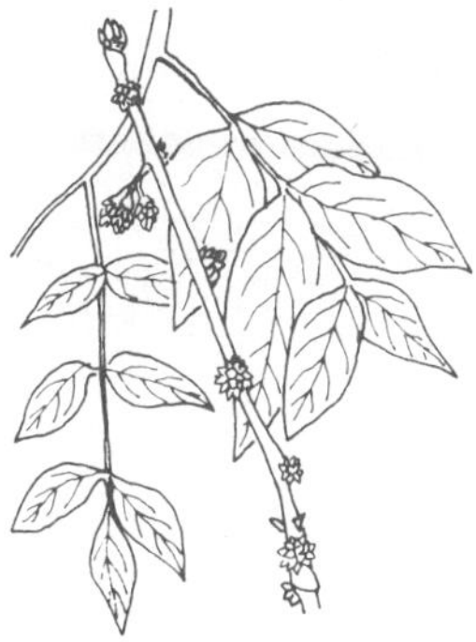

Gênero: masculino
Planeta: Marte
Elemento: Fogo
Poder: amor
Usos mágicos: use os frutos do freixo-espinhoso como um perfume para atrair o amor.

Fumária

(Fumaria officinalis)

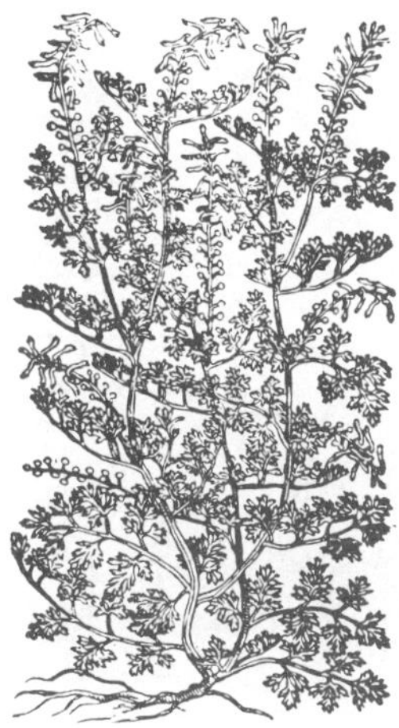

Nomes populares: erva-moleirinha, catarinas-queimadas ou erva-pombinha.
Gênero: feminino
Planeta: Saturno
Elemento: Terra
Poderes: dinheiro, exorcismo.
Usos mágicos: aplicar uma infusão de fumária pela casa e nos sapatos uma vez por semana atrai dinheiro para você rapidamente. A fumária foi queimada para exorcizar espíritos malignos por séculos.

Funcho

(Foeniculum vulgare) G

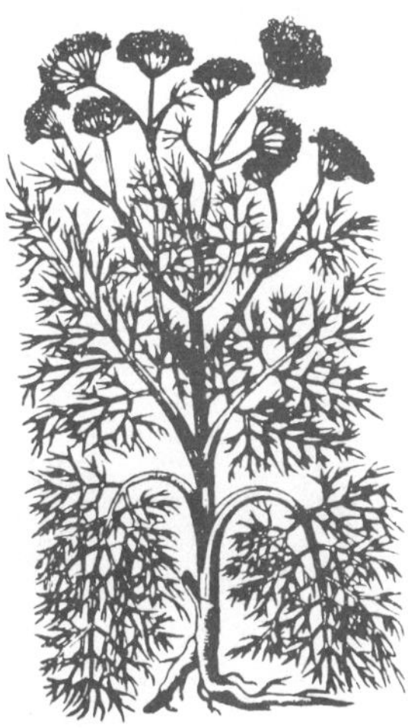

Nomes populares: samar, funcho doce, sheeh.
Gênero: masculino
Planeta: Mercúrio
Elemento: Fogo
Divindades: Prometeu, Dionísio.
Poderes: proteção, cura, purificação.
Usos rituais: o tirso, que figurava nas cerimônias Dionisíacas, era frequentemente feito de grandes talos de funcho com pinhas presas nas pontas.

Usos mágicos: cultivado em toda a casa, o funcho confere proteção. Usar um pedaço de funcho no sapato esquerdo evita que os carrapatos mordam suas pernas.

O funcho também é pendurado nas janelas e portas para afastar os maus espíritos, e suas sementes podem ser carregadas pelo mesmo motivo.

Usado em sachês de purificação, bem como em misturas curativas.

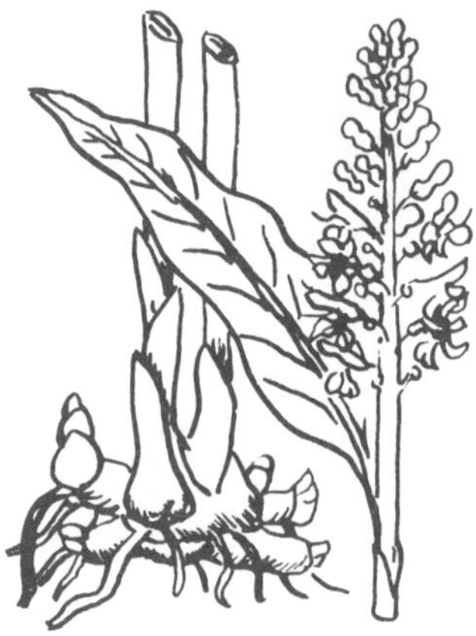

Galanga

(Alpina officinalum ou A. galanga) G

Nomes populares: mascar john, raiz da china, raiz da cólica, raiz catarrh da índia oriental, galingal, galingale, gargaut, raiz da índia, kaempferia galanga, low john the conqueror, rhizoma galanga.
Gênero: masculino
Planeta: Marte
Elemento: Fogo
Poderes: proteção, luxúria, saúde, dinheiro, poderes psíquicos, quebra-feitiços.
Usos mágicos: a galanga tem sido utilizada para muitas necessidades mágicas diferentes. Usada ou carregada, protege seu portador e dá sorte. Colocada em um sachê de couro com prata traz dinheiro. O pó de galanga é queimado para quebrar feitiços e maldições. Também é carregada ou espalhada pela casa para promover a luxúria.

Quando usada, a galanga auxilia no desenvolvimento psíquico e protege a saúde do portador. Se a galanga não estiver disponível, pode ser substituída pelo gengibre, que faz parte da mesma família.

Gálio-perfumado

(Galium verum, G. triflorum)

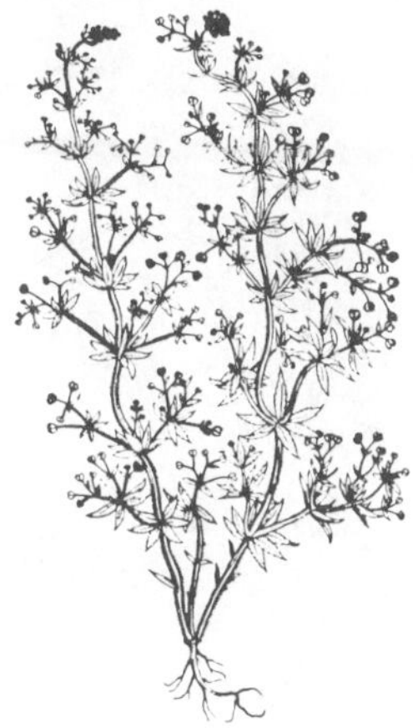

Nomes populares: cutelo, primo da criada.
Gênero: feminino
Planeta: Vênus
Elemento: Água
Poder: amor
Usos mágicos: o bedstraw perfumado é usado ou carregado para atrair o amor.

Gardênia

(Gardenia jasminoides, G. spp.) Gardenia jasminoides: G

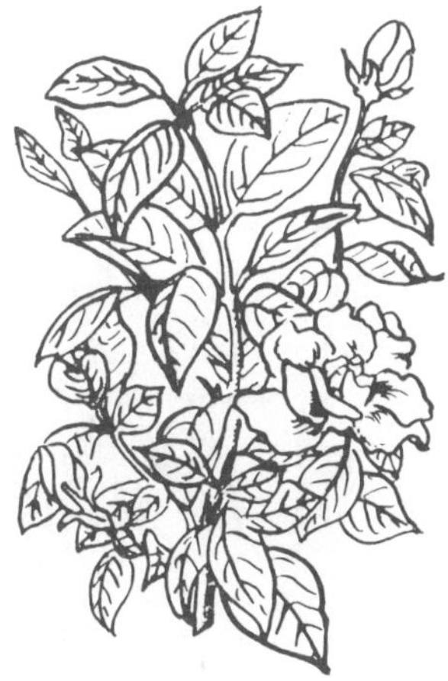

Gênero: feminino
Planeta: Lua
Elemento: Água
Poderes: amor, paz, aquecimento, espiritualidade
Usos mágicos: as flores frescas são colocadas nos quartos dos enfermos ou em altares de cura para ajudar no processo.

As pétalas secas também são adicionadas a incensos e misturas para cura. Gardênias secas espalhadas pela sala induzem vibrações pacíficas e podem ser adicionadas aos incensos lunares.

As gardênias são usadas em feitiços de amor e para atrair bons espíritos durante os rituais. Elas possuem vibrações espirituais muito elevadas.

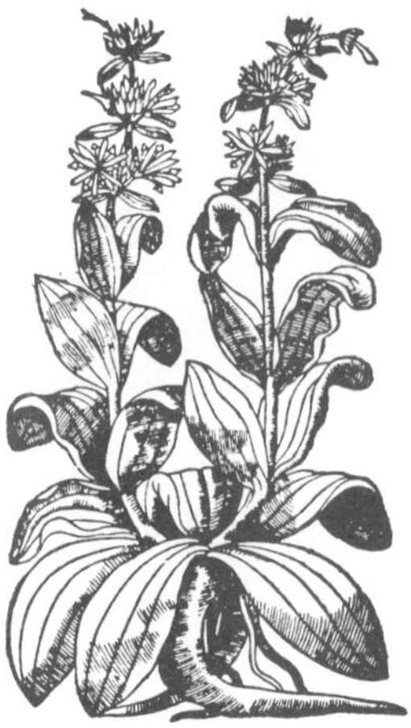

Genciana

(Gentiana lutea) U Dg

Nomes populares: raiz amarga, hochwurzel, genciana-amarela.
Gênero: masculino
Planeta: Marte
Elemento: Fogo
Poderes: amor, poder.
Usos mágicos: a genciana é adicionada em banhos e sachês para o amor. Quando usada em qualquer incenso ou sachê, a genciana adiciona uma grande quantidade de energia extra. Também é utilizada para quebrar feitiços e maldições.

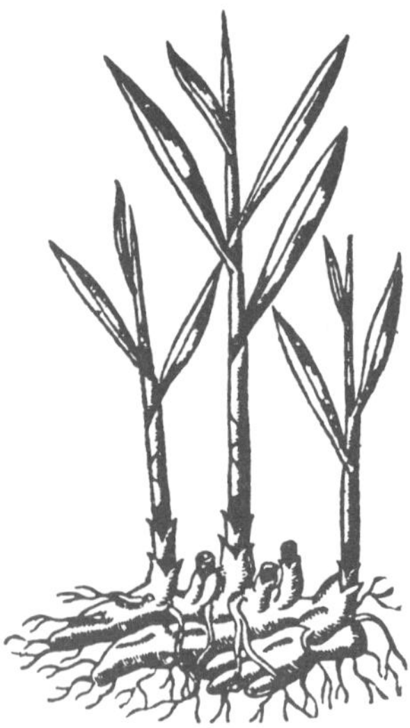

Gengibre

(Zingiber officinale) Raiz seca + F: P; Sg Fresh: G

Nome popular: gengibre africano
Gênero: masculino
Planeta: Marte
Elemento: Fogo
Poderes: amor, dinheiro, sucesso, poder.
Usos mágicos: comer gengibre antes de realizar feitiços lhes dará poder, já que você foi "aquecido" pelo gengibre. Isso é especialmente verdadeiro para os feitiços de amor, para os quais o gengibre é muito usado.

Raízes inteiras de gengibre são plantadas e cultivadas para atrair dinheiro ou o pó da raiz é espalhado nos bolsos ou no dinheiro para esse propósito.

O gengibre é usado em feitiços de sucesso ou para garantir o sucesso de uma operação mágica.

No Pacífico, os ilhéus Dobu usam muito o gengibre em sua magia. Eles o mastiga e cospe na "base" de uma doença para curá-la e também cospem gengibre mastigado em uma tempestade que se aproxima, enquanto estão no mar, para detê-la.

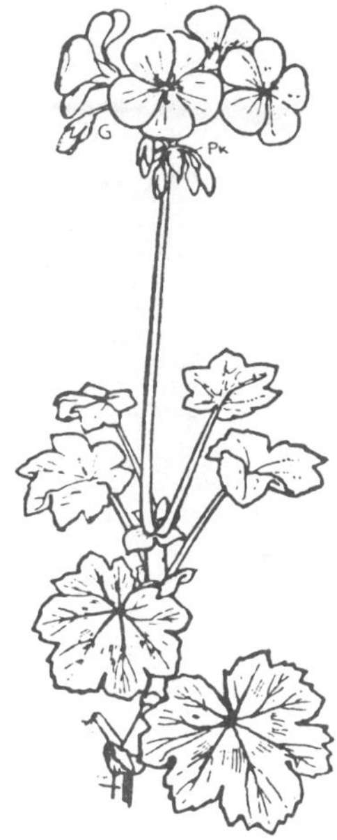

Gerânio

(Pelargonium maculatum e P. odoratissimum, P. spp.*)*

Gênero: feminino
Planeta: Vênus
Elemento: Água
Poderes: fertilidade, saúde, amor, proteção.
Usos mágicos: gerânios de todos os tipos são protetores quando cultivados no jardim ou trazidos para dentro de casa recém-cortado e colocado na água. O gerânio protege contra cobras, pois as cobras não aparecem onde os gerânios crescem.

Dizem que um lote de gerânios vermelhos, plantado perto da cabana da Bruxa, avisava sobre os visitantes que chegavam por seus movimentos. As flores foram magicamente carregadas para apontar na direção dos estranhos que se aproximavam e, assim, avisar a Bruxa de sua chegada iminente.

Potes de gerânios vermelhos são bastante protetores e fortalecem a saúde.

Os gerânios de flores rosa são usados em feitiços de amor, enquanto as variedades brancas aumentam a fertilidade.

Curandeiros do México contemporâneo limpam e curam pacientes escovando-os com gerânios vermelhos, ramos de arruda e pimenta.

O gerânio rosa (*Pelargonium graveolens*), com as suas folhas altamente perfumadas, é utilizado em saquinhos de proteção ou as folhas frescas são esfregadas em maçanetas e janelas para protegê-las.

Todos os gerânios perfumados têm várias propriedades mágicas, a maioria das quais pode ser deduzida pelo cheiro (noz-moscada, limão, hortelã-pimenta, etc.). Os gerânios com cheiro de noz-moscada possuem praticamente os mesmos poderes que a noz-moscada e assim por diante.

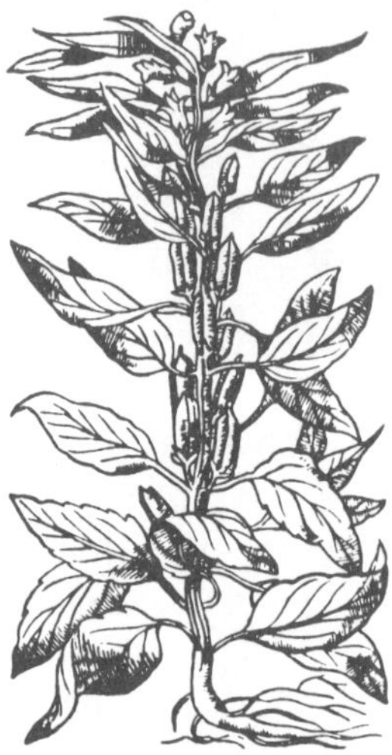

Gergelim

(Sesamum indicum, S. orientate) G.
Reações alérgicas graves foram relatadas.

Nomes populares: til, hoholi, bonin, ufuta, ziele, logowe.
Gênero: masculino
Planeta: Sol
Elemento: Fogo
Divindade: Ganesha
Poderes: dinheiro, luxúria.
Usos mágicos: sementes de gergelim, quando ingeridas, induzem à luxúria. Um frasco de sementes de gergelim deixado aberto em casa atrai dinheiro. Troque as sementes todos os meses.

O infame comando mágico, "abre-te sésamo!" *(Sesame, gergelim* em inglês*)* refere-se aos lendários poderes da planta para descobrir tesouros escondidos, revelar passagens secretas e abrir portas trancadas.

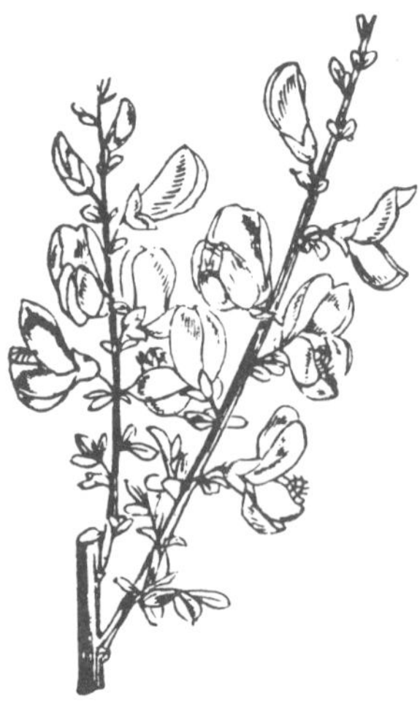

Giesta-das-vassouras

(Cytisus scoparius) Veneno

Nomes populares: banal, basam, besom, bisom, bizzon, breeam, broom tops, brum, genista green broom, irish broom, irish tops, link, scotch broom, hog weed, giesta, retama, vassoura-espanhola.
Gênero: masculino
Planeta: Marte
Elemento: Ar
Poderes: purificação, proteção, vento, feitiços, adivinhação.
Usos mágicos: a giesta-das-vassouras é usada em feitiços de purificação e proteção e é pendurada

na casa para manter o mal fora. Além disso, uma infusão de giesta-das-vassouras borrifada pela casa exorciza os maus espíritos.

Embora a infusão já tenha sido usada como bebida para aumentar os poderes psíquicos, isso pode ser perigoso, porque a planta é ligeiramente venenosa; ao invés disso, carregue-a com você para esta finalidade.

Para aumentar os ventos, lance a giesta--das-vassouras para invocar os espíritos do Ar, de preferência do topo de uma montanha. Para acalmar os ventos, queime a giesta-das-vassouras e enterre as cinzas.

Se você fizer feitiços ao ar livre (que é o melhor lugar para fazer magia), varra o solo com uma giesta-das-vassouras antes de seus trabalhos, se ela crescer nas proximidades.

Ginseng, americano

(Panax quinquefolius) G

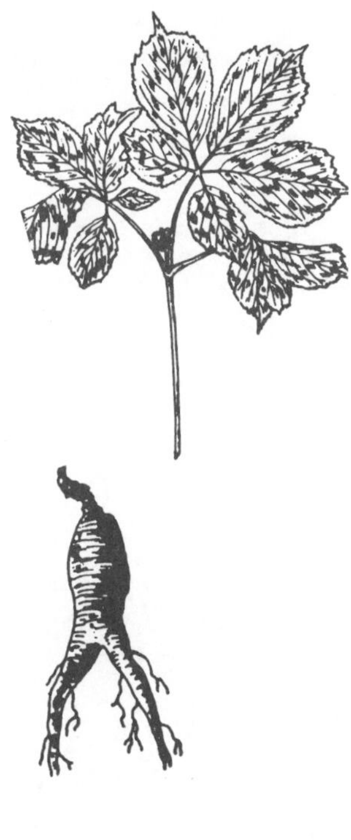

Nomes populares: raiz maravilha do mundo (wonder of the world root).
Gênero: masculino
Planeta: Sol
Elemento: Fogo
Poderes: amor, desejos, cura, beleza, proteção, luxúria.
Usos mágicos: a raiz é carregada para atrair o amor, bem como para proteger a saúde, ganhar dinheiro e garantir a potência sexual. O ginseng também trará beleza a todos os que o carregam.

Queime ginseng para afastar os maus espíritos e quebrar azarações e maldições. Um chá de ginseng é usado como uma poderosa bebida que induz à luxúria, seja sozinha ou misturada com outras ervas semelhantes.

Segure uma raiz de ginseng em suas mãos, visualize seu desejo na raiz e jogue-a na água corrente. Ou então, marque seu desejo em uma raiz e jogue-a na água.

O ginseng pode ser um substituto para a mandrágora.

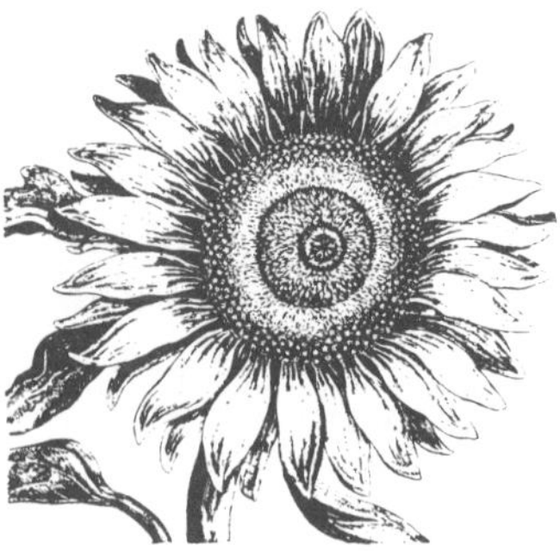

Girassol

(Helianthus annuus) G

Nomes populares: corona solis, marigold of peru, solo indianus, mirassol.
Gênero: masculino
Planeta: Sol
Elemento: Fogo
Poderes: fertilidade, desejos, saúde, sabedoria.
Usos mágicos: sementes de girassol são ingeridas por mulheres que desejam engravidar. Para se proteger contra a varíola, use sementes de girassol ao redor do pescoço, em um saquinho ou amarradas como contas em um colar.

Se você cortar um girassol ao pôr do sol enquanto faz um pedido, o desejo se tornará realidade antes do outro pôr do sol – desde que o desejo não seja muito grandioso.

Dormir com um girassol debaixo da cama permite saber a verdade sobre qualquer assunto.

Se você deseja se tornar virtuoso, unja-se com o suco extraído dos caules do girassol.

Os girassóis que crescem no jardim protegem-no contra as pragas e garantem boa sorte ao jardineiro.

Glória-da-manhã

(Ipomoea spp.*)* Veneno

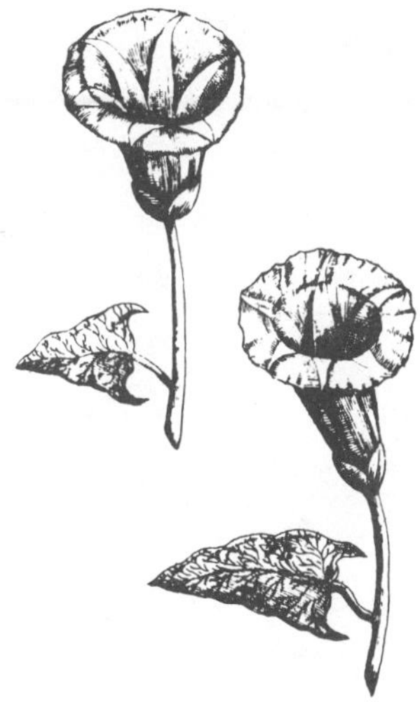

Nome popular: trepadeira
Gênero: masculino
Planeta: Saturno
Elemento: Água
Poderes: felicidade, paz.
Usos mágicos: coloque as sementes sob o travesseiro para cessar todos os pesadelos. Cultivadas no jardim, as glórias azuis trazem paz e felicidade. A raiz da glória-da-manhã pode ser usada como um substituta para a raiz da ipomea (*High John the Conqueror Root*).

Gnafa-cinzenta

(Anaphalis spp.; *Gnaphalium uliginosum, Antennaria dioica)*

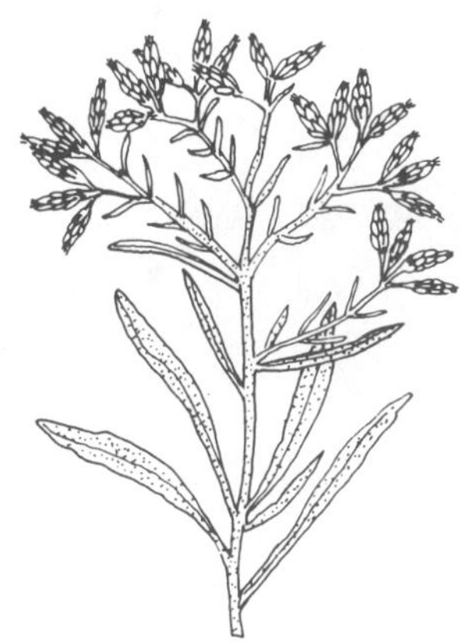

Nomes populares: chafe weed, everlasting, field balsam, indian posy, old field balsam, sweet scented life-everlasting, white balsam.
Poderes: longevidade, saúde, cura.
Usos mágicos: usado em feitiços de longevidade, bem como para restaurar a juventude. Também é mantido em casa ou transportado para prevenir doenças e problemas de saúde. Beba uma infusão de gnafa-cinzenta todas as manhãs, antes de comer ou beber qualquer outra coisa, enquanto diz:

> *Calafrios e doenças, dores e desgraças,*
> *Faça seu jejum com a cinzenta gnafa.*

Isso garantirá uma vida longa e livre de doenças.

Goma tragacanto

Gênero: masculino
Planeta: Terra
Elemento: Fogo
Poderes: vinculação, transformação no subconsciente.
Usos mágicos: a goma tragacanto pode ser usada para trazer o etéreo para as profundezas da terra dos sonhos ou do subconsciente, misturando tragacanto com símbolos dos elementos do etéreo e usando isso para encher um travesseiro de sonho.

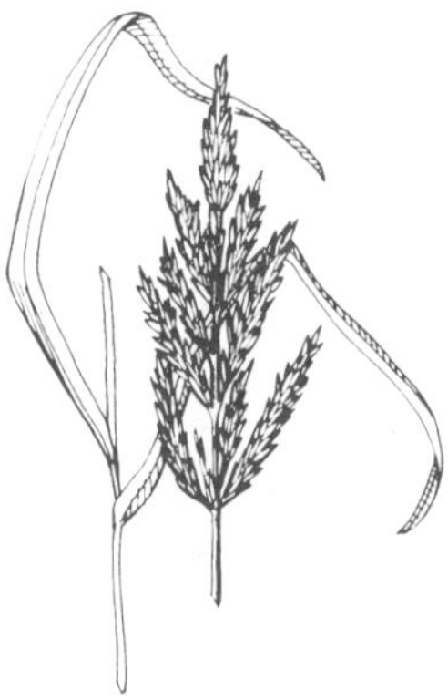

Grama

Poderes: poderes psíquicos, proteção.
Usos mágicos: pendure uma bola de grama verde na janela da frente da casa para expulsar o mal e protegê-la. Faça nós na grama ao redor da casa com o mesmo propósito.

Folhas de grama, quando carregadas, ajudam os poderes psíquicos.

Use grama verde para marcar um desejo em uma pedra ou simplesmente esfregue a grama nela para fazer uma mancha esverdeada. Visualize sua necessidade e então enterre a pedra ou jogue-a em água corrente.

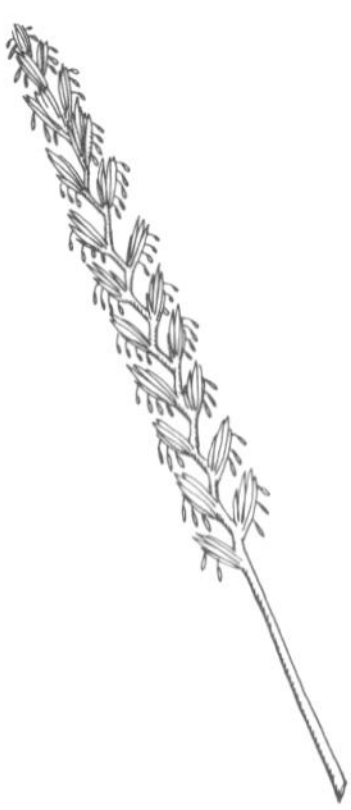

Grama-de-ponta

(Agropyron repens) Raiz: G

Nomes populares: grama-branca, grama-comum, grama-da-praia, grama-das-farmácias, grama-do--campo, trigo-grama, trigo-selvagem, couch grass, dog grass, quick grass, witches grass.
Gênero: masculino
Planeta: Júpiter
Poderes: felicidade, luxúria, amor, exorcismo.

Usos mágicos: a grama-de-ponta transportada ou borrifada sob a cama atrai novos amores. É também usada em todos os tipos de rituais de quebra de feitiços e descruzamento; a infusão é borrifada ao redor do local para dispersar as entidades e, quando utilizada, dissipa a depressão.

Grãos

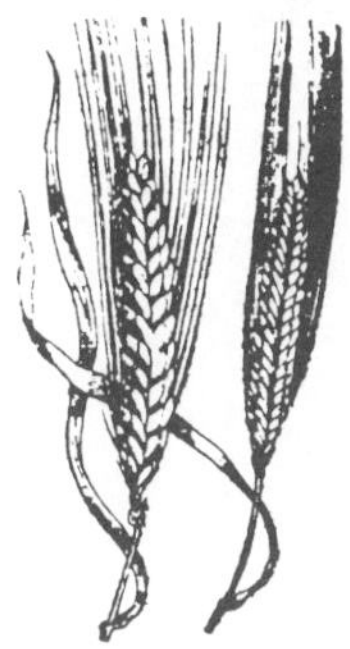

Poder: proteção

Usos mágicos: para se proteger contra o mal, espalhe grãos por todo o quarto. Para proteger as crianças quando estiverem longe de você (como por exemplo, na escola), jogue um punhado de grãos atrás delas. Certifique-se de que elas não vejam você fazer isso. Consulte Grãos Específicos.

Gualtéria

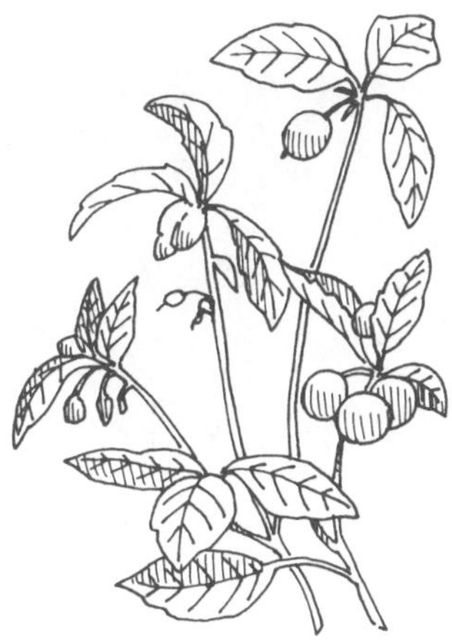

(Gaultheria procumbens) G

Nomes populares: checkerberry, mountain tea, teaberry, pirola, chá-montês e chá do canadá.

Gênero: feminino

Planeta: Lua

Elemento: Água

Poderes: proteção, cura, quebra-feitiços.

Usos mágicos: a gualtéria é colocada em travesseiros de crianças para protegê-las e conceder-lhes boa sorte ao longo de suas vidas.

Quando borrifada na casa, remove feitiços e maldições, especialmente quando misturada com hortelã.

Também utilizada em feitiços de cura, quando ramos frescos são colocados no altar, eles chamam os bons espíritos para observar e ajudar sua magia.

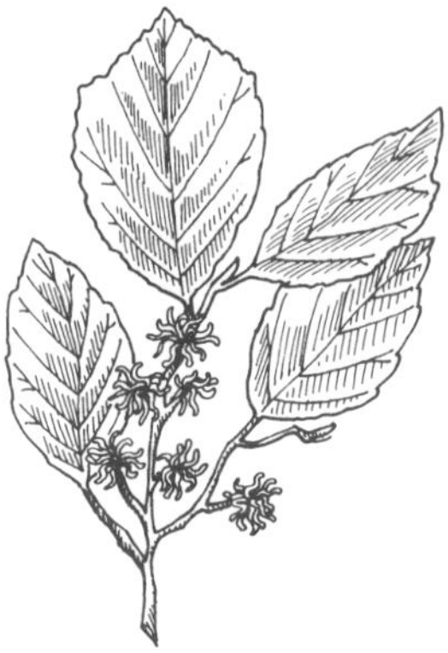

Hamamélis

(Hamamelis virginiea) G

Nomes populares: hamamélide; virginische zaubernuss (alemão), hamamélis (francês), witch hazel, common witchhazel (inglês), amamelide (italiano), hamamelides (latim).
Gênero: masculino
Planeta: Sol
Elemento: Fogo
Poderes: proteção, castidade.
Usos mágicos: a hamamélis tem sido utilizada há muito tempo para fazer varinhas de adivinhação. A casca e os galhos são também usados para proteger contra influências malignas.

Se carregada, a hamamélis ajuda a curar um coração partido e acalmar as paixões.

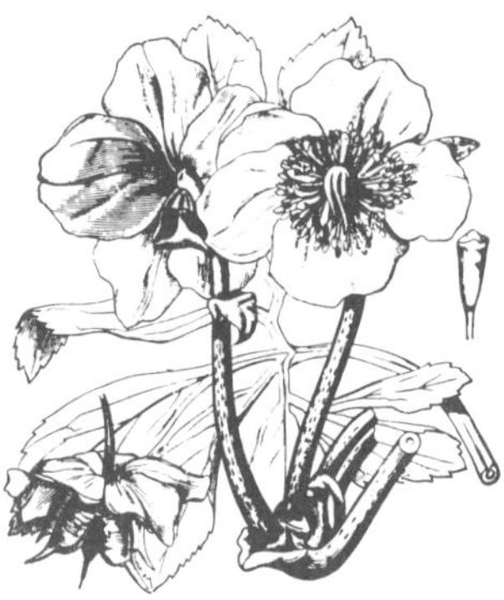

Heléboro, preto

(Helleborus niger) Veneno

Nomes populares: melampode, christmas rose, winter rose.
Gênero: feminino
Planeta: Saturno
Elemento: Água
Usos mágicos: espalhe heléboro em pó à sua frente, conforme você se mover, ficará invisível. O heléboro também era usado em rituais de exorcismo e foi usado durante um tempo para induzir à projeção astral. Tal como acontece com a maioria das ervas venenosas, ele é simplesmente muito perigoso de usar.

Helênio

(Inula helenium) PN D +

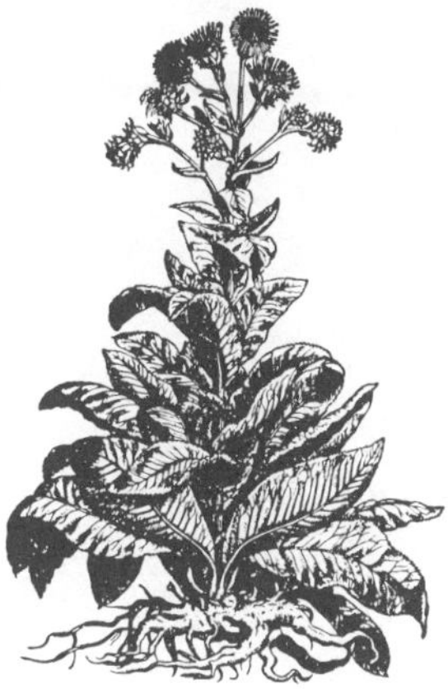

Nomes populares: alantwurzel (alemão), alycompaine, aunee (francês), elf dock, elfwort, horseheal, nurse heal, scabwort, velvet dock, wild sunflower.
Gênero: masculino
Planeta: Mercúrio
Elemento: Ar
Poderes: amor, proteção, poderes psíquicos
Usos mágicos: usado, o helênio atrai amor. Costure algumas folhas ou flores em um tecido rosa ou faça um saquinho. Também é transportada para proteção e a erva queimada em carvão ajuda a aguçar os poderes psíquicos, principalmente durante a vidência.

Heliotrópio

(Heliotropium europaeum ou H. arborescens) Veneno

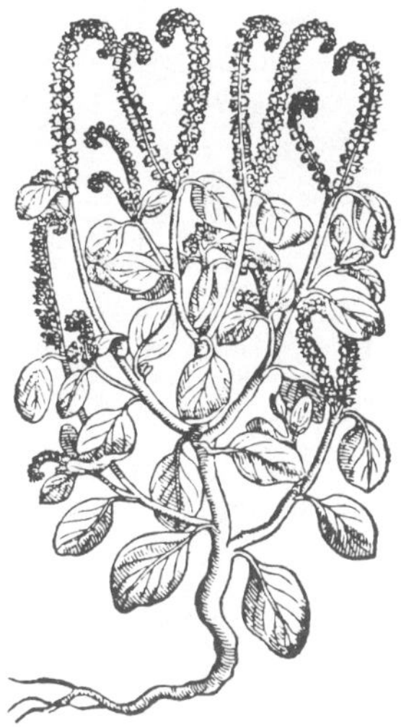

Nomes populares: cherry pie, tumsole, hindicum.
Gênero: masculino
Planeta: Sol
Elemento: Fogo
Divindade: Apolo
Poderes: exorcismo, sonhos proféticos, cura, riqueza, invisibilidade.
Usos mágicos: colocado sob o travesseiro, o heliotrópio induz sonhos proféticos. Isso é especialmente útil quando você foi roubado – o ladrão aparecerá em sonho.

O heliotrópio é usado em incensos e misturas de exorcismo, bem como em sachês curativos. Quando colocado no bolso ou na bolsa, atrai riqueza e dinheiro. Também coloque velas verdes em círculo e deixe até queimar completamente.

Para se tornar invisível, preencha um pequeno chifre com heliotrópio. Use ou carregue para que suas ações e movimentos não chamem a atenção.

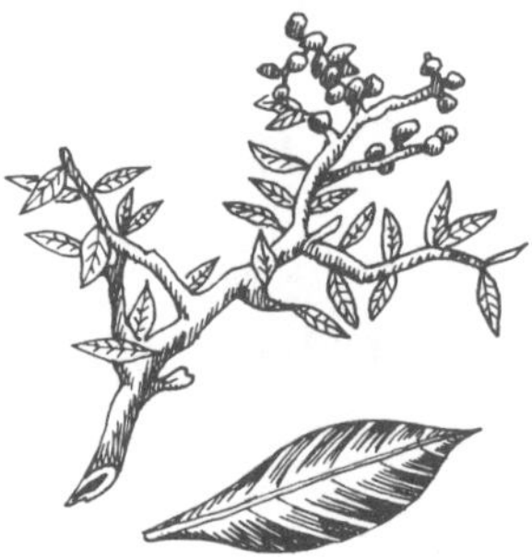

Hena

(Lawsonia inermis) X

Poder: cura

Usos mágicos: coloque na testa para aliviar a dor de cabeça. A hena atrai amor se usada perto do coração. Protege contra doenças e mau-olhado.

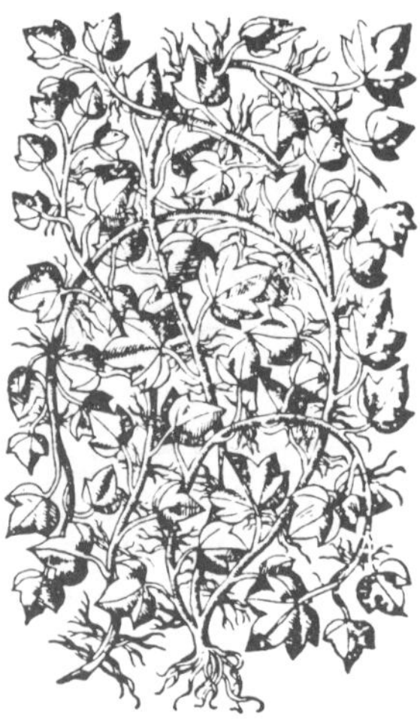

Hera

(Hedera helix, H. spp.*)* G

Nome Popular: gort

Gênero: feminino

Planeta: Saturno

Elemento: Água

Divindades: Baco, Dionísio, Osíris.

Poderes: proteção, cura.

Usos rituais: o tirso, usado na adoração de Baco, costumava ser enrolado com hera.

Usos mágicos: a hera é carregada por mulheres para obter sorte em geral e é usada por noivas pelo mesmo motivo.

Onde a hera cresce ou é espalhada, ela protege contra a negatividade e o desastre.

A hera também é usada em feitiços para fidelidade e amor. É magicamente "emparelhada" com o azevinho.

Hera-de-canteiro

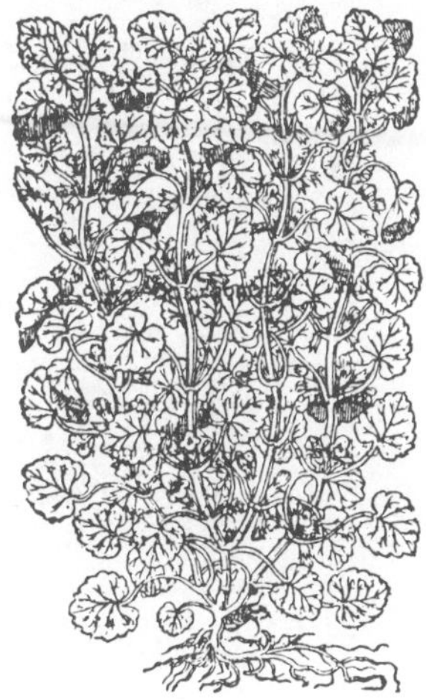

(Nepeta heredacea, Glechoma hederacea, Nepeta glechoma)

Nomes populares: alehoof, pé de gato, gill-go-over-the-ground, haymaids, hedgemaids, lizzy-run-up-the-hedge, robin-run-in- the-hedge, tunhoof, field balm, runnaway robin.

Poderes: adivinhação

Usos mágicos: use a hera-de-canteiro para descobrir quem está fazendo magia negativa contra você. Coloque a erva em volta da base de uma vela amarela e queime numa terça-feira. A pessoa se tornará visível a você.

Hibisco

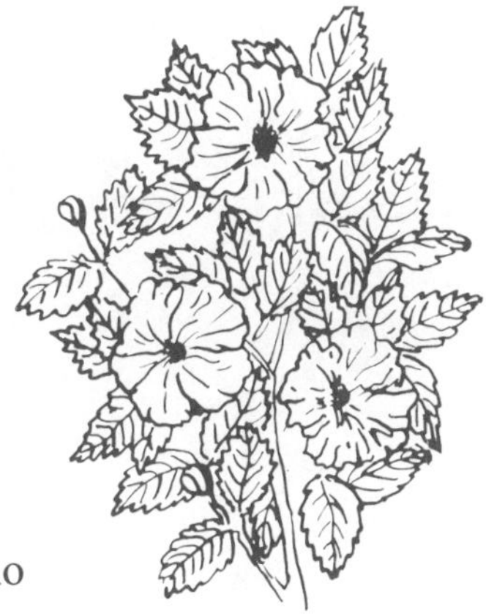

(Hibiscus spp. *Sabdariffa; H. rosanensis)*

Flores de Hibiscus sabdariffa: G

Nomes populares: kharkady (árabe), graxa, gumamela, flor-de-sapato, tulipa.

Gênero: feminino

Planeta: Vênus

Elemento: Água

Poderes: luxúria, amor, adivinhação.

Usos mágicos: as flores de um hibisco vermelho são fermentadas em um chá vermelho forte que é bebido por seus poderes de induzir à luxúria. Esta bebida é proibida para mulheres no Egito por este motivo.

As flores também têm sido usadas em sachês e incensos para amor. Eles são colocados em grinaldas em cerimônias de casamento nos trópicos. Feiticeiros em Dobu, no Pacífico Ocidental, fazem divinação em uma tigela de madeira com água, na qual são colocadas algumas flores de hibisco.

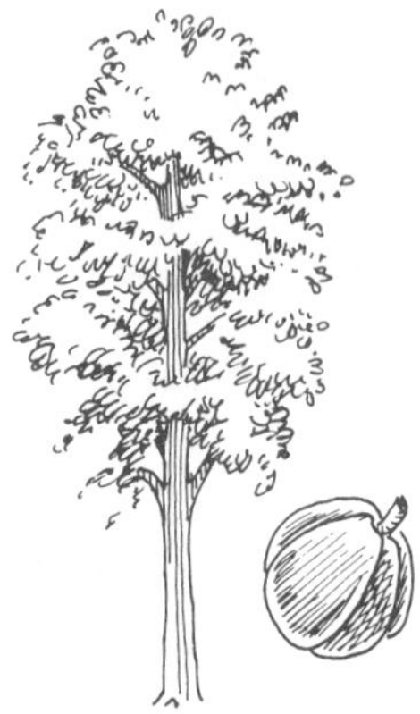

Hicória

(Carya spp.*)* G

Poder: assuntos legais
Usos mágicos: queime um pedaço de raiz de hicória até virar cinzas. Misture com potentilla e coloque esta mistura em uma caixa. Pendure-a na porta para garantir que você não tenha problemas com a lei.

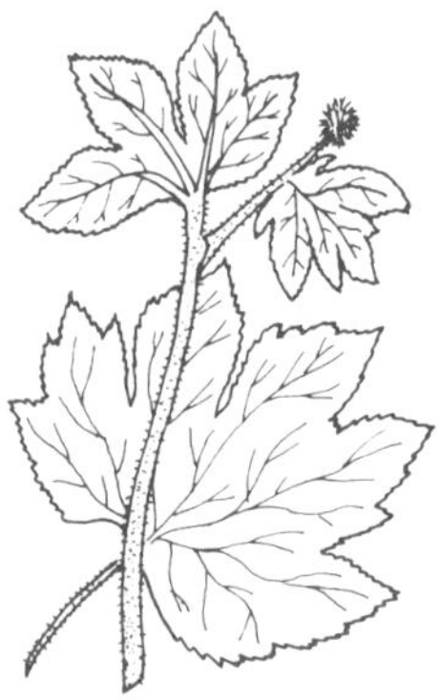

Hidraste

(Hydrastis canadensis) P Lt

Nomes populares: eye balm, eye root, ground raspberry, indian dye, indian paint, icterícia root, orange root, curcurma, warnera, wild curcurma, yellow puccoon, yellow root.
Gênero: masculino
Planeta: Sol
Elemento: Fogo
Poderes: cura, dinheiro.
Usos mágicos: o hidraste é usado em feitiços de dinheiro e também em rituais de cura.

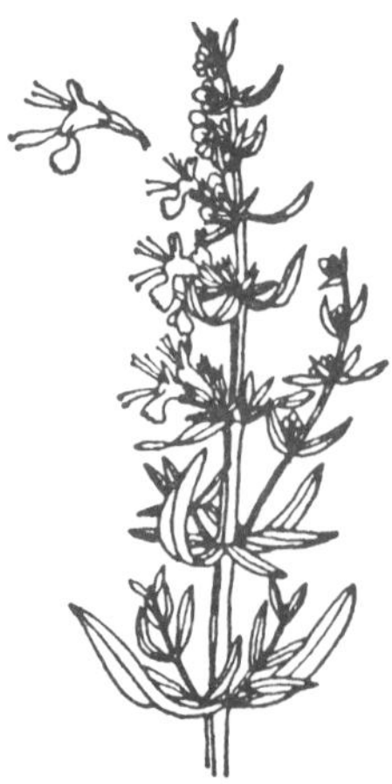

Hissopo

(Hyssopus officinalis) P

Nomes populares: hyssop herb, isopo, ysopo, yssop.
Gênero: masculino
Planeta: Júpiter
Elemento: Fogo
Poderes: purificação, proteção.
Usos mágicos: hissopo é a erva purificadora mais amplamente utilizada na magia. É adicionada aos

banhos em sachês, infundida e aspergida sobre objetos ou pessoas para limpá-los e pendurada em casa para expurgar o mal e a negatividade.

Hortelã

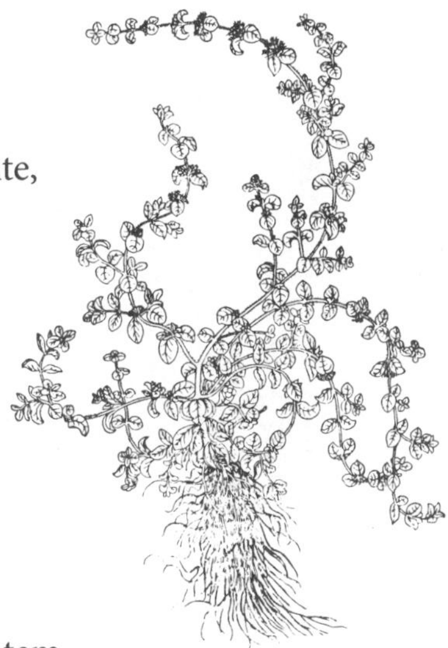

(*Mentha* spp.) Para cuidados específicos, procure a hortelã correspondente.

Nomes populares: levante, alevante, elevante, hortelã-de-leite, hortelã-das-cozinhas, hortelã-dos-temperos, hortelã-vulgar, hortelã-das-hortas, hortelã-comum.
Gênero: masculino
Planeta: Mercúrio
Elemento: Ar
Divindades: Plutão, Hécate.
Poderes: dinheiro, luxúria, cura, viagem, exorcismo, proteção.
Usos mágicos: a hortelã é utilizada há muito tempo em poções e misturas de cura e as folhas frescas são friccionadas na cabeça para aliviar dores de cabeça. A hortelã usada no pulso garante que você não ficará doente. Problemas estomacais podem ser aliviados enchendo um boneco verde com hortelã e ungindo-o com óleos curativos.

A hortelã também é utilizada em feitiços para viagem e para provocar luxúria. Suas folhas verdes brilhantes e seu perfume mentolado levaram ao seu uso em feitiços de dinheiro e e prosperidade; o mais fácil deles é colocar algumas folhas na carteira ou na bolsa, ou esfregar onde seu dinheiro é guardado.

Para livrar um lugar do mal, borrife água salgada com um aspersor feito de raminhos de hortelã, manjerona e alecrim. A hortelã fresca, colocada no altar, irá chamar os bons espíritos para estarem presentes e ajudá-lo na magia e também é mantida em casa para proteção.

Hortelã é um termo geral para qualquer membro da família *mentha*.

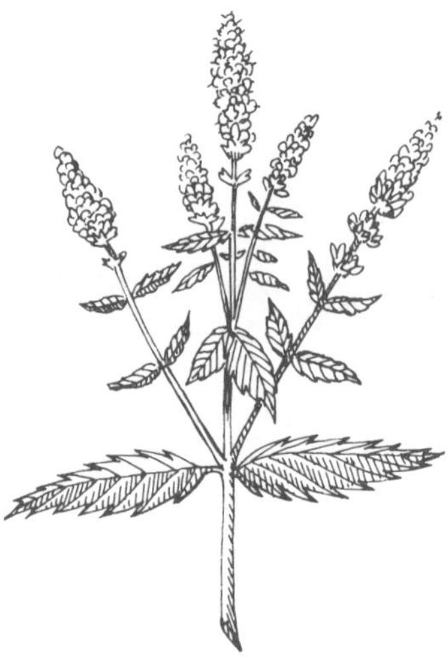

Hortelã-pimenta

(Mentha piperita) G

Nomes populares: brandy mint, lammint, hortelãzinho, hortelã-de-panela, hortelã-de-cheiro, hortelã-da-folha-miúda, hortelã-da-horta, hortelã-comum.

Gênero: masculino

Planeta: Mercúrio

Elemento: Fogo

Divindade: Plutão

Poderes: purificação, sono, amor, cura, poderes psíquicos.

Usos mágicos: a hortelã-pimenta tem sido utilizada há muito tempo em misturas e poções de cura e tem também uma longa história em feitiços de purificação. Diz-se que as folhas frescas, friccionadas na cabeça, alivia dores de cabeça. A hortelã-pimenta usada no pulso garante que você não ficará doente. Sua presença eleva as vibrações de um local. A erva fresca no altar chamará os bons espíritos para estarem presentes e o ajudará na magia. Seu aroma ajuda a dormir. Colocada sob o travesseiro, às vezes oferece vislumbres do futuro em sonhos. É passado em móveis, paredes e assoalho para limpá-los do mal e da negatividade. Plínio afirmou que a hortelã-pimenta excita o amor e, portanto, pode ser adicionada a esse tipo de mistura.

Hortelã-pimenta também é usada em feitiços para viagem. Suas folhas verdes brilhantes e seu perfume tonificante levam ao seu uso em feitiços de dinheiro e de prosperidade, o mais fácil dos quais é colocar algumas folhas na carteira ou na bolsa ou esfregar onde seu dinheiro é guardado.

As hortelãs comuns, como a hortelã-pimenta e o poejo, estão intimamente relacionadas e, em caso de dúvida, uma pode ser usada no lugar da outra. As hortelãs encontradas na natureza podem ser usadas em aplicações mágicas externas no lugar das hortelãs comuns (hortelã-pimenta, hortelã, etc.). Combine a hortelã selvagem com a conhecida que mais se assemelha a ela.

Hortelã-verde

(Mentha spicata) G

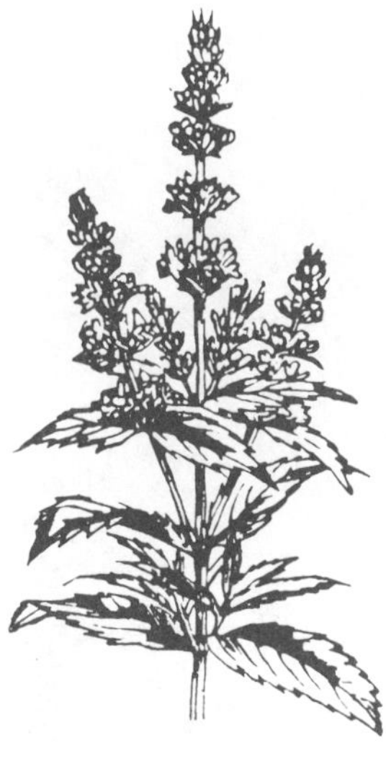

Nomes populares: brown mint, garden mint, green mint, green spine, lamb mint, mackerel mint, mismin (irlandês gaélico), our lady's mint, spire mint, yerba buena (espanhol).
Género: feminino
Planeta: Vênus
Elemento: Água
Poderes: cura, amor, poderes mentais.
Usos mágicos: a hortelã-verde é usada em todas as aplicações de cura, especialmente no auxílio a doenças pulmonares. Às vezes é usada para provocar luxúria. Sentir o perfume da hortelã-verde aumenta e aguça os poderes mentais. Para proteção durante o sono, coloque hortelã-verde em um travesseiro ou no colchão. *Veja também hortelã-pimenta.*

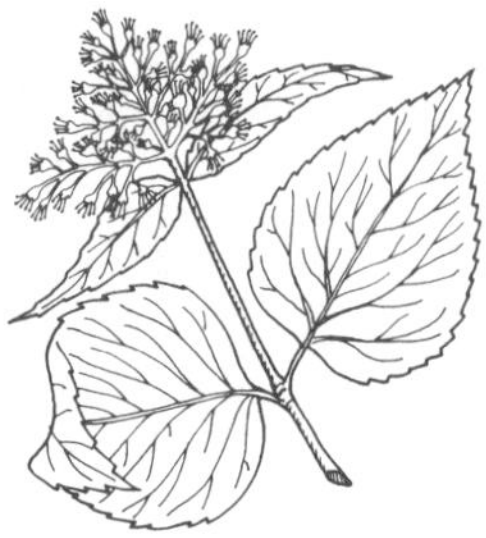

Hortênsia

(Hydrangea arborescens) X

Nome popular: seven barks

Poder: quebra-maldições

Usos mágicos: leve a casca da hortênsia com você, espalhe pela casa ou queime-a para quebrar maldições.

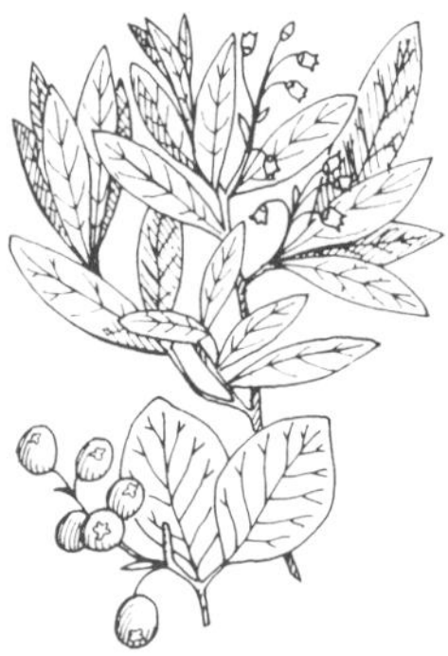

Huckleberry

(Vaccinium myrtillus, Gaylussacia spp.*)*

Nomes populares: whortleberry, bilberry, hurtleberry.

Gênero: feminino

Planeta: Vênus

Elemento: Água

Poderes: sorte, proteção, sonho mágico, quebra-maldições.

Usos mágicos: colocadas em saquinhos e carregadas, as folhas trazem sorte. Elas também afastam o mal e quebram feitiços e maldições. Para realizar todos os seus sonhos, queime as folhas em seu quarto antes de dormir. Em sete dias você verá os resultados.

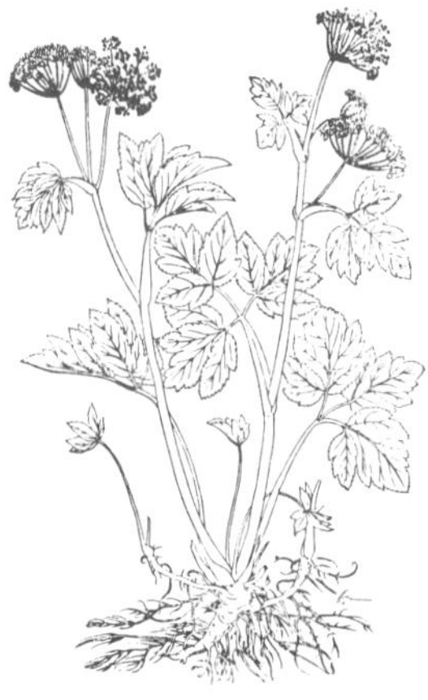

Imperatória

(Imperatoria ostruthium)

Nomes populares: hog fennel, imperatoria.

Gênero: masculino

Planeta: Marte

Elemento: Fogo

Poderes: força, coragem, proteção.

Usos mágicos: a imperatória concede força física, e assim pode ser utilizada por trabalhadores braçais e atletas para fortalecer o corpo. Também é usada para ajudar a realizar o desejo e acalmar as emoções e como um amuleto contra o mal. Polvilhe em um local para fazer espíritos aparecerem.

Ipomoea

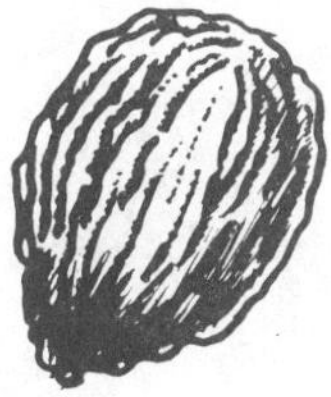

(Ipomoea Purga ou I. jalapa) Veneno

Gênero: masculino
Planeta: Marte
Elemento: Fogo
Poderes: dinheiro, amor, sucesso, felicidade.
Usos mágicos: unte uma das raízes com óleo de menta e amarre em um saquinho verde. Carregue-o com você para atrair dinheiro.

A ipomoea também é levada para conter a depressão, trazer amor e sucesso, proteger e destruir todos os feitiços e maldições.

Para fazer um óleo de unção simples adequado para todos os propósitos, pegue três raízes de ipomoea, faça pequenos cortes nelas com uma faca afiada e coloque-as em uma garrafa de óleo vegetal de oliva ou mineral. Deixe as raízes de molho no óleo por várias semanas e use-as como desejar: para ungir velas, sachês e assim por diante.

Íris

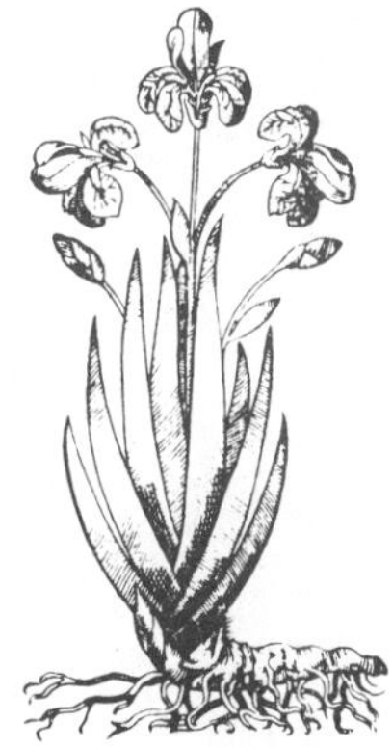

(Iris florentina, I. spp.*)*
Algumas espécies não devem ser ingeridas.

Gênero: feminino
Planeta: Vênus
Elemento: Água
Divindades: Íris, Juno.
Poderes: purificação, sabedoria.
Usos mágicos: a íris, uma das mais belas flores, tem sido usada para purificação desde os tempos

romanos. As flores frescas são colocadas em um local para limpá-lo. Os três pontos de sua flor simbolizam fé, sabedoria e valor, portanto, podem ser usados para induzir essas qualidades.

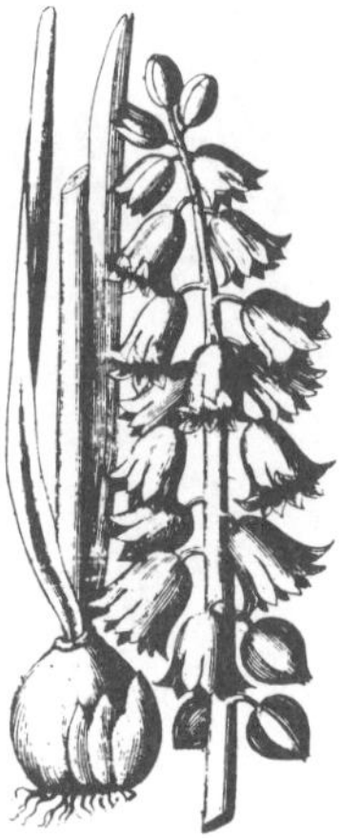

Jacinto

(Hyacinthus orientalis) X

Gênero: feminino
Planeta: Vênus
Elemento: Água
Poderes: amor, proteção, felicidade.
Usos mágicos: use-a em sachês para aliviar as dores do parto. A planta cultivada no quarto protege contra pesadelos.

Cheirar as flores frescas do jacinto alivia a tristeza e a depressão e também cura o fascínio. As flores secas são usadas em misturas para o amor.

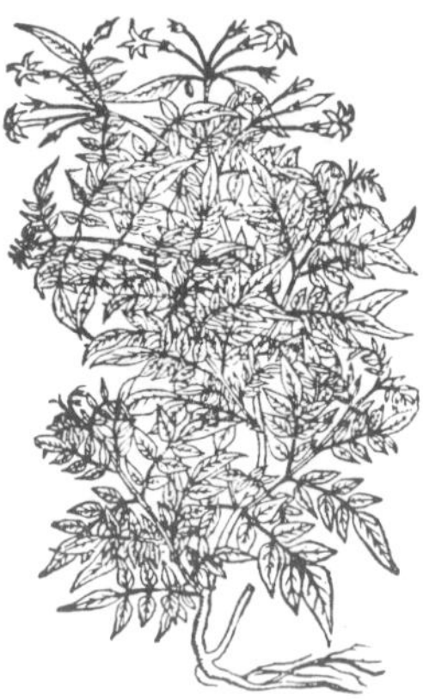

Jasmim

(Jasminum grandiflorum, J. officinale ou J. doratissimum): J. Grandiflorum flor: G

Nomes populares: jasmim-da-china, jasmim-dos-açores, jasmim-dos-poetas, jasmim-amarelo, jasmim-asa-de-anjo, mosqueta, yasmin.
Gênero: feminino
Planeta: Lua
Elemento: Água
Divindade: Vishnu
Poderes: amor, dinheiro, sonhos proféticos.
Usos mágicos: as flores de jasmim secas são adicionadas em sachês e outras misturas de amor. Elas atrairão um amor espiritual (em oposição ao físico).

As flores atrairão riqueza e dinheiro se carregadas, queimadas ou secas. O jasmim também causa sonhos proféticos se queimado no quarto e as flores são cheiradas para induzir ao sono.

Kava-Kava

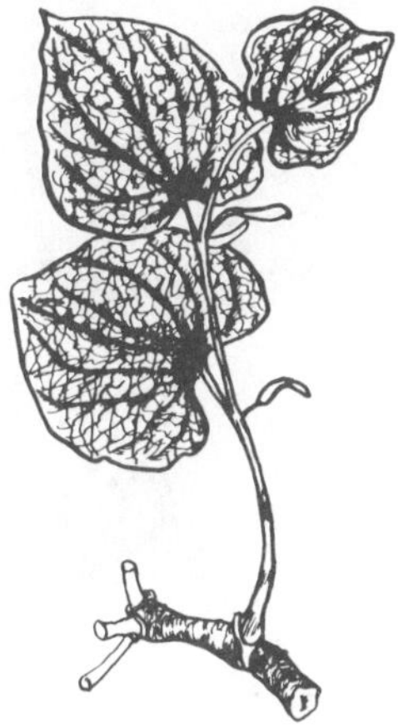

(Piper methysticum) PN Pa D +

Nomes populares: ava, ava pepper, ava root, awa root, intoxicating pepper.
Gênero: feminino
Planeta: Saturno
Elemento: Água
Divindades: Lono, Kane, Kanaloa.
Poderes: visões, proteção, sorte.
Uso ritual: muito usado em rituais no Havaí e na Polinésia.
Usos mágicos: a raiz desta planta polinésia é infundida e o chá resultante é bebido para oferecer proteção contra o mal e convidar à boa sorte.

Deixado em infusão durante à noite, na geladeira, pode ser consumido para aumentar os poderes psíquicos e induzir a visões. O excesso da infusão, entretanto, pode causar danos aos rins.

Lágrima-de-nossa-senhora

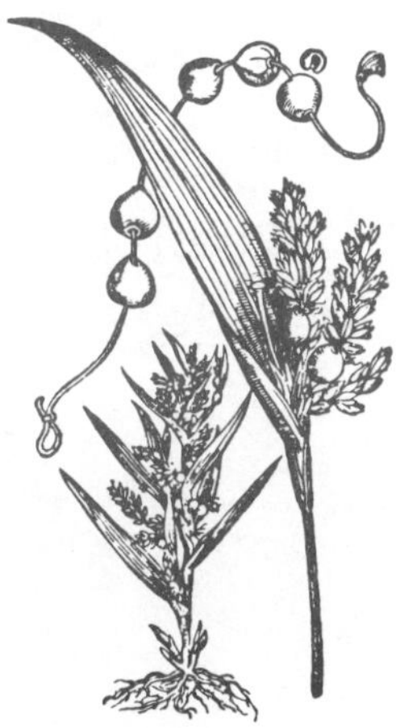

(Coix lachryma-jobi) P

Nome popular: tear grass
Poderes: cura, desejos, sorte.
Usos mágicos: as sementes são amarradas em um colar e colocadas em volta do pescoço da criança para ajudar na dentição. Também são usadas por adultos da mesma maneira, para dores de garganta e resfriados. As sementes absorvem a dor ou a doença.

Três sementes podem ser carregadas para dar sorte. Para fazer um desejo mágico, faça um pedido contendo sete sementes (ou "lágrimas", como são conhecidas) e depois jogue-as em água corrente. Alternativamente, conte sete sementes, concentrando-se no seu desejo. Leve essas sementes com você por uma semana e seu desejo se tornará realidade.

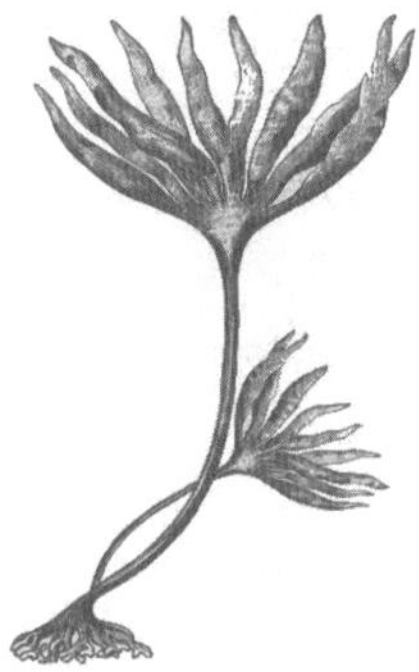

Laminaria

(Laminaria digitata)

Planeta: Júpiter
Elemento: Água
Poderes: viagem, proteção.
Usos mágicos: é utilizada para proteção em viagens marítimas longas.

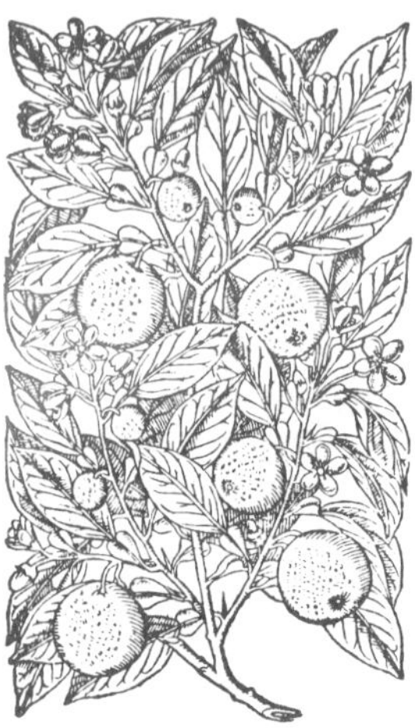

Laranja

(Citrus sinesis) G

Nome popular: love fruit
Gênero: masculino
Planeta: Sol
Elemento: Fogo
Poderes: amor, adivinhação, sorte, dinheiro.
Usos mágicos: a casca seca e as sementes são adicionadas em sachês de amor. Se adicionado flores, esses saches são concebidos para levar à felicidade conjugal. As flores frescas ou secas adicionadas ao banho tornam o banhista mais atraente.

Quando você comer uma laranja, pense em uma pergunta que deseja obter resposta; deve ser uma pergunta SIM/NÃO. Conte as sementes na laranja: se forem pares, a resposta é NÃO. Se ímpar, SIM.

A casca da laranja é adicionada a misturas, pós e incensos de prosperidade, e os chineses há muito consideram as laranjas um símbolo de sorte e boa fortuna.

O suco de laranja é bebido em rituais no lugar do vinho. Uma infusão de cascas de laranja, protegerá contra a embriaguez, enquanto a água destilada das flores de laranja é adicionada a poções e banhos de amor e luxúria.

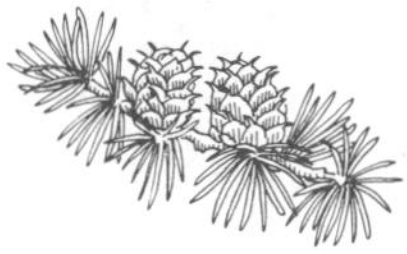

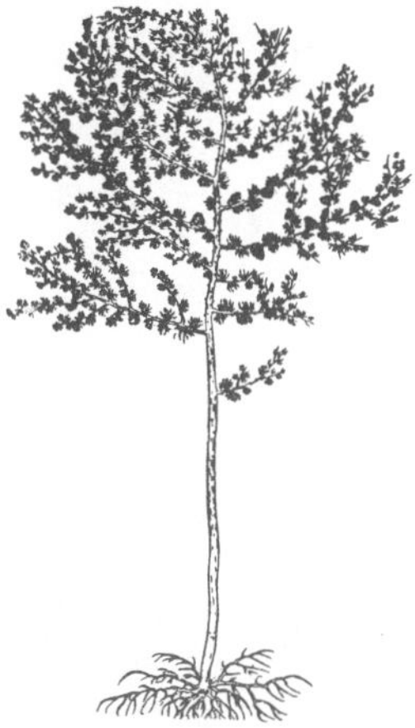

Larix

(Larix europaea) Grandes quantidades: X

Gênero: masculino
Poderes: proteção, antifogo.
Usos mágicos: como a madeira de larix não pode ser penetrada pelo fogo, de acordo com a longa tradição mágica, ela é usada em sachês projetados para prevenir incêndios. O larix também é carregado ou usado para prevenir o encantamento e proteger contra o mau-olhado.

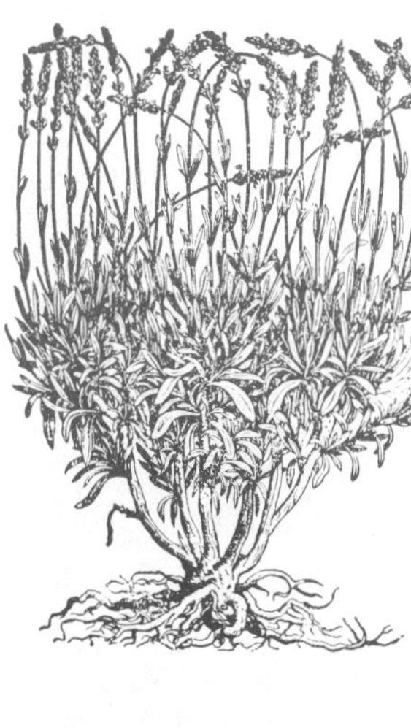

Lavanda

(Lavendula officinale ou L. vera) Flor: G

Nomes populares: alfazema, lavanda, lavandula, nardo.
Gênero: masculino
Planeta: Mercúrio
Elemento: Ar
Poderes: amor, proteção, sono, castidade, longevidade, purificação, felicidade, paz.
Usos mágicos: a lavanda é usada há muito tempo em feitiços e sachês para o amor. Roupas aromatizadas com as flores perfumadas (ou a lavanda

colocadas em gavetas com roupas) atraem o amor. Um pedaço de papel no qual você esfregou lavanda é excelente para escrever bilhetes de amor. O cheiro da lavanda atrai particularmente os homens e a água de lavanda ou o óleo essencial era usado por prostitutas há vários séculos para anunciar sua profissão e também para atrair clientes (por meio de magia). A lavanda, se usada, também protege contra os maus-tratos do cônjuge.

Essas flores também são queimadas para induzir ao sono e ao descanso. Espalhadas pela casa, mantém sua tranquilidade. A planta é tão poderosa que, se ao ficar deprimido olhar para ela, toda a tristeza irá embora e um sentimento de alegria se estabelecerá no observador.

Na verdade, o odor de lavanda propicia uma vida longa, portanto, deve ser sentido constantemente, se isso for uma preocupação.

A lavanda também é usada em misturas curativas, utilizada para ver espíritos e para proteger contra o mau-olhado. É adicionada em banhos de purificação.

Apesar das associações da lavanda com o amor, na Renascença, acreditava-se que a lavanda, usada com o alecrim, preservaria a castidade da mulher.

Uma adivinhação para realização de desejo: coloque lavanda sob o travesseiro enquanto pensa em seu desejo. Faça isso antes de dormir. De manhã, se você sonhou com algo relacionado ao seu desejo, isso se tornará realidade. No entanto, se você não teve sonhos ou se eles não estavam relacionados ao seu desejo, ele não se manifestará.

A *lavandin* é um tipo de lavanda que foi criada por seu perfume poderoso. É uma escolha particularmente boa para sachês e travesseiros.

Levístico

(Levisticum officinale) PK

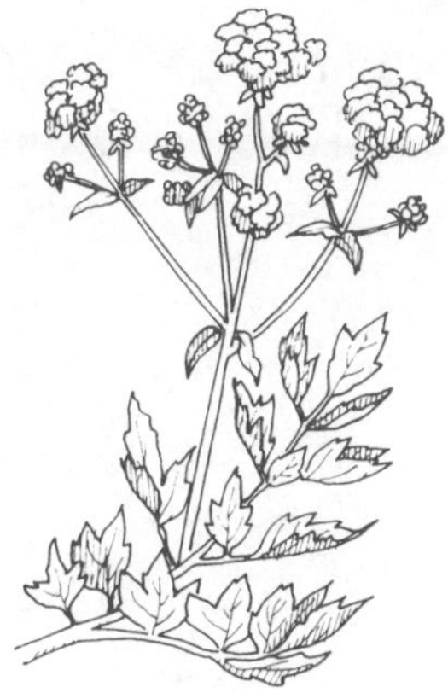

Nomes populares: levítico, erva-maggi, folhas-de-ligústica, lovage, lovage leaves (inglês), maggi, liebstockblätter (alemão), levístico, ligustro, hojas (espanhol), livèche (francês).
Gênero: masculino
Planeta: Sol
Elemento: Fogo
Poderes: amor
Usos mágicos: coloque levístico na água do banho (em um sachê). Isso torna a pessoa mais atraente e inspiradora. É melhor tomar tais banhos imediatamente antes de sair para conhecer novas pessoas.

Licopódio

(Lycopodium clavatum) X

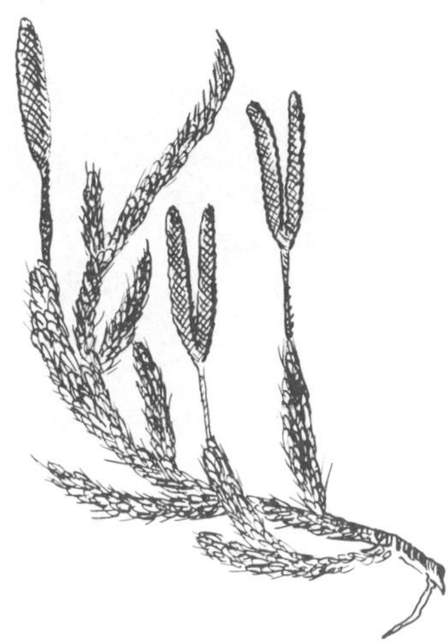

Nomes populares: foxtail, lycopod, selago, enxofre vegetal, wolf claw, moririr-wa-mafika.
Gênero: feminino
Planeta: Lua
Elemento: Água
Poderes: proteção, poder.
Usos mágicos: a erva, quando colhida corretamente, dá proteção, poder e bênçãos dos Deuses. Tome um banho de purificação em um riacho, ofereça pão e vinho à planta e, em seguida, arranque-a com o dedo mínimo ou uma lâmina de prata. Ela será, então, poderosa.

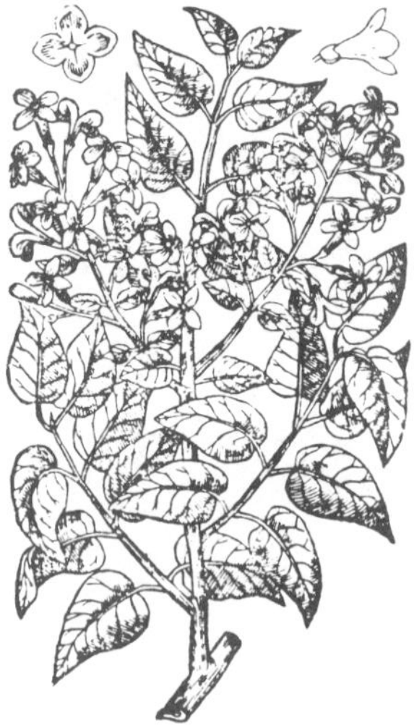

Lilás

(Syringa vulgaris) G

Nome popular: common lilac
Gênero: feminino
Planeta: Vênus
Elemento: Água
Poderes: exorcismo, proteção.
Usos mágicos: o lilás afasta o mal onde é plantado ou espalhado. De fato, na Nova Inglaterra os lilases foram originalmente plantados para manter o mal longe da propriedade. As flores, frescas, podem ser colocadas em uma casa mal-assombrada para ajudar a limpá-la.

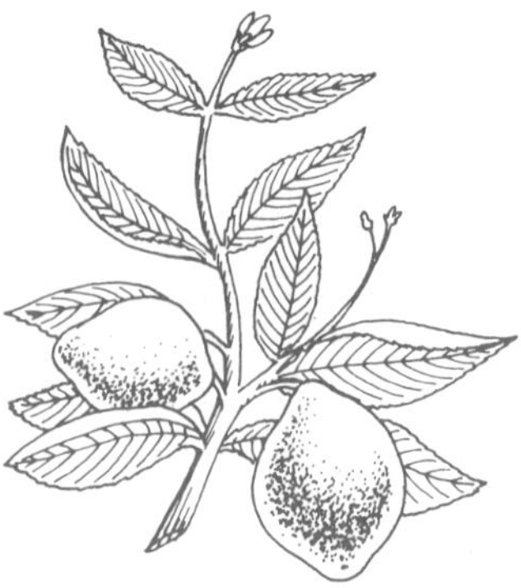

Lima

(Citrus aurantifolia ou L. Limetta) Casca: G

Nomes populares: loomi, dayap, calmouc.
Gênero: masculino
Planeta: Sol
Elemento: Fogo
Poderes: cura, amor, proteção.
Usos mágicos: pegue uma lima fresca, fure com pregos velhos de ferro, alfinetes e agulhas e jogue-o em um buraco fundo no chão. Isso o livrará de todos os males, feitiços e assim por diante.

Use um colar de limas para curar uma dor de garganta. A casca da lima é usada em misturas e incensos para o amor. Para curar uma dor de dente, crave um prego no tronco de uma lima (mas agradeça a ela antes de fazer isso).

Os galhos da lima protegem contra o mau-olhado quando carregados.

Limão

(Citrus limon) G

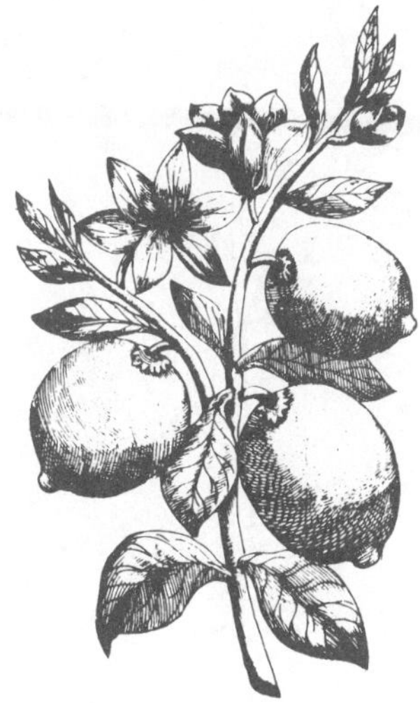

Nome popular: ulamula
Gênero: feminino
Planeta: Lua
Elemento: Água
Poderes: longevidade, purificação, amor, amizade.
Usos mágicos: o suco de limão é misturado com água e a mistura resultante é usada para lavar amuletos, joias e outros objetos mágicos obtidos de segunda mão.

Esta lavagem garante que todas as vibrações negativas sejam eliminadas do objeto em questão. O suco também é adicionado à água do banho na época da Lua cheia por seus poderes purificadores.

As flores secas e as cascas são adicionadas em sachês e misturas de amor, e as folhas são usadas em chás para luxúria. Um limoeiro cultivado a partir de uma semente tirada de um limão que você consumiu é um presente altamente apropriado para uma pessoa querida, embora este seja um processo longo. A torta de limão, servida ao cônjuge, ajuda a fortalecer a fidelidade, e uma fatia de limão fresco colocada sob a cadeira de um visitante garante que sua amizade durará.

Colha um limão verde (não maduro) de uma árvore. Ele não deve ter mais de 5 centímetros de diâmetro. Em seguida, pegue alguns alfinetes coloridos. Pode ser de qualquer cor, exceto a cor preta; se houver alfinetes de ponta preta, removam-as. Agora coloque os alfinetes, um de cada vez, no limão, até que esteja bastante coberto. Prenda um pedaço de lã ou fita ao limão e pendure em casa para trazer bênçãos e sorte, ou ofereça a um amigo. Esses amuletos de "limão e alfinetes" são fáceis de fazer e também muito eficazes. Um limão pode servir de boneco.

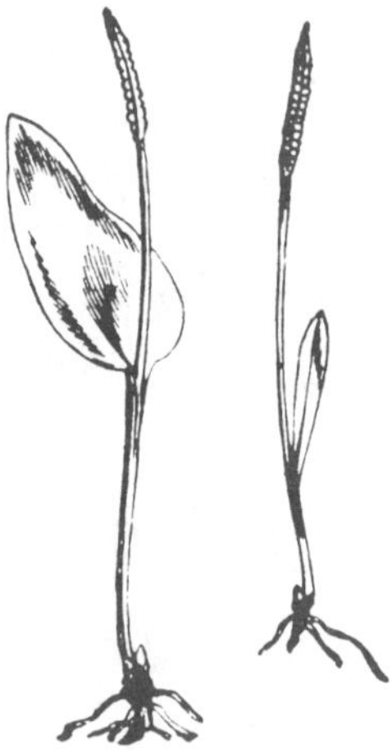

Língua-de-áspide

(Erythronium americanum)

Nomes populares: língua-de-áspide-americana, língua-de-serpente, boca-de-víbora, yellow snowdrops, dente-de-cachorro-violeta.
Gênero: feminino
Planeta: Lua
Elemento: Água
Poder: cura
Usos mágicos: molhe a língua-de-áspide em água fria e aplique em uma ferida ou hematoma (embrulhe em um pedaço de pano) até que a erva fique quente. Em seguida, enterre a erva molhada em um local lamacento. A ferida ficará curada.

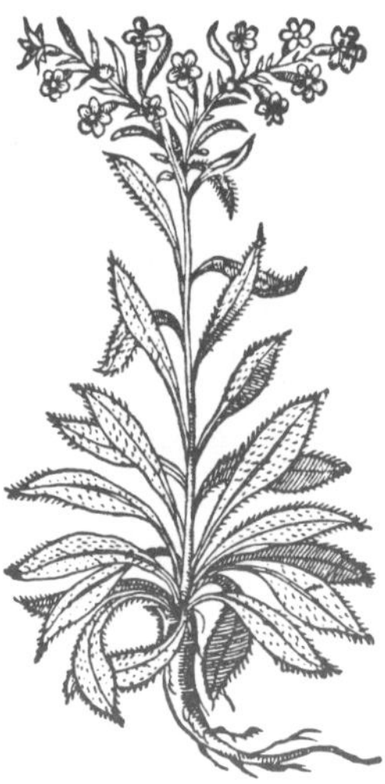

Língua-de-cão

(Cynoglossum officinale) G

Nomes populares: graveto-do-cão, figueira-do-diabo, dedo-do-diabo, pau-pelado, árvore-de-são-sebastião.
Gênero: masculino
Planeta: Marte
Elemento: Fogo
Poderes: prende a língua dos cães.
Usos mágicos: se colocado no sapato, esta erva impedirá os cães de latir para você. Isso ocorre porque a erva "amarra" as línguas deles.

Língua-de-ovelha

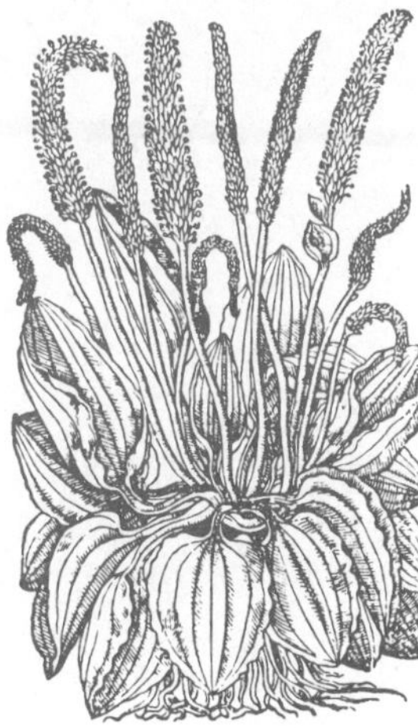

(Plantago spp. *Lanceolata, P. major, P. media)* G

Nomes populares: cuckoo's bread, englishman's foot, the leaf of patrick, patrick's dock, ripple grass, st. patrick's leaf, slanlus, snakebite, snakeweed, waybread, waybroad, weybroed (anglo-saxão), white man's foot.
Planeta: Vênus
Elemento: Terra
Poderes: cura, força, proteção, repelir cobras.
Usos mágicos: amarre a língua-de-ovelha com lã vermelha na cabeça para curar dores de cabeça e coloque sob a pés para remover o cansaço. A língua-de-ovelha também é pendurada no carro para evitar a intrusão de espíritos malignos.

Um pedaço da raiz no bolso protege seu portador de picadas de cobra.

Linho

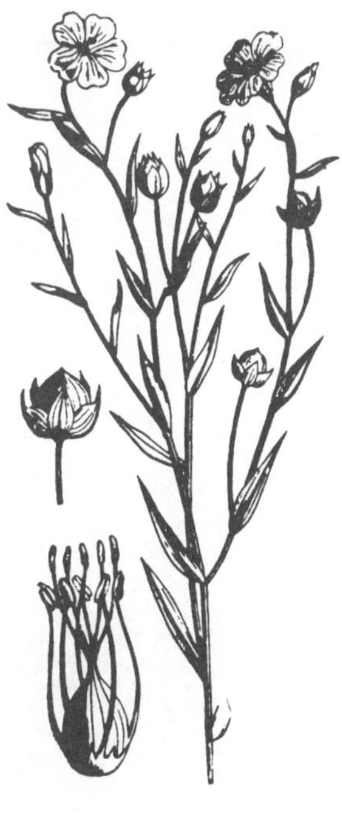

(Linum usitatissimum) L

Nomes populares: linhaça, linaza, sib muma.
Gênero: masculino
Planeta: Mercúrio
Elemento: Fogo
Divindade: Hulda
Poderes: dinheiro, proteção, beleza, poderes psíquicos, cura.
Usos rituais: o linho foi usado em rituais para Hulda, a Deusa Teutônica que primeiro ensinou os mortais a cultivar o linho e a fiá-lo em fios de linho e tecê-lo em tecido.
Usos mágicos: as sementes de linho são usadas em feitiços para dinheiro. Algumas podem ser colocados no bolso, carteira ou bolsa ou em um

jarro que pode ser colocado no altar com algumas moedas. Isso deve ser repetido todos os dias para atrair dinheiro. Um pouco de linho no sapato afasta a pobreza.

As flores azuis do linho são usadas para se proteger contra feitiçaria. Para se proteger durante o sono, misture partes iguais de semente de linho e semente de mostarda e coloque essa mistura ao lado de sua cama. Do outro lado da cama coloque um recipiente com água fria. Você será protegido durante seu sono.

Alternativamente, uma combinação de pimenta-vermelha e semente de linho, mantida em uma caixa em algum lugar da casa, evita que o mal entre.

Para garantir que seus filhos cresçam e se tornem lindos adultos, deixe-os dançar por entre o linho aos sete anos de idade.

Polvilhe o altar com sementes de linho durante a realização de rituais de cura ou inclua-o em misturas para a cura. Para ajudar a curar o lumbago, amarre uma mecha de linho ao redor dos quadris.

Se você sofre de tontura, esta é uma cura um tanto drástica: dê três voltas correndo, nu, após o pôr do sol, por um campo de linho. Enquanto você faz isso, o linho vai pegar para si a sua tontura e você ficará curado.

Você pode pegar um resfriado, mas não vai ficar tonto!

Liquidambar

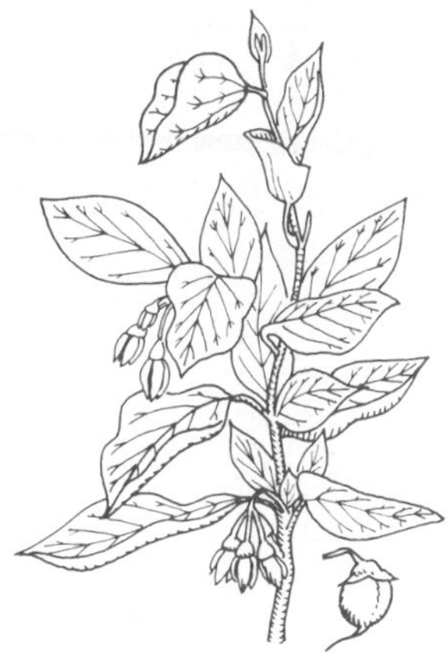

(Liquidambar orientalis, L. styraciflua, L. spp.*)* G

Nomes populares: styrax (l. orientalis), sweet gum (l. styraciflua), witch burr, voodoo witch burr.

Gênero: masculino

Planeta: Sol

Elemento: Fogo

Poder: proteção

Usos mágicos: as sementes das vagens são colocadas no altar ou mantidas durante os ritos mágicos para proteção contra as forças do mal. A casca da liquidambar é substituída pela casca de estórax.

Lírio

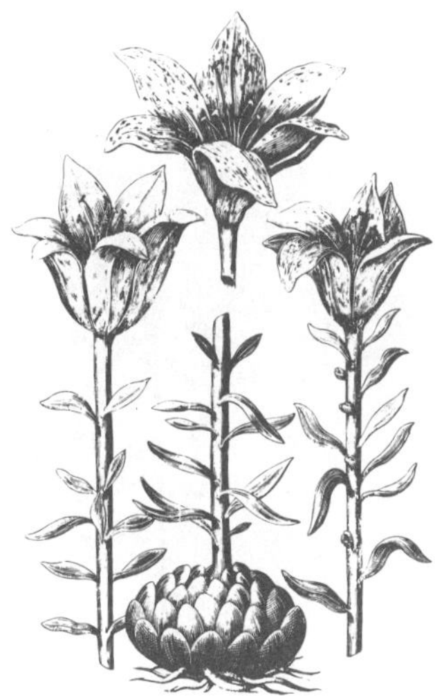

(Lilium spp.*)* Alguns são venenosos

Gênero: feminino

Planeta: Lua

Elemento: Água

Divindades: Vênus, Juno, Nepthys, Kwan Yin.

Poderes: proteção, quebra feitiços de amor.

Usos mágicos: plante lírios no jardim para afastar os espíritos e o mal, proteger contra o mau-olhado e manter visitantes indesejados longe de sua casa.

Os lírios também são bons antídotos para os encantamentos de amor; para esse propósito, um lírio fresco deve ser usado ou carregado. Isso quebra feitiços de amor que foram lançados envolvendo uma pessoa específica.

Para trazer pistas para solucionar um crime cometido no ano passado, enterre um velho pedaço de couro em uma cama de lírios.

O primeiro lírio-branco da estação trará força para quem o encontrar.

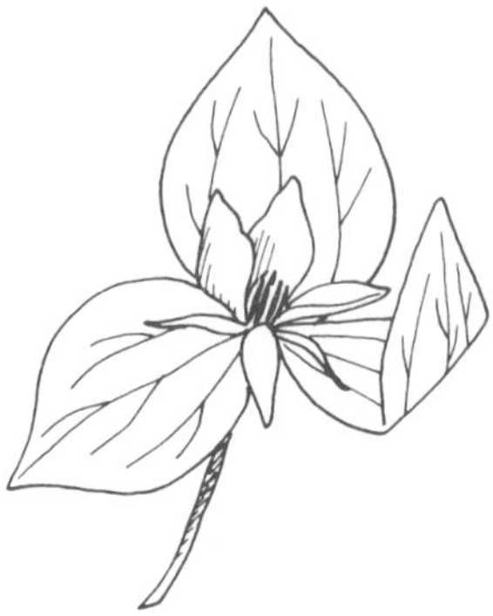

Lírio-do-bosque

(Trillium spp. *Erectum)* P

Nomes populares: beth, beth root, indian root,true love, benjamin-vermelho, trílio-vermelho.
Gênero: feminino
Planeta: Vênus
Elemento: Água
Poderes: dinheiro, sorte, amor.
Usos mágicos: carregar lírio-do-bosque atrai dinheiro e sorte para seu portador. A raiz do lírio-do-bosque também é friccionada no corpo para atrair o amor.

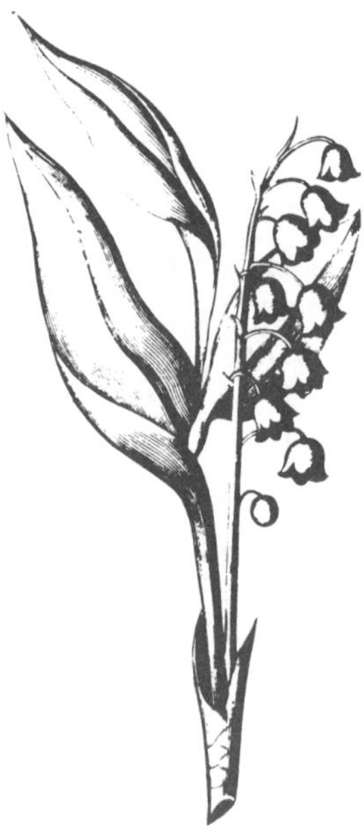

Lírio-do-vale

(Convallaria majalis) Veneno

Nomes populares: convalária, lily of the valley, lirios del valle, lírio-convale, lírio-de-maio, lírio-do-brejo, muguet, mughetto, maiglöckchen.
Gênero: masculino
Planeta: Mercúrio
Elemento: Ar
Divindades: Apolo, Esculápio.
Poderes: poderes mentais, felicidade.
Usos mágicos: use para melhorar a memória e a mente. Quando colocadas em uma sala, essas flores alegram o coração e levantam o ânimo dos presentes.

Lírio-florentino

(Iris germanica var. florentina) G

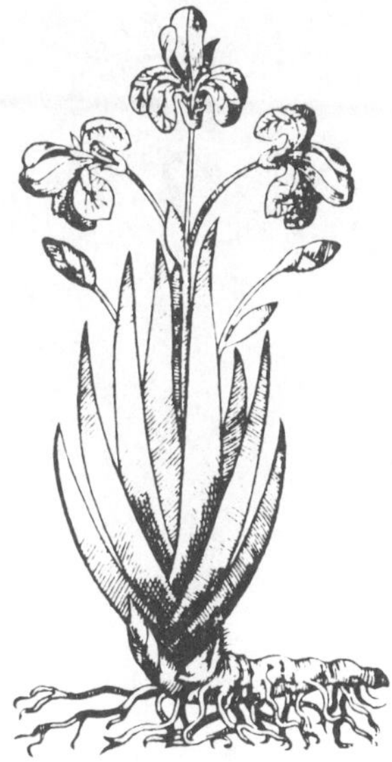

Nomes populares: florentine iris, rainha elizabeth root.
Gênero: feminino
Planeta: Vênus
Elemento: Água
Divindades: Afrodite, Ísis, Osíris, Hera, Íris.
Poderes: amor, proteção, adivinhação.
Usos mágicos: o lírio-florentino tem sido usado há muito tempo para encontrar e manter o amor. Toda a raíz de lírio-florentino pode ser carregada e o pó adicionado aos sachês, aspergido nos lençóis, nas roupas e no corpo, bem como pela casa. O pó de raiz de lírio-florentino também é conhecido como "Pó de representação do Amor".

No Japão, o lírio-florentino era usado como protetor contra espíritos malignos; as raízes e as folhas eram penduradas nos beirais da casa e adicionadas à água do banho para proteção pessoal. Pendure uma raiz inteira em um pequeno pedaço de corda ou fio e com este pêndulo encontre respostas para suas perguntas.

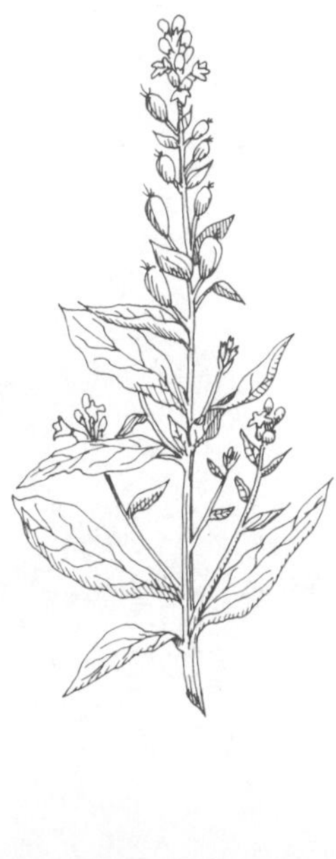

Lobélia

(Lobelia inflata) Veneno P D +

Nomes populares: asthma weed, bladderpod, gagroot, indian tobacco, pukeweed.
Gênero: feminino
Planeta: Saturno
Elemento: Água
Poderes: parar tempestades, amor.
Usos mágicos: jogue um pouco de pó de lobélia em uma tempestade que se aproxima para parar sua chegada. A lobélia também é usada para atrair amor.

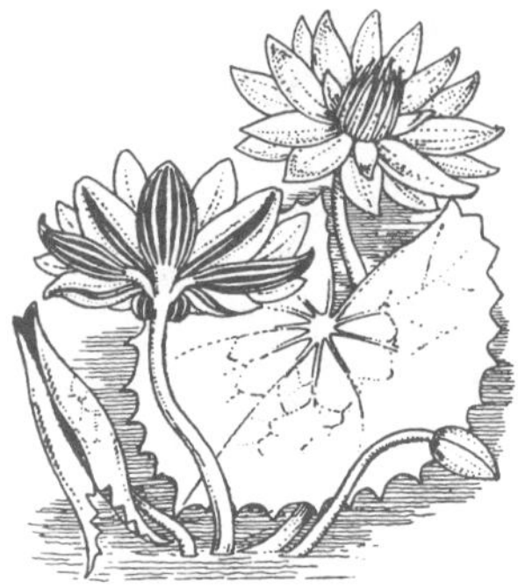

Lótus

(Nelumbium nelumbo, Nymphaea nelumbo, Nelumbo nucifera, Nymphaea lotus) Dg

Nomes populares: baino, lótus egípcio.
Gênero: feminino
Planeta: Lua
Elemento: Água
Poderes: proteção, destrancar fechaduras.
Usos rituais: o lótus há muito é reverenciado no Oriente como um símbolo místico de vida, espiritualidade e o centro do Universo. Os antigos Egípcios consideravam a planta sagrada e o lótus era usado como uma oferenda aos deuses.
Usos mágicos: qualquer pessoa que sinta o perfume do lótus receberá sua proteção. Coloque a raiz de um lótus sob a língua e diga as palavras "SIGN, ARGGIS", em direção a uma porta trancada. Ele será aberta milagrosamente.

As sementes e vagens do lótus são usados como antídotos para os feitiços do amor e qualquer parte do lótus carregada ou usada garante as bênçãos dos Deuses e boa sorte.

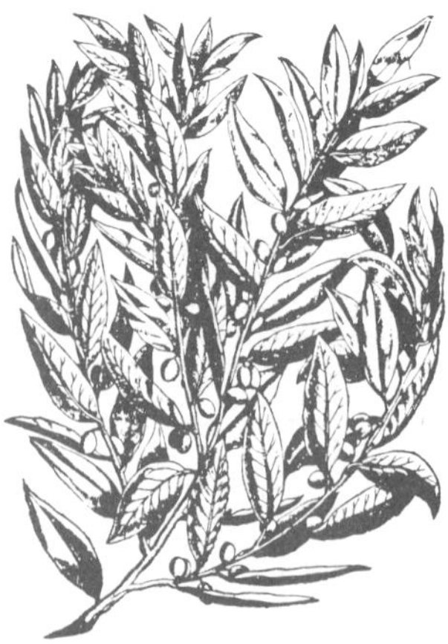

Louro

(Laurus nobilis) G

Nomes populares: louro-comum, loureiro-dos--poetas, loureiro-de-apolo, loureiro de presunto.
Gênero: masculino.
Planeta: Sol
Elemento: Fogo
Divindades: Esculápio, Apolo, Ceres, Fauno, Eros
Poderes: proteção, poderes psíquicos, cura, purificação, força.

Usos rituais: as antigas sacerdotisas de Apolo mastigavam folhas de louro para induzir a um estado profético e também inalavam seus vapores. Folhas de louro são usadas como decoração no Yule.

Usos mágicos: o louro é usado em bebidas para clarividência e sabedoria, embora seu sabor seja forte. Folhas de louro são colocadas sob o travesseiro para induzir a sonhos proféticos e são também queimadas para causar visões.

O louro é uma erva de proteção e de purificação por excelência e é usada como um amuleto para afastar a negatividade e o mal, queimada ou espalhada durante rituais de exorcismo, colocada nas janelas para proteger contra raios e pendurada para evitar que os espíritos zombeteiros façam qualquer mal em sua casa. Um ramo de louro é usado para borrifar água durante as cerimônias de purificação e a árvore plantada perto da casa protege seus habitantes contra doenças. Folhas de louro misturadas com sândalo podem ser queimadas para remover maldições e feitiços malignos.

Para garantir que o amor permanecerá, o casal deve pegar um galho da árvore de louro e depois parti-lo em dois, cada um mantendo a sua metade.

As folhas de louro dão força àqueles que praticam luta livre e esportes atléticos, se usadas na hora da competição.

Os desejos são escritos nas folhas de louro, que são queimadas para torná-los realidade, e uma folha de louro na boca evita o azar.

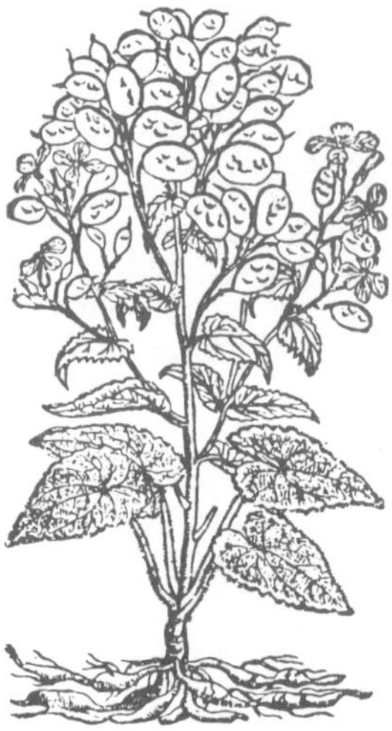

Lunaria

(Lunaria spp.*)*

Nomes populares: lunary, money plant, dólar de prata.
Gênero: feminino
Planeta: Lua
Elemento: Terra
Poderes: dinheiro, repelir monstros.
Usos mágicos: a lunaria, quando carregada ou espalhada por um lugar, fará todos os monstros fugirem. A lunaria é usada em feitiços de dinheiro, já que os frutos se assemelham a moedas de prata. Coloque uma delas embaixo de uma vela verde e deixe queimar até o fim ou coloque-a na bolsa ou no bolso para atrair dinheiro.

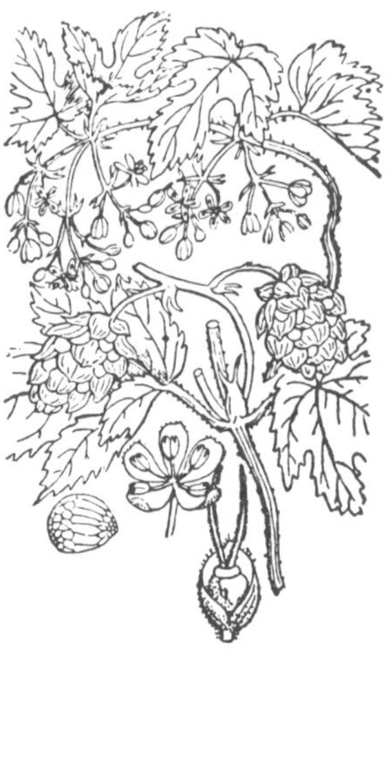

Lúpulo

(Humulus lupulus) D

Nomes populares: beer flower, flores de cerveza.
Gênero: masculino
Planeta: Marte
Elemento: Ar
Poderes: cura, sono.
Usos mágicos: um travesseiro recheado com lúpulo seco traz sono e descanso. O lúpulo também é usado em sachês e incensos curativos.

Maçã

(Pyrus spp.*)* Sementes em grande quantidade: Veneno

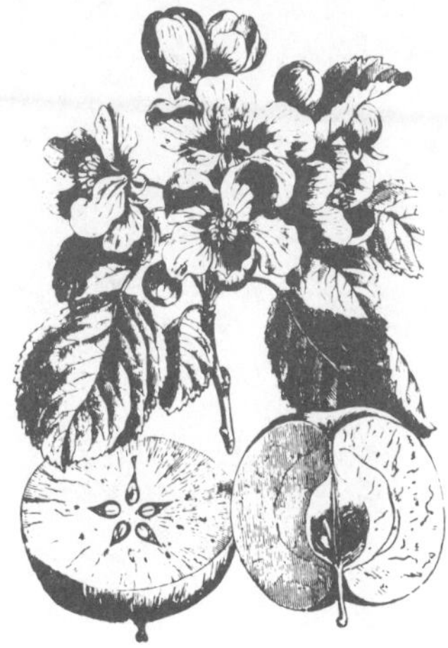

Nomes populares: fruta dos deuses, fruta do submundo, ramo de prata, galho de prata, árvore do amor.

Gênero: feminino

Planeta: Vênus

Elemento: Água

Divindades: Vênus, Dioniso, Olwen, Apolo, Hera, Atenas, Afrodite, Diana, Zeus, Idunna.

Poderes: amor, cura, magia de jardim, imortalidade.

Usos rituais: 13 de Agosto era o dia do Festival de Diana, na Grécia (Vênus em Roma). Neste dia uma refeição ritual era preparada, parte da qual consistia em maçãs ainda penduradas em seus galhos.

Os altares Wiccanianos costumam estar cheios de maçãs no Samhain, pois a maçã é considerada um dos alimentos dos mortos. Por esta mesma razão, Samhain às vezes é conhecido como "Festa das Maçãs".

A maçã é um símbolo de imortalidade. Um ramo da maçã que deu botões, flores e frutos totalmente maduros (às vezes conhecido como *ramo-de-prata*), era uma espécie de amuleto mágico que permitia ao seu possuidor entrar na Terra dos Deuses, o Mundo Inferior, na Mitologia Celta.

Na antiga canção inglesa, *Thomays the Rymour (Thomas, o rimador)*, a Rainha das Fadas adverte Thomas contra comer qualquer uma das maçãs e das pêras penduradas em seu jardim, pois comer a comida dos mortos garante que não haverá retorno ao mundo dos vivos.

Em algumas tradições Wiccanianas, a maçã é um símbolo da alma, portanto, são enterradas no Samhain para que aqueles que renascerão na primavera tenham alimento durante os meses frios do inverno.

Usos mágicos: a maçã tem sido usada há muito tempo em feitiços de amor. As flores são adicionadas a sachês de amor, poções e incensos e são infundidas em cera rosa derretida e depois esticadas para fazer velas adequadas para queimar na intenção de atrair o amor.

Um simples feitiço de amor consiste em cortar uma maçã ao meio e compartilhá-la com sua pessoa amada. Isso garante que vocês sejam felizes juntos. Feitiço semelhante o orienta a segurar uma maçã em suas mãos até aquecer e, em seguida, oferecê-la ao seu pretendente. Se ele ou ela comer, seu amor será correspondido.

Maçãs também são usadas em adivinhações de amor, que foram muito populares entre as mulheres solteiras na Europa por muitos séculos. Simplesmente corte uma maçã em duas partes e conte o número de sementes. Se elas forem em pares, o casamento logo ocorrerá. Se uma das sementes for cortada, pode ser um relacionamento tempestuoso. Se duas são cortadas, a viuvez é predita. No entanto, se um número ímpar de sementes for encontrado, a mulher permanecerá solteira em um futuro próximo.

Um último feitiço de amor da maçã diz: pegue uma maçã "antes que caia da árvore" e escreva sobre ela com uma faca afiada o seguinte: Aleo + Deleo + Delato. Ao fazer isso, diga as seguintes palavras:

> *Eu te conjuro, maçã, por esses nomes que estão escritos a ti, para que qualquer mulher (ou homem) que te toque e te experimente, me ame e queime em meu amor como o fogo derrete a cera.*

Em seguida, dê a maçã a quem quiser – mas esteja avisado, pois isso (como muita magia do amor) beira à manipulação.

Para curar, corte uma maçã em três pedaços, esfregue cada um na parte afetada do corpo e depois enterre-os. Faça isso durante a Lua minguante para banir as doenças.

Para garantir que você não contraia febre, coma uma maçã.

Se você é um jardineiro, despeje cidra na terra recém-revolvida para dar-lhe vida antes de plantar. Também coloque libações nas raízes das árvores antes de rituais. E se você plantar maçãs, enterre treze folhas de uma macieira após a colheita para garantir uma boa colheita de maçãs no próximo ano.

Os nórdicos, assim como muitos outros povos, comiam maçãs para obter a imortalidade por meio da sabedoria.

A madeira da macieira pode ser transformada em amuletos para a longevidade e também dá excelentes varinhas mágicas, especialmente adequadas para magia emocional, bem como para rituais de amor.

Use cidra de maçã no lugar do sangue, onde era necessário em receitas antigas.

As maçãs podem ser transformadas em bonecos ou em figuras mágicas para uso em feitiços, ou as imagens podem ser esculpidas na própria madeira.

Antes de comer qualquer maçã, esfregue-a para remover quaisquer demônios ou espíritos malignos que possam estar escondidos dentro dela. (Você não precisa ser muito cuidadoso!)

Finalmente, os unicórnios vivem sob as macieiras (assim como no freixo), então, se você souber de um pomar de maçãs, vá até lá em um dia de neblina. Você pode ver um único chifre erguido e um animal parecido com um cavalo mastigando silenciosamente maçãs doces e mágicas.

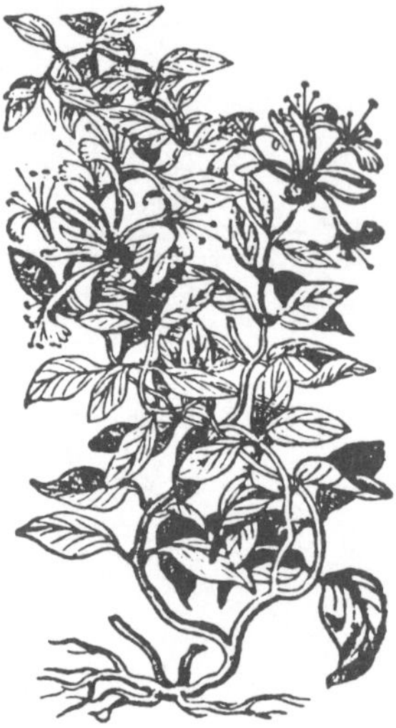

Madressilva

(Lonicera caprifolium, L. japonica) Flores de L. japonica: G; L. spp. bagas: Dg

Nomes populares: madressilva holandesa, folha de cabra, woodbine.
Gênero: masculino
Planeta: Júpiter
Elemento: Terra
Poderes: dinheiro, poderes psíquicos, proteção.
Usos mágicos: faça um círculo de velas verdes com flores de madressilva para atrair dinheiro ou coloque-as em um vaso em casa com o mesmo propósito. Amasse levemente as flores frescas e depois esfregue na testa para aumentar os poderes psíquicos. Se uma madressilva crescer do lado de fora, perto de sua casa, trará boa sorte, se crescer sobre a porta, evitará que seus habitantes contraiam febres.

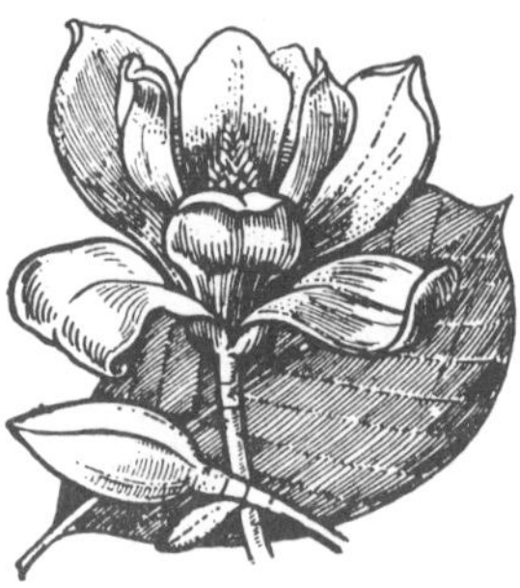

Magnólia

(Magnolia grandifolia, M. virginiana, M. stellata) G

Nomes populares: magnólia-branca, magnólia-perene, magnólia-louro, magnólia-de-flores-grandes, magnólia, magnólia-sempre-verde.
Gênero: feminino
Planeta: Vênus
Elemento: Terra
Poderes: fidelidade
Usos mágicos: coloque um pouco de magnólia perto ou embaixo da cama para manter um relacionamento fiel.

Malva

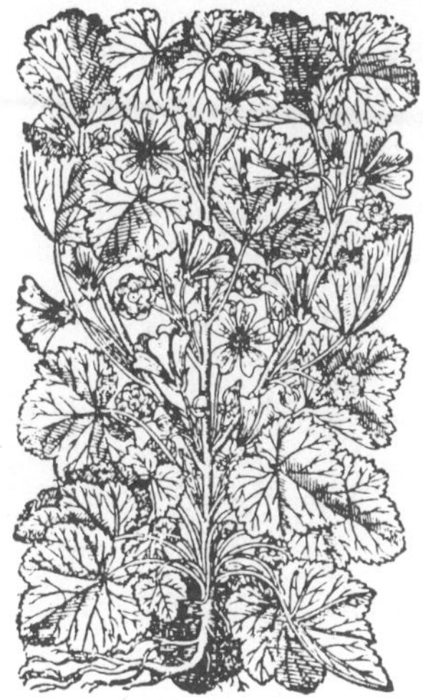

(Malva sylvestris, M. spp.) G

Nomes populares: malva-cheirosa, gerânio--aromático, malva-grande, malva-das-boticas, malva-silvestre, malva-de-casa, malva-rosa, rosa-chinesa.
Gênero: feminino
Planeta: Lua
Elemento: Água
Poderes: amor, proteção, exorcismo.
Usos mágicos: se o seu amor lhe deixou, pegue um buquê de malva e coloque em um vaso fora de sua porta (ou em uma janela). Isso fará com que ele pense em você. Depois disso, ele poderá retornar. A malva também é usada para atrair o amor.

Mamão

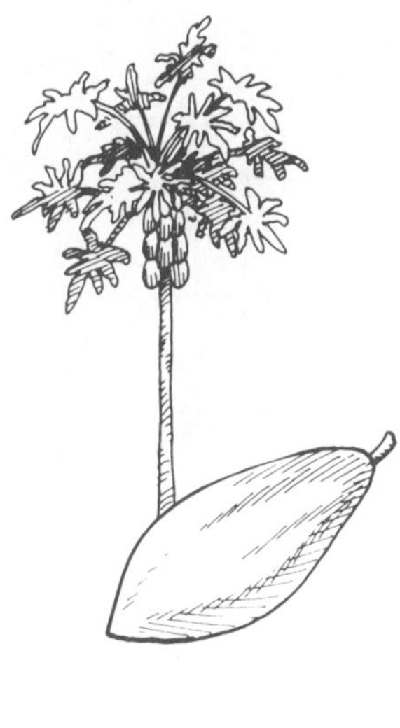

(Catica papaya) G

Nomes populares: paw-paw, papao, mamoeiro, mamão-do-amazonas, put, mamãozinho.
Gênero: feminino
Planeta: Lua
Elemento: Água
Poderes: amor, proteção.
Usos mágicos: o mamão há muito tempo é usado em ritos mágicos. Um dos mais simples é amarrar um tecido ao redor de um galho de mamoeiro enquanto visualiza sua necessidade. Pendure vários galhos de madeira de mamão no parapeito da porta; isso evitará que o mal entre na sua casa. Coma a fruta e sirva-a para um ente querido; ele vai intensificar os sentimentos de amor.

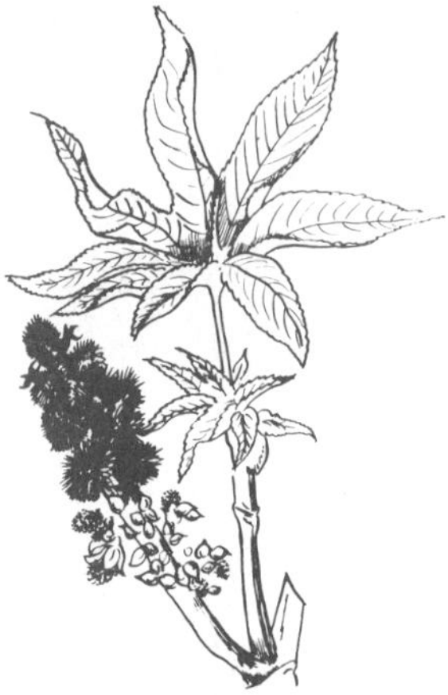

Mamona

(Ricinus communes) Veneno.
Óleo da semente: PI Ab Lt (+ 8-10 dias)

Nomes populares: palma christi, palms christi root, mamona, makula kula, mbono, mdogo, racznick.
Poder: proteção
Usos mágicos: a mamona é uma boa proteção contra o mau-olhado, bem como contra toda a negatividade. Ela absorve o mal.

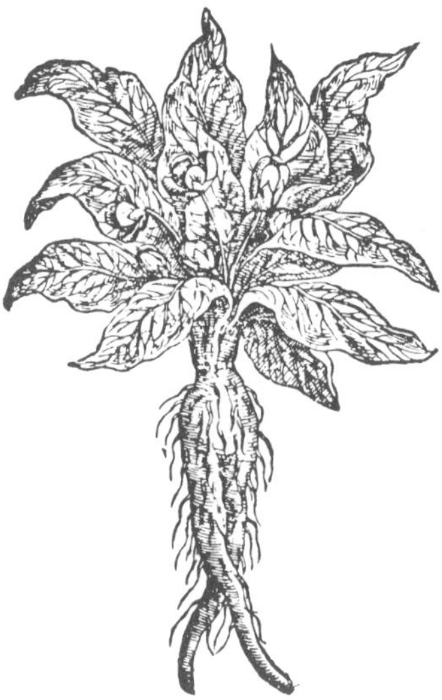

Mandrágora

(Atropa mandragora, Mandragora officinale) Veneno

Nomes populares: mandrake (inglês), mandrágora (espanhol), mandragore (francês), mandrake (italiano) e alraune (alemão).
Gênero: masculino
Planeta: Mercúrio
Elemento: Fogo
Divindades: Hécate, Hathor.
Poderes: proteção, fertilidade, dinheiro, amor, saúde.
Usos mágicos: uma raiz de mandrágora inteira, colocada sobre a lareira da casa trará proteção, fertilidade e prosperidade ao lar. A mandrágora também é pendurada na cabeceira da cama para proteção durante o sono, carregada para atrair o amor e usada para prevenir contrair doenças. Onde há mandrágora, os demônios não podem residir, por isso a raiz é usada no exorcismo.

Para "ativar" uma raiz de mandrágora seca (ou seja, para tirar seus poderes da hibernação), coloque-a em algum local proeminente da casa e deixe-a intacta por três dias. Em seguida, coloque-a em água morna e deixe durante a noite. Posteriormente, a raiz é ativada e pode ser usada em qualquer prática mágica. A água em que a raiz se banhou pode ser borrifada nas janelas e portas da casa para protegê-la ou nas pessoas para purificá-las.

A mandrágora também serviu por muito tempo como um boneco na magia de imagens, mas sua extrema escassez e alto custo geralmente força o Mago e a Bruxa a procurarem substitutos; raízes de freixo, maçãs, raiz de briônia, a mandrágora americana e muitas outras podem ser utilizadas.

Diz-se que o dinheiro colocado ao lado de uma raiz de mandrágora (especialmente moedas de prata) dobra, e o cheiro da mandrágora causa sono.

Mandrágora americana

(Podophyllum peltatum) Veneno

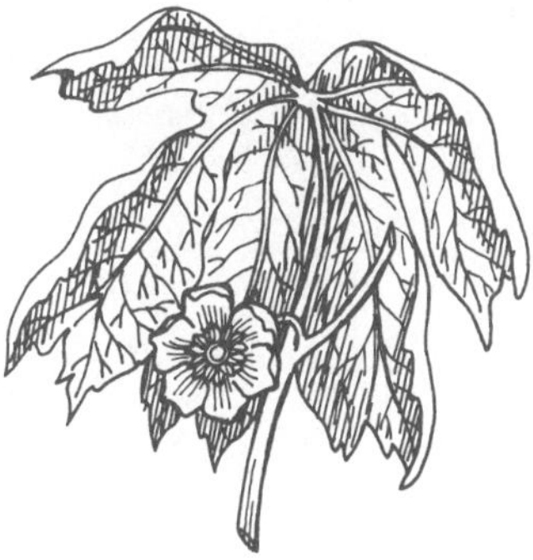

Nomes populares: limão-bravo, maçã-de-maio, maçã-de-porco, maçã-da-índia, limão-selvagem, may apple, hog apple, american mandrake, indian apple, raccoonberry, wild lemon.
Gênero: masculino
Planeta: Mercúrio
Elemento: Fogo
Poder: dinheiro
Usos mágicos: a mandrágora americana, maçã de maio, geralmente é usada como uma substituta para a (verdadeira) mandrágora europeia. Seus usos são praticamente idênticos. A mandrágora americana não tem relação com a verdadeira mandrágora.

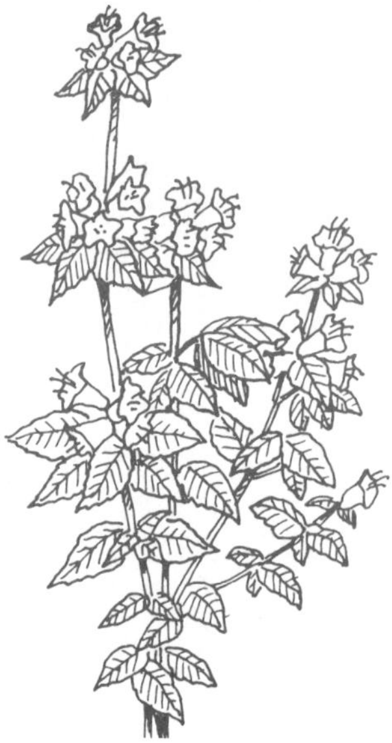

Manjericão

(Ocimum basilicum) Não indicada em grandes quantidades para bebês e crianças pequenas. PNX

Nomes populares: manjericão, alfavaca, alfavaca-cheirosa, alfavaca-de-jardim, alfavaca-doce, alfavaca-d'américa, basilicão, basílico, erva-real , manjericão-de-folha-larga, manjericão-branco, manjericão-de-molho, manjericão-doce, manjericão-grande.

Gênero: masculino

Planeta: Marte

Elemento: Fogo

Divindades: Vishnu, Erzulie.

Poderes: amor, exorcismo, riqueza, voar, proteção.

Usos mágicos: o cheiro de manjericão fresco causa simpatia entre duas pessoas, e é por isso que é usado para acalmar os ânimos entre enamorados. É adicionado a incensos e sachês de amor e as folhas frescas são esfregadas na pele como uma espécie de perfume natural de amor. Na Europa Oriental, pensava-se que um jovem amaria qualquer mulher que lhe entregasse um ramo de manjericão.

Também é usado em adivinhações de amor. Coloque duas folhas frescas de manjericão sobre uma brasa. Se elas ficarem onde você as colocou e rapidamente se tornarem cinzas, o casamento (ou relacionamento) será harmonioso. Se houver um certo estalido, a vida do casal será perturbada por brigas. Se as folhas se separarem com estalos violentos, a relação projetada é indesejável.

Você quer saber se alguém é casto ou promíscuo? Basta colocar um raminho de manjericão fresco na mão da pessoa. Ele murchará imediatamente se essa pessoa for "a luz do amor".

O manjericão traz riqueza para quem o carrega no bolso e é usado para atrair clientes a um local de negócios, colocando parte na caixa registradora ou na soleira da porta.

É também usado para garantir que o companheiro permaneça fiel. Polvilhe o pó de manjericão por todo o corpo enquanto ele ou ela estiver dormindo, especialmente sobre o coração, e a fidelidade abençoará seu relacionamento.

Espalhe manjericão pelo chão porque aonde ele estiver, nenhum mal poderá viver ali. Também é usado em incensos de exorcismo e em banhos de purificação. Às vezes, pequenas quantidades são colocadas em cada cômodo da casa para trazer proteção.

O manjericão também é usado para manter as cabras longe de sua propriedade, para atrair escorpiões e para prevenir a embriaguez.

Dizia-se que as Bruxas bebiam cerca de 1/2 xícara de suco de manjericão antes de voar.

O manjericão também ajuda na dieta, mas apenas com o conhecimento de uma segunda pessoa e não da pessoa que está fazendo dieta. De acordo com um antigo feitiço, uma mulher (ou um homem, presumivelmente) não será capaz de comer um pedaço de qualquer prato se manjericão tiver sido colocado secretamente embaixo dele.

Manjericão dado como um presente traz boa sorte para uma nova casa.

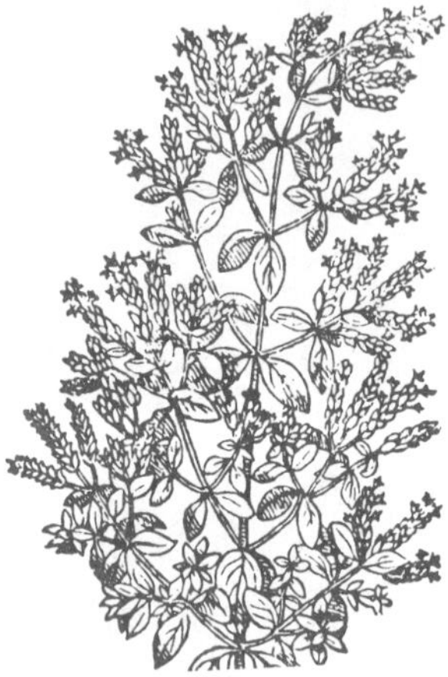

Manjerona

(Origanum majorana ou 0. vulgare) G

Nomes populares: manjerona-inglesa, ouregão-vulgar, flor-do-himeneu, manjerona-doce, manjerona-verdadeira, manjerona-branca, majorona.

Gênero: masculino.

Planeta: Mercúrio

Elemento: Ar

Divindades: Vênus, Afrodite.

Poderes: proteção, amor, felicidade, saúde, dinheiro.

Usos mágicos: a manjerona é usada em feitiços de amor e também é adicionada à comida para fortalecer o amor.

Quando carregada é protetora, pois é colocada ao redor da casa, um pouco em cada cômodo, e renovada a cada mês. Cultivada no jardim, oferece poderes de proteção contra o mal.

Violetas e manjerona misturadas são usadas durante os meses de inverno como um amuleto contra resfriados.

Ofertada a uma pessoa deprimida, a manjerona traz felicidade. Também é usada em misturas de sachês para dinheiro.

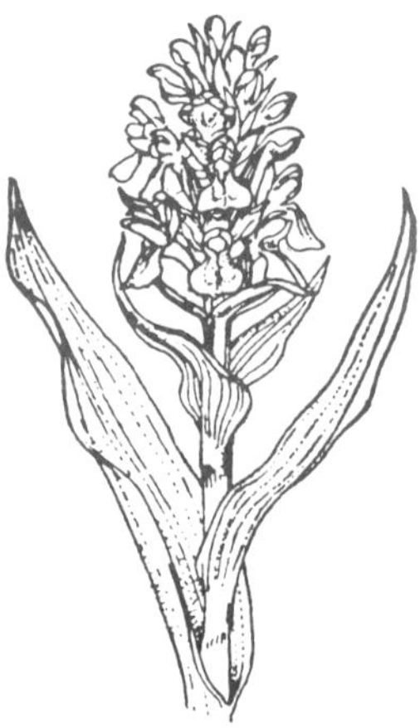

Mão-da-sorte

(Orchis spp.)

Nomes populares: hand of power, hand root, helping hand, salap.

Gênero: feminino

Planeta: Vênus

Elemento: Água

Poderes: emprego, sorte, proteção, dinheiro, viagem.

Usos mágicos: essa raiz de uma planta da família da orquídea é uma das mais famosas entre as botânicas mágicas de Nova Orleans. Há muito tempo é colocada em sachês e serve para conjurar saquinhos de magia para ter sorte e sucesso em geral, transportado para obter e manter um emprego e garantir proteção contra todos os males. Encha uma jarra com óleo de rosa. Coloque várias mão-da-sorte no óleo e deixe-as de molho ali. Quando você precisar, tire uma das raízes e use-a. Se precisar de amor, use-a perto do coração; se quiser viajar, coloque-a no sapato; se precisar de dinheiro, leve uma na carteira ou bolsa e assim por diante.

Margarida

(Chrysanthemum leucanthemum – margarida americana; Bellis perenis – margarida europeia) Veneno

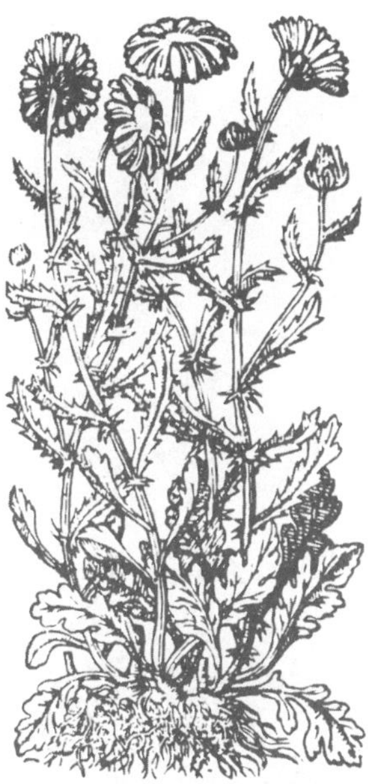

Nomes populares: bairnwort, bruisewort, olhos, margarida de campo, llygady dydd (galês: olho do dia), maudlinwort, margarida da lua.
Gênero: feminino
Planeta: Vênus
Elemento: Água
Divindades: Freya, Ártemis, Thor.
Poderes: luxúria, amor.
Usos mágicos: diz-se que quem escolhe a primeira margarida da temporada terá um "espírito de sedução" além de qualquer controle. Durma com uma raiz de margarida debaixo do travesseiro que um amor ausente pode voltar para você. Quando usada, a margarida traz amor.

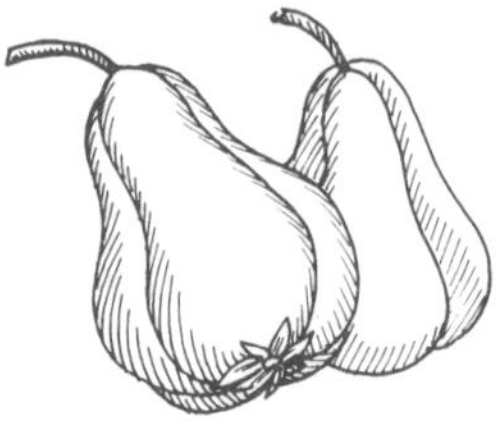

Marmelo

(Cydonia spp. *Speciosa)* Fruta: G

Gênero: feminino
Planeta: Saturno
Elemento: Terra
Divindade: Vênus
Poderes: proteção, amor, felicidade.
Usos rituais: as lendas conectam o marmelo a várias divindades e ele era usado na adoração, especialmente a Vênus. Na Pompeia, artes dos marmelos são vistas nas patas dos ursos, provavelmente em referência a alguma associação mitológica.
Usos mágicos: a semente de marmelo, carregada, protege contra o mal, danos físicos e acidentes. Na época romana, um marmelo era compartilhado por um casal de noivos para garantir sua felicidade futura. Mulheres grávidas que comem marmelos frequentemente farão com que seus filhos sejam "engenhosos". Sirva marmelos para seus entes queridos para garantir a fidelidade.

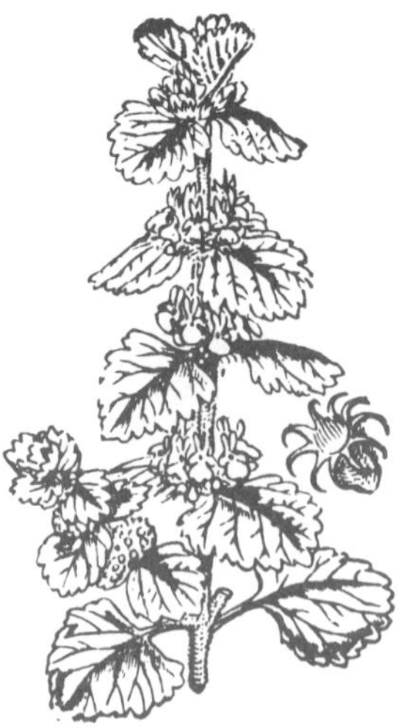

Marroio

(Marrubium vulgare) P

Nomes populares: erva-virgem, incenso, marroio, marroio-branco, marroio-de-frança, marroio-vulgar ou marrolho.
Gênero: masculino
Planeta: Mercúrio
Elemento: Ar
Divindade: Hórus
Poderes: proteção, poderes mentais, exorcismo, cura.
Usos rituais: a planta era queimada para Hórus, o antigo Deus egípcio.

Usos mágicos: o marroio é usado em sachês de proteção e é carregado para se proteger contra feitiçaria e fascinação. Também é difundido como uma erva de exorcismo. Beba uma infusão da erva e ela limpará sua mente e promoverá o raciocínio rápido, além de fortalecer os poderes mentais.

Mastique

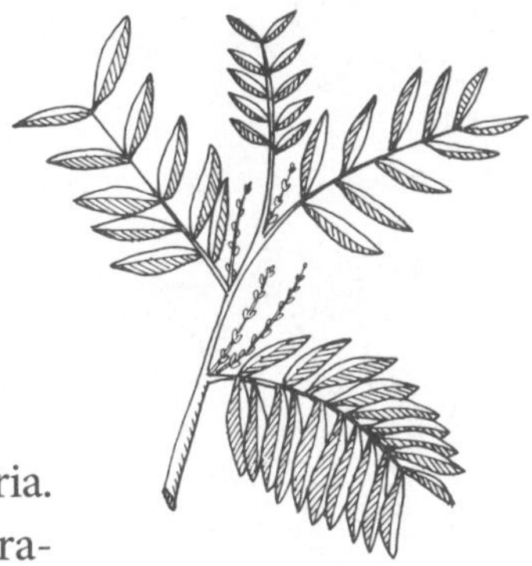

(Pistacia lentiscus)

Nomes populares: goma mastic, masticke, pistachia galls.
Gênero: masculino
Planeta: Sol
Elemento: Ar
Poderes: poderes psíquicos, manifestações, luxúria.
Usos mágicos: o mastique é queimado em operações mágicas em que a manifestação de um espírito é desejada. Também é usado como incenso para auxiliar os poderes psíquicos e há muito foi dissolvido e usado em poções de luxúria por Magos e Bruxas no Oriente Médio.

Adicionado a qualquer incenso, a mastique confere potência e poder.

Meimendro

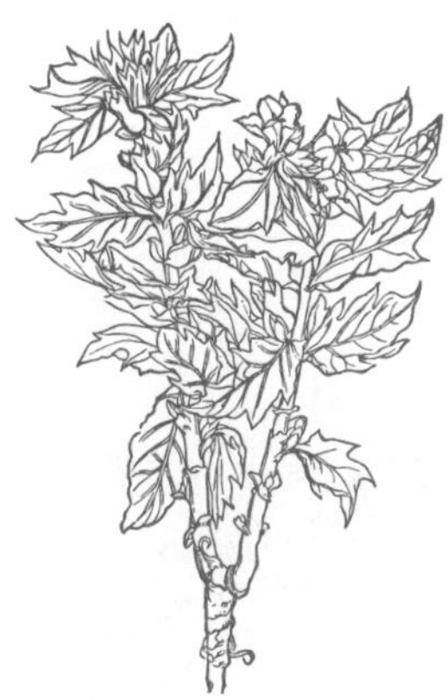

(Hyosycamus niger) Veneno

Nomes populares: black nightshade, cassilago, cassilata, deus caballinus, devil's eye, hebenon, henbells, hogsbean, isana, jupiter's bean, jusquiame (french), poison tobacco, symphonica.
Gênero: feminino
Planeta: Saturno
Elemento: Água

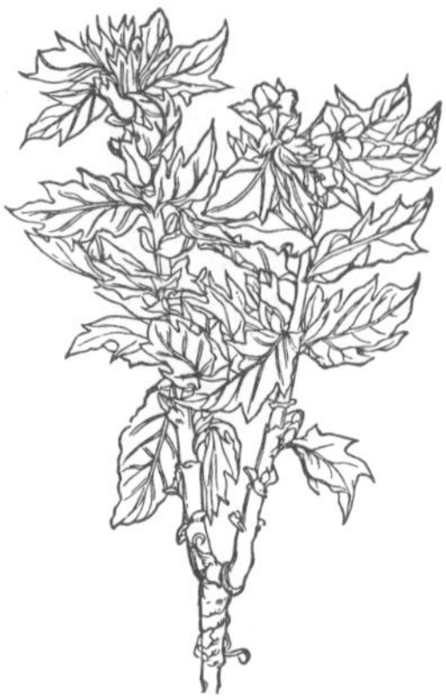

Usos mágicos: outra planta venenosa hoje amplamente ignorada na magia das ervas devido à sua toxicidade, o meimendro ainda é às vezes utilizado como uma erva que traz amor da seguinte, maneira: para trazer um amor, um homem deve colher meimendro nu, bem cedo, pela manhã, apoiado em um pé só. Usado, trará amor. Queimado fora de casa, atrai chuva, mas a fumaça seria venenosa (substitua pela samambaia neste uso).

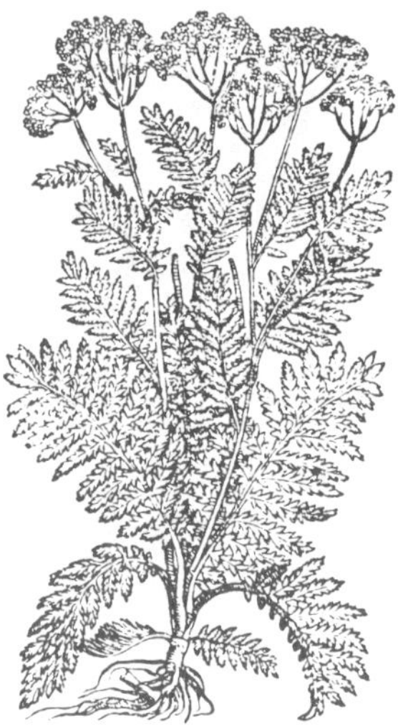

Milefólio

(Achillea millefolium) P Sk

Nomes populares: atroveran, macelão, milefólio, mil-folhas, novalgina, common yarrow (espanhol), milfoil (inglês), yarrow (inglês), cientoenrama (espanhol), milenrama (espanhol), milhojas (espanhol).
Gênero: feminino
Planeta: Vênus
Elemento: Água
Poderes: coragem, amor, poderes psíquicos, exorcismo.
Usos mágicos: quando usado, o milefólio protege. Quando segurado na mão, elimina todo medo e dá coragem.

Um punhado de milefólio seco pendurado sobre a cama ou usado na decoração do casamento garante um amor que dure pelo menos sete anos. O milefólio também é usado em feitiços de amor.

Carregar milefólio não traz apenas amor, mas também atrai amigos e parentes distantes que você deseja contatar e chama a atenção da pessoa que mais deseja ver.

As flores são usadas em uma infusão e o chá resultante é bebido para melhorar os poderes psíquicos.

Lavar a cabeça com uma infusão de milefólio evita a calvície, mas não a cura se já tiver começado.

O milefólio também é usado para exorcizar o mal e a negatividade de uma pessoa, lugar ou coisa.

Milho

(Zea Mays) Semente, seda: G

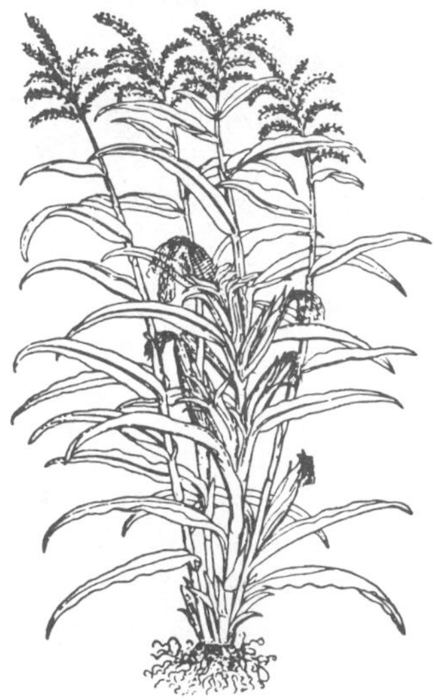

Nomes populares: doador da vida, milho, sagrada mãe, semente das sementes.
Gênero: feminino
Planeta: Vênus
Elemento: Terra
Poderes: proteção, sorte, adivinhação.
Usos rituais: a Mãe Milho, ou Deusa, é uma divindade da abundância e da fertilidade, muito tempo adorada por todo o Oriente e América Norte. Os Zunis utilizam diferentes cores de milho em seus rituais religiosos. A farinha de milho azul é usada para abençoar e é espalhada como uma oferta.
Usos mágicos: pegue um recipiente com milho, arranque qualquer espiga e conte os grãos. Deixe doze grãos de milho para cada ano e isso dirá sua idade.

Uma espiga de milho é colocada dentro do berço para proteger o bebê contra as forças negativas. Um monte de talos de milho pendurados sobre o espelho trazem boa sorte para a família, e um colar feito de grãos de milho vermelho secos evita sangramento pelo nariz.

O pólen do milho era usado pelos antigos povos meso-americanos para fazer chover, provavelmente, jogando-o para o alto.

Antigamente, nas montanhas dos Estados Unidos, se um parto fosse difícil, espigas de milho vermelhas eram queimadas na porta da cabana (ou mesmo debaixo da cama) para acelerar o processo.

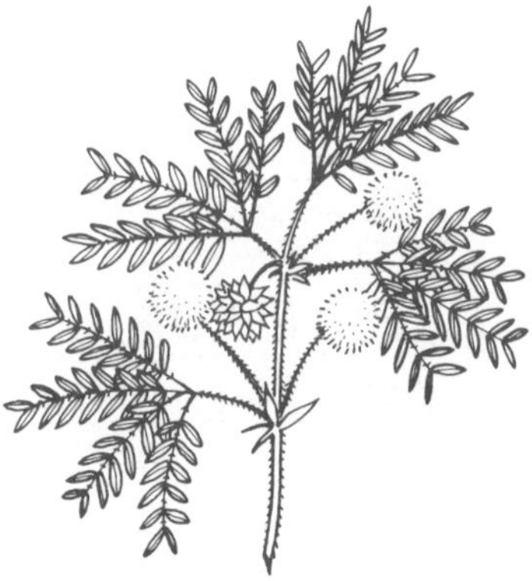

Mimosa

(Acacia dealbata) P

Nomes populares: albizzialebbeck, mimosa pudica.
Gênero: feminino
Planeta: Saturno
Elemento: Água
Poderes: proteção, amor, sonhos proféticos, purificação.
Usos mágicos: a mimosa é usada em feitiços que envolvem purificação (espalhadas pelo local), amor, cura e sonhos proféticos. O último uso, é claro, é a colocação da mimosa sob o travesseiro para, posteriormente, dormir sobre ele.

Um banho de mimosa (ou uma infusão da planta aplicada com uma esponja no corpo) destrói feitiços e maldições e protege contra problemas futuros.

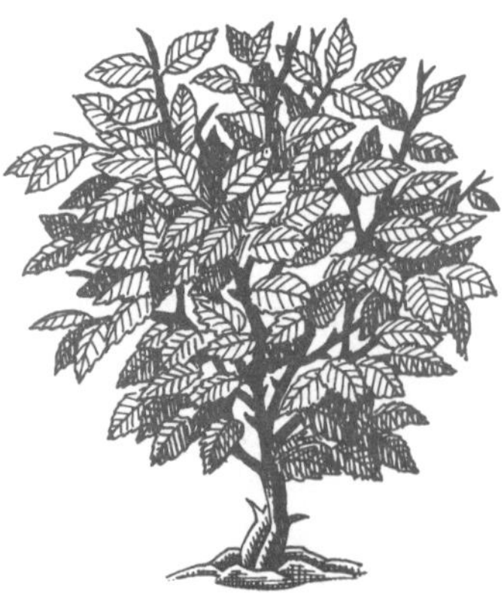

Mirra

(Commiphora myrrha) P Ub

Nomes populares: gum mirra tree, karan, mirra balsom odendron.
Gênero: feminino
Planeta: Lua
Elemento: Água
Divindades: Ísis, Adonis, Ra, Marianos.

Poderes: proteção, exorcismo, cura, espiritualidade.
Usos rituais: a mirra era queimada para o deus Rá ao meio-dia no antigo Egito e também nos templos de Ísis.
Usos mágicos: queimada como um incenso, a mirra purifica o local, eleva as vibrações e cria paz. No entanto, raramente é queimada sozinha; geralmente em conjunto com olíbano ou outras resinas. A mirra aumenta o poder de qualquer incenso ao qual é adicionada.

Também está incluída em incensos e sachês de cura, e sua fumaça é usada para consagrar, purificar e abençoar objetos como amuletos, talismãs, encantos e ferramentas mágicas.

A mirra ajuda na meditação e na contemplação. Normalmente é adicionado em sachês, geralmente com olíbano.

Mirtilo

(Vaccinum frondosum, V. angustifolium, V. corymbosum, V. pallidum) Folha: G

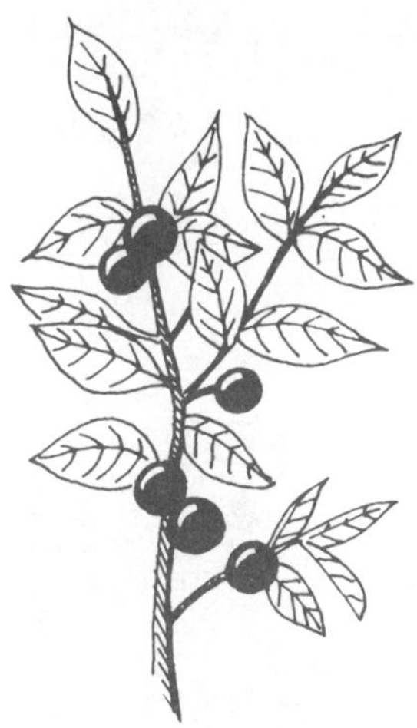

Nomes populares: bilberry
Poder: proteção
Usos mágicos: coloque alguns mirtilos sob o capacho para manter pessoas indesejáveis longe de sua propriedade ou para evitar de que entrem em sua casa. Isso também protege contra o mal. Faça tortas de mirtilo ou bolos e coma quando estiver sob ataque psíquico; isso obtém a proteção dentro de você e aumenta a eficácia da erva.

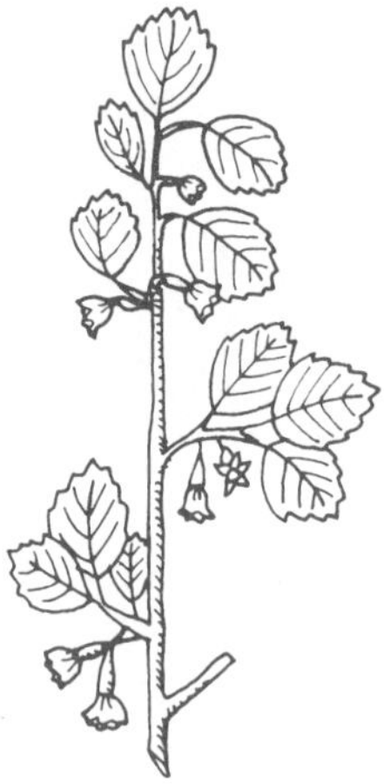

Mogno, montanha

(Cercocarpus ledifolius) Sementes e Folhas: Veneno

Gênero: masculino
Elemento: Fogo
Poder: antirraios
Usos mágicos: usado para proteger contra raios, especialmente por alpinistas. O mogno da montanha vive em altitudes elevadas, onde vivem raios e trovões, de acordo com a antiga tradição indígena americana. Assim, a árvore oferece proteção contra quedas de raios. Use um pedaço da casca da árvore em seu chapéu ou em algum lugar com você enquanto escala uma montanha.

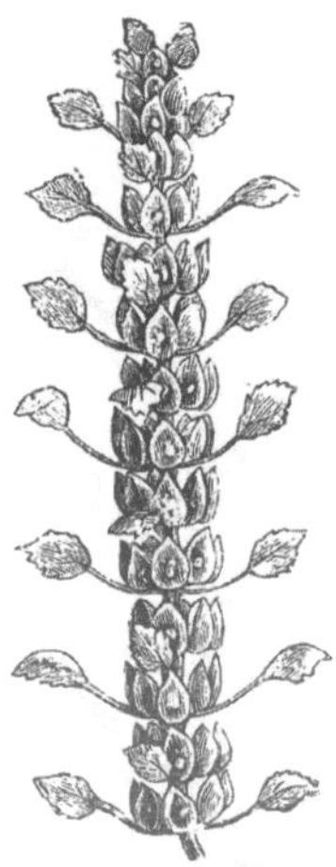

Molucca

(Molucella Laevis)

Nomes populares: ovos de fada,
nozes da virgem maria.
Poderes: proteção
Usos mágicos: as nozes de molucca brancas são penduradas ao redor do pescoço para indicar bem como para banir, feitiços e maldições. Se as nozes ficarem pretas, elas evitaram um feitiço maligno.

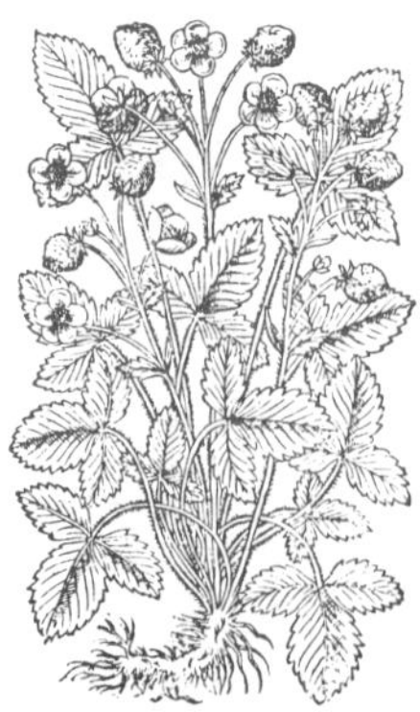

Morango

(Fragaria vesca) Folha: G

Nomes populares: poziomki, tchilek, jordboer, fragária, frutilha, morango-silvestre, morangueiro, morangueiro-bravo.
Gênero: feminino
Planeta: Vênus
Elemento: Água

Divindade: Freya
Poderes: amor, sorte.
Usos mágicos: morangos são servidos como alimento para o amor e as folhas são transportadas para trazer sorte. As mulheres grávidas podem desejar carregar um pequeno pacote de folhas de morango para aliviar as dores da gravidez.

Morugem

(Stellaria media) G:
Colheita em ambientes livres de fertilizantes.

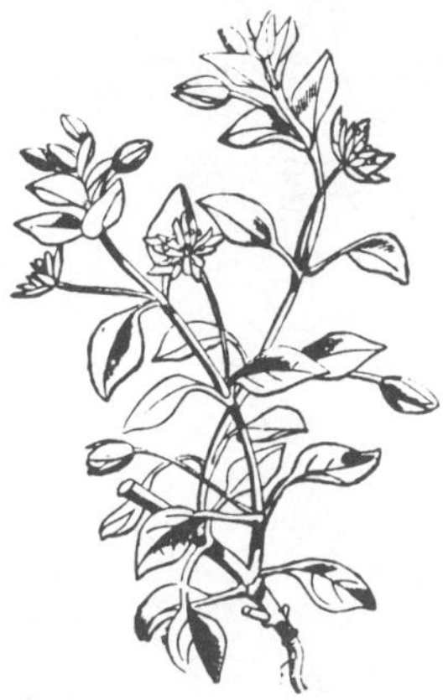

Nomes populares: erva-estrela, merugem, morugem-branca, morugem-verdadeira, esparguta, erva-pontiaguda, morugem vulgar.
Gênero: feminino
Planeta: Lua
Elemento: Água
Poderes: fidelidade, amor.
Usos mágicos: carregar ou usar em feitiços destinados a atrair um amor ou manter um relacionamento.

Moscadeira

(Myristica fragrans) D + X

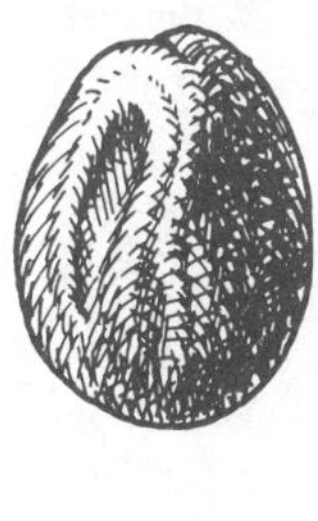

Gênero: masculino
Planeta: Mercúrio
Elemento: Ar
Poderes: poderes psíquicos, poderes mentais
Usos mágicos: a moscadeira, a cobertura externa da noz-moscada é queimada para aumentar os poderes psíquicos e é transportada para melhorar o intelecto.

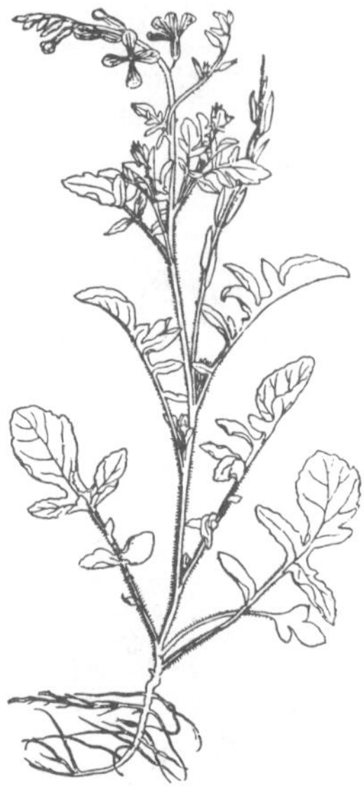

Mostarda, preta

(Brassica spp.*)* Lt. Uso externo

Gênero: masculino
Planeta: Marte
Elemento: Fogo
Divindade: Esculápio
Poderes: fertilidade, proteção, poderes mentais
Usos mágicos: os hindus usavam o grão de mostarda para viajar através do ar. Um uso mais prático é carregar o grão de mostarda em um sachê de tecido vermelho para proteger contra resfriados e aumentar os poderes mentais.

Os camponeses italianos espalham sementes de mostarda no parapeito da porta para proteção. Enterradas embaixo da sua porta, as sementes de mostarda manterão todos os tipos de seres sobrenaturais longe de sua casa.

Quando ingerido, o grão de mostarda aumenta a fertilidade nas mulheres.

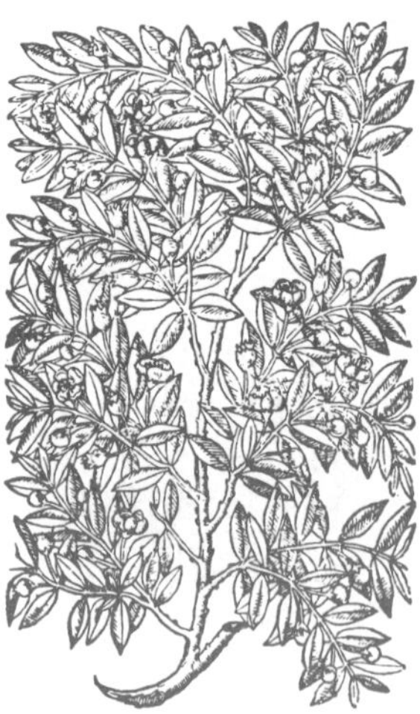

Murta

(Myrtus communis) Dg

Gênero: feminino
Planeta: Vênus
Elemento: Água
Divindades: Vênus, Ártemis, Afrodite, Hathor, Astarte, Ashtoreth, Marianos.
Poderes: amor, fertilidade, juventude, paz, dinheiro.
Usos mágicos: a murta há muito é considerada um erva do "amor". Uma grinalda de folhas e flores frescas usada na cabeça durante a execução de feitiços de amor é altamente apropriada. Adicionada a todos os sachês e feitiços de amor, especialmente aqueles projetados para manter o amor vivo e excitante, a murta também é usada

para aumentar a fertilidade, mas curiosamente também é usada em casamentos por noivas para garantir que não engravidem rapidamente!

A madeira de murta, quando carregada, preserva a juventude. Uma xícara de chá de murta, bebida a cada três dias, fará o mesmo, mas deve ser bebido a cada três dias, sem falta.

Quando carregada, a murta preserva o amor. Se cultivada em cada lado da casa, amor e paz residirão ali. É uma sorte ter a planta crescendo em floreiras, se for plantada ali por uma mulher. A murta também é usada em feitiços de dinheiro.

Murta-pimenta

(Pimenta dioica)

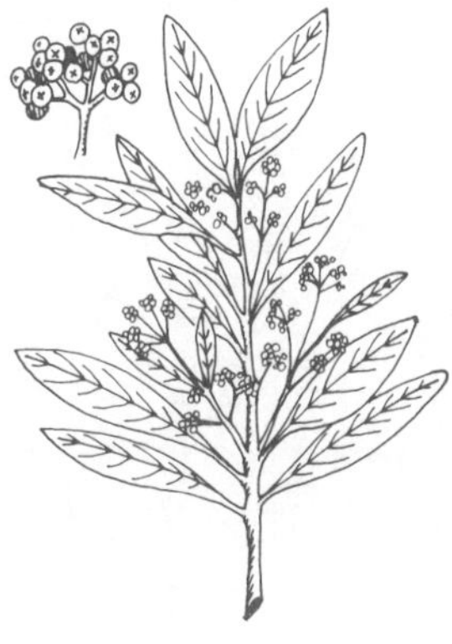

Gênero: masculino
Planeta: Marte
Elemento: Fogo
Poderes: amor
Usos mágicos: a murta-pimenta tem sido usado em feitiços e sachês de amor há séculos, especialmente entre os ciganos continentais. Consumido, tem o mesmo efeito.

Musgo

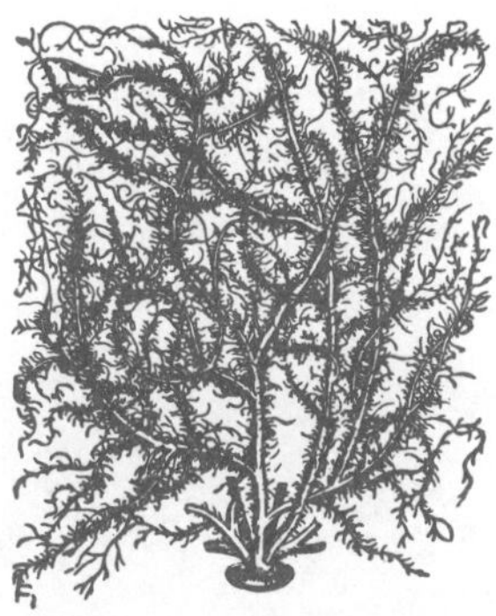

Poderes: sorte, dinheiro.
Usos mágicos: carregar musgo (de qualquer tipo) retirado de uma lápide no bolso é uma boa garantia de sorte, especialmente sorte financeira. O musgo é usado para encher bonecos para uso geral.

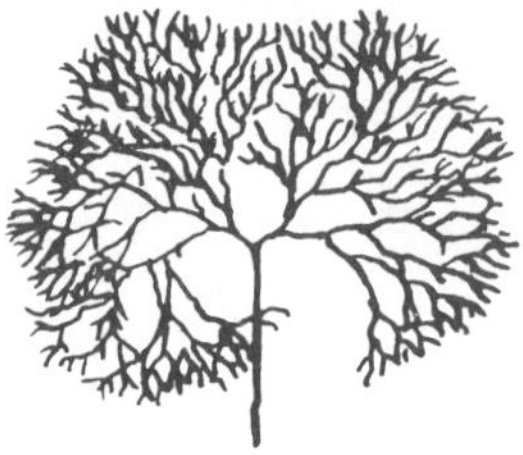

Musgo-irlandês

(Chondrus crispus)

Nomes populares: carrageen, musgo pérola.
Gênero: feminino
Planeta: Lua
Elemento: Água
Poderes: dinheiro, sorte, proteção.
Usos mágicos: o musgo-irlandês é carregado ou colocado sob tapetes para aumentar a sorte e garantir um fluxo constante de dinheiro na casa ou no bolso da pessoa. Também é carregado em viagens para proteção e segurança e é usado para encher bonecos de sorte ou dinheiro.

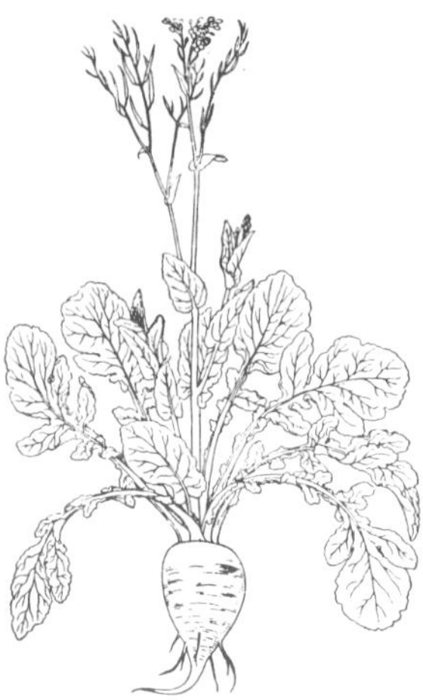

Nabo

(Brassica rapa) Raiz: G (a menos que comido em quantidades excessivas)

Gênero: feminino
Planeta: Lua
Elemento: Terra
Poderes: proteção, terminar relacionamentos.
Usos rituais: no Samhain (31 de outubro) grandes nabos eram escavados e velas acesas eram colocadas dentro deles. Depois eram carregados ou colocados em janelas para espantar os maus espíritos.
Usos mágicos: se você tem um admirador insistente que não lhe deixa, coloque um prato de nabos na frente da pessoa e ela vai lhe deixar em paz. Nabos colocados em casa afastam qualquer forma de negatividade.

Narciso

(Narcissus spp.*)* Veneno

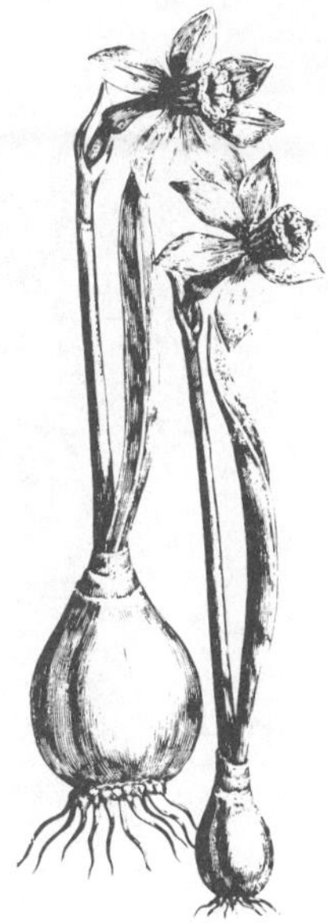

Nomes populares: asphodel, goose leek, daffy-down-dilly, fleur de coucou, lent lily, narcissus, porillon.
Gênero: feminino
Planeta: Vênus
Elemento: Água
Poderes: amor, fertilidade, sorte.
Usos mágicos: a flor é colocada no altar durante os feitiços de amor ou carregada com esse propósito. Mantidas no quarto, as flores frescas aumentam a fertilidade. Se um Narciso for arrancado e usado próximo ao coração, certamente boa sorte virá para você.

Nardo

(Inula conyza, Aralia racemosa) P

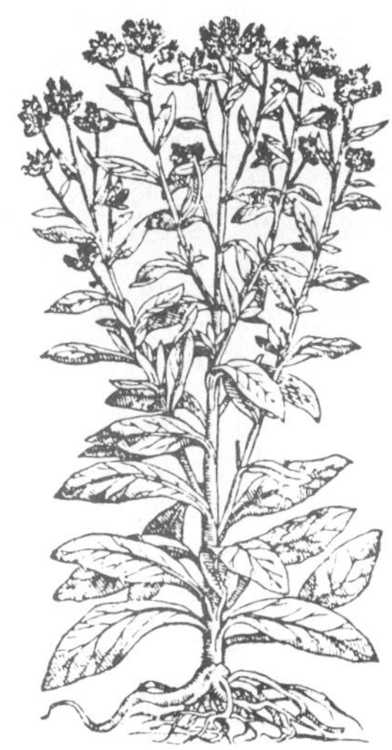

Nome Popular: nard
Gênero: feminino
Planeta: Vênus
Elemento: Água
Poderes: fidelidade, saúde.
Usos mágicos: o nardo usado ao redor do pescoço traz boa sorte e afasta doenças. Também é usado para permanecer fiel.

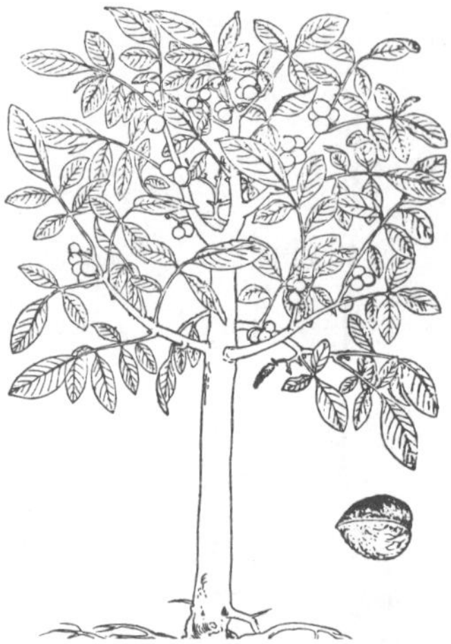

Nogueira

(Juglans regia) Lt

Nomes populares: carya, noz-caucasiana, walnut (inglês), árvore do mal, walnoot, noz-europeia.
Gênero: masculino
Planeta: Sol
Elemento: Fogo
Poderes: saúde, poderes mentais, infertilidade, desejos.
Usos rituais: supõe-se que as Bruxas dançavam embaixo de nogueiras na Itália durante seus rituais secretos.
Usos mágicos: quando carregadas, as nozes fortalecem o coração e afastam as dores do reumatismo. Elas também atraem raios, portanto, não as carregue durante uma tempestade elétrica.

Se alguém lhe der um saco de nozes, você verá todos os seus desejos realizados.

Quando colocadas em um chapéu ou ao redor da cabeça, as folhas de nogueira evitam dores de cabeça e insolação.

Se uma mulher prestes a se casar deseja adiar a gravidez, ela deve colocar em seu corpete tantas nozes torradas quanto corresponder ao número de anos que ela deseja permanecer sem filhos. Ela deve fazer isso no dia do casamento.

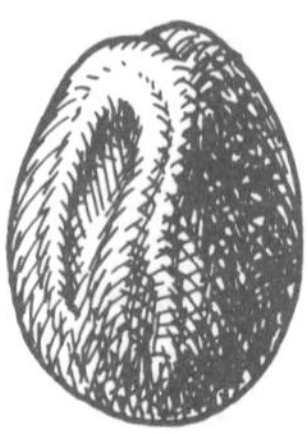

Noz-moscada

(Myristica fragrans) D + X

Nomes populares: qoust, sadhika, wohpala, bicuiba acu.
Gênero: masculino
Planeta: Júpiter
Elemento: Fogo
Poderes: sorte, dinheiro, saúde, fidelidade.

Usos mágicos: nozes-moscadas há muito tempo são carregadas como amuletos de boa sorte e são amarradas com anis-estrelado e favas tonka para um poderoso colar de ervas. Especificamente, a noz-moscada é transportada para evitar reumatismo, herpes labial, neuralgia, furúnculos e terçóis. Uma noz-moscada pendurada em um cordão em volta do pescoço de um bebê ajudará na dentição. A noz-moscada é incluída em muitas misturas de dinheiro/prosperidade e (aterramento) e também é borrifada em velas verdes para esse propósito.

Para garantir a fidelidade de seu amante, corte uma noz-moscada em exatamente quatro pedaços. Enterre uma parte na terra; jogue a segunda de um penhasco no ar; queime a terceira; e ferva a última em água. Beba um gole da água e leve este último pedaço de noz-moscada para todos os lugares; durma mantendo-a debaixo do travesseiro à noite. Ninguém será uma tentação ao seu companheiro.

Noz-pecã

(Carya illinoensis)

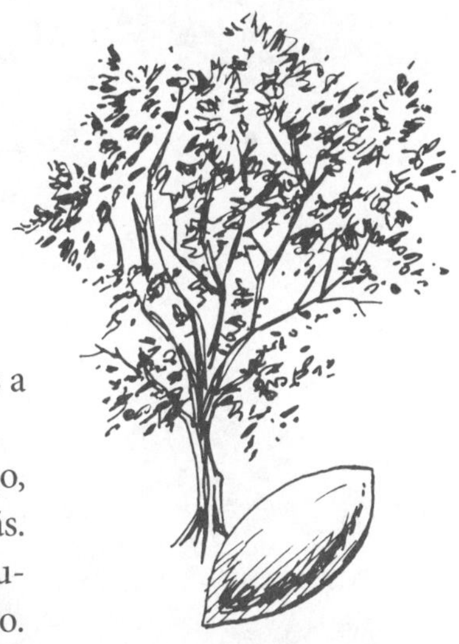

Gênero: masculino
Planeta: Mercúrio
Elemento: Ar
Poderes: dinheiro, emprego.
Usos mágicos: as nozes-pecãs são adicionadas a todos os feitiços de dinheiro e prosperidade.

Para garantir que você não perca o emprego, obtenha uma pequena quantidade de nozes-pecãs. Descasque-as e coma devagar, enquanto se visualiza trabalhando e desfrutando do seu trabalho. Pegue as cascas, embrulhe-as em um saco e coloque-as em algum lugar do trabalho onde não sejam encontradas ou removidas.

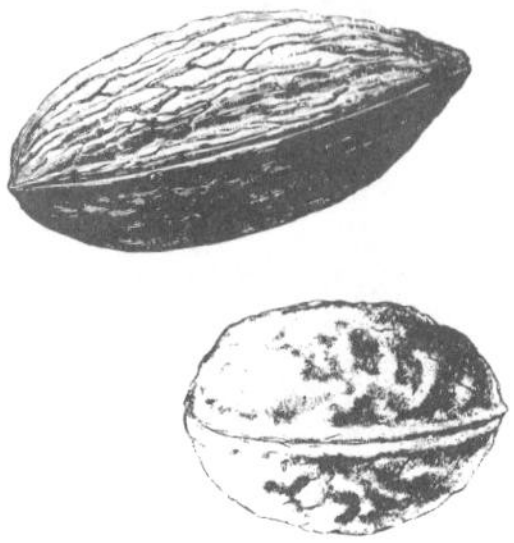

Nozes

Poderes: fertilidade, prosperidade, amor, sorte.

Usos mágicos: todas as nozes são potentes indutores de fertilidade e são transportadas para tais usos. Elas também estão incluídas em muitas misturas para prosperidade e dinheiro. Nozes em forma de coração são usadas para promover o amor, enquanto nozes duplas são amuletos de muita sorte.

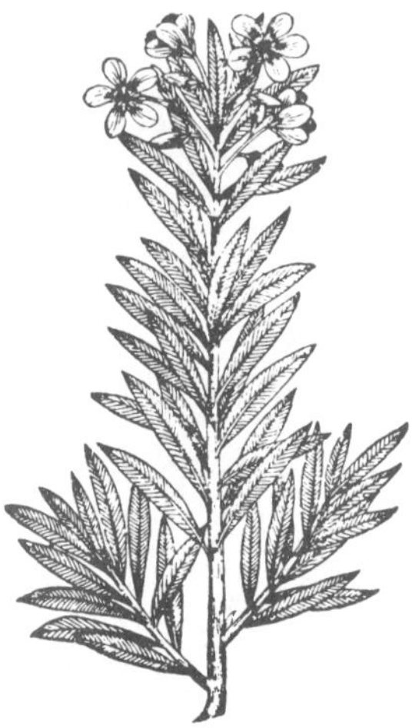

Oleandro

(Nerium oleander) Veneno

Nomes populares: rose bay, dog bane, ceilão, adelfa.

Gênero: feminino

Planeta: Saturno

Elemento: Terra

Poderes: amor

Usos mágicos: embora o ensinamento mágico italiano diga que manter qualquer parte de um oleandro em casa traz doença, desgraça e infortúnio de todo tipo para seus habitantes, o oleandro é ocasionalmente usado em feitiços de amor, mas nunca é ingerido.

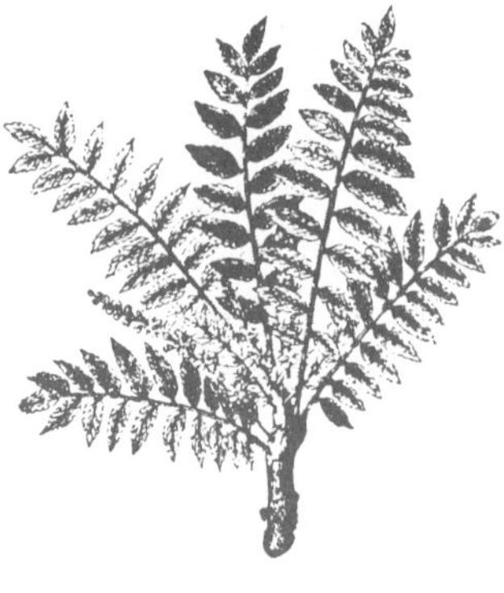

Olíbano

(Boswellia carterii) G

Nomes populares: incenso, olibans, olibanum, olibanus.

Gênero: masculino

Planeta: Sol

Elemento: Fogo

Divindades: Ra, Baal.

Poderes: proteção, exorcismo, espiritualidade.

Usos rituais: os antigos egípcios queimavam olíbano ao nascer do sol para homenagear Ra. Até hoje está incluído na composição de alguns dos incensos usados nas igrejas católicas.
Usos mágicos: quando queimado, o olíbano libera vibrações poderosas que não apenas elevam a energia do local, mas também expulsam todo o mal e negatividade. O olíbano é, portanto, usado em incensos de exorcismo, proteção, purificação e consagração. Também é queimado para induzir visões e auxiliar na meditação e é adicionado em sachês para dar sorte, proteção e crescimento espiritual. O alecrim pode ser usado como substituto do olíbano.

Oliveira

(Olea europaea) Fruta: G

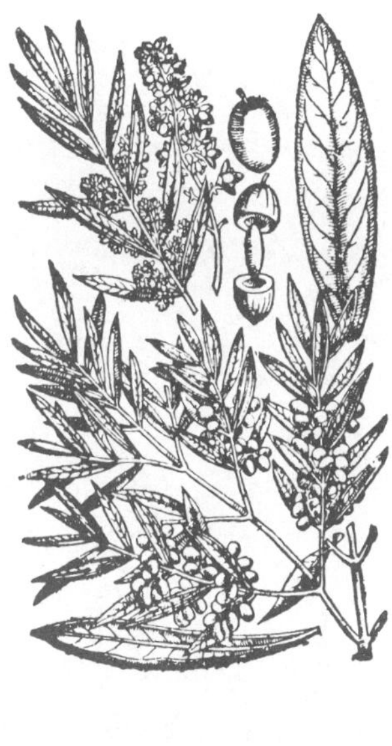

Nomes populares: olivier, itm, mitan.
Gênero: masculino
Planeta: Sol
Elemento: Fogo
Divindades: Atena, Apolo, Irene, Minerva, Ra.
Poderes: cura, paz, fertilidade, potência, proteção, luxúria.
Usos rituais: o óleo era queimado em lâmpadas para iluminar templos nos tempos antigos.
Usos mágicos: em uma folha de oliveira, escreva o nome de Atena. Pressione-a contra a cabeça ou esfregue no corpo para curar uma dor de cabeça. O azeite de oliva há muito é usado como um óleo de unção para ajudar na cura.

Folhas de oliveira espalhadas ou colocadas em uma sala espalham uma vibração pacífica por toda a área.

Quando ingeridas, as azeitonas garantem a fertilidade e a potência sexual dos homens, além de induzirem à luxúria. As noivas Atenienses usavam coroas de folhas de oliveira para garantir sua fertilidade.

Um ramo de oliveira pendurado sobre a porta protege a casa contra todos os males e na chaminé afasta os raios. As folhas de oliveiras quando usadas trazem sorte.

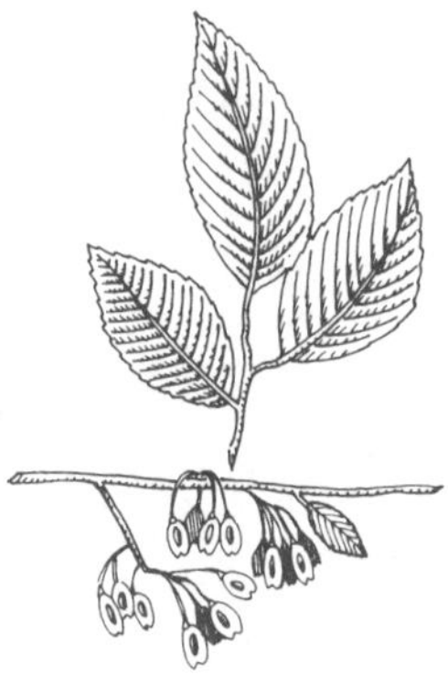

Olmo

(Ulmus fulva) Casca: G

Nomes populares: indiana elm, red elm, moose elm.
Gênero: feminino
Planeta: Saturno
Elemento: Ar
Poder: parar a fofoca.
Usos mágicos: queime olmo e jogue na fogueira com um fio amarelo com um nó. Qualquer fofoca contra você vai parar. A casca do olmo, usada ao redor do pescoço de uma criança, dará a ela uma língua persuasiva quando crescer.

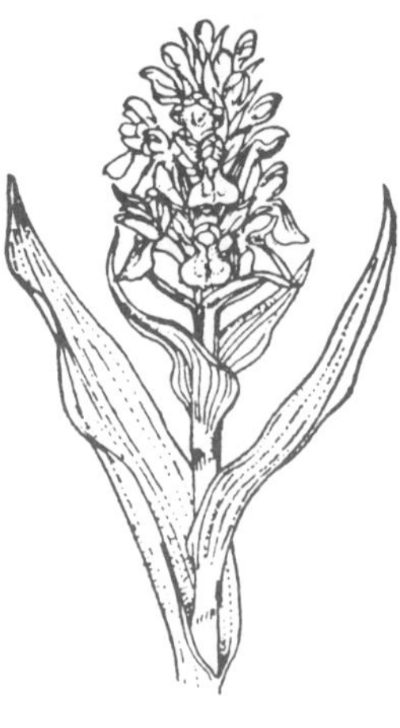

Orquídea

(Orchis spp.*)*

Nomes populares: levant salap, sahlab (árabe), sahleb, salep, saloop, satyrion.
Gênero: feminino
Planeta: Vênus
Elemento: Água
Poderes: amor
Usos mágicos: as orquídeas têm sido usadas por muito tempo em feitiços de amor, especialmente

a raiz, que deve ser carregada em um sachê. A flor, é claro, é atualmente um dos símbolos florais mais comuns do amor no Ocidente. Quando presenteada, transmite claramente essa mensagem. Alguns tipos de orquídeas são usados para criar visões, estados de transe e induzir poderes psíquicos.

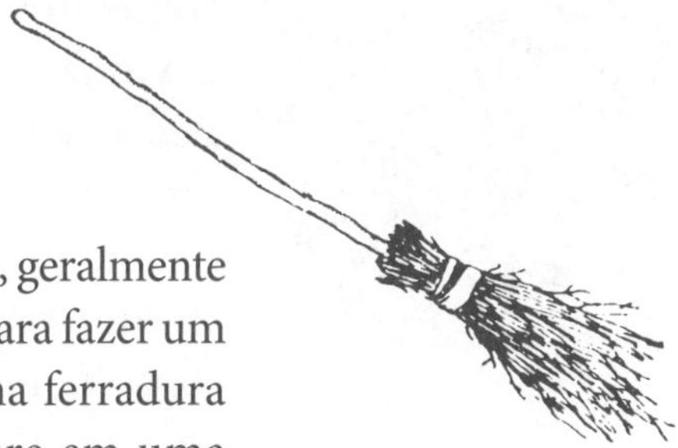

Palha

Poderes: sorte, imagem mágica.

Usos mágicos: palha é sorte; portanto, geralmente é transportada em pequenas bolsas. Para fazer um talismã da sorte em casa, pegue uma ferradura usada e um pouco de palha, costure em uma pequena bolsa e coloque-a acima ou embaixo da cama. Pequenas imagens mágicas podem ser feitas de palha e então usadas como bonecos. A palha atrai fadas (alguns dizem que as fadas vivem dentro da palha).

Papiro

(Cyperus papyrus)

Gênero: masculino
Planeta: Mercúrio
Elemento: Ar
Poderes: proteção
Usos mágicos: coloque em barcos para se proteger contra ataques de crocodilos.

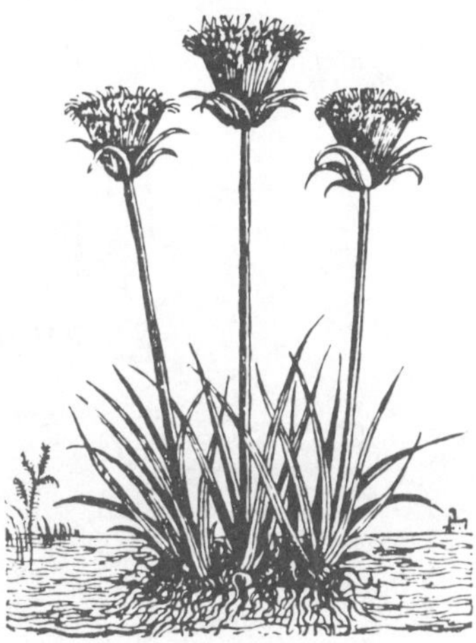

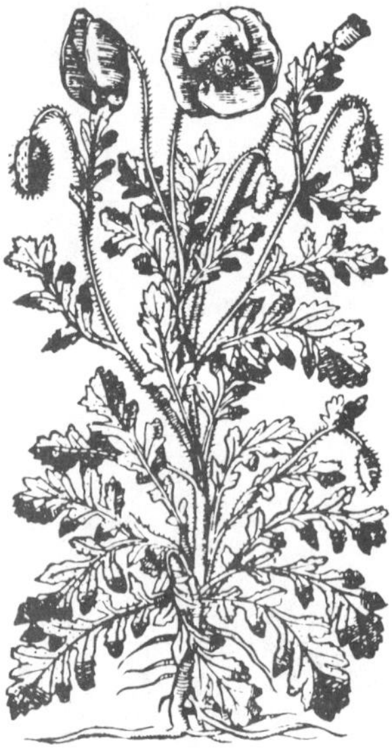

Papoula

(Papaver spp.*)*

A que está comumente disponível: G. A que é ilegal: X

Nomes populares: blind buff, blindeyes, headaches, head waak, papoula-oriental, papoula-do-oriente.

Gênero: feminino

Planeta: Lua

Elemento: Água

Divindades: Hypnos, Demeter.

Poderes: fertilidade, amor, sono, dinheiro, sorte, invisibilidade.

Usos mágicos: as sementes e as flores de papoula são usadas em misturas destinadas a ajudar no sono. Também são consumidos ou carregados para promover a fertilidade e para atrair sorte e dinheiro. Havia um tempo em que as pontas das sementes de papoula eram tingidas de dourado e usadas como talismãs para atrair riqueza.

As sementes também são adicionadas à comida para induzir ao amor ou são usadas em sachês de amor.

Se você deseja saber a resposta à uma pergunta, escreva com tinta azul em um pedaço de papel branco. Coloque isso dentro de uma vagem de semente de papoula e coloque-a embaixo do travesseiro. A resposta aparecerá em um sonho.

Mergulhe as sementes de papoula no vinho por quinze dias. Em seguida, beba o vinho todos os dias por cinco dias em jejum. De acordo com a tradição, você será capaz de se tornar invisível.

Parosela

(Parosela spp.; *Dalea* spp.*)*

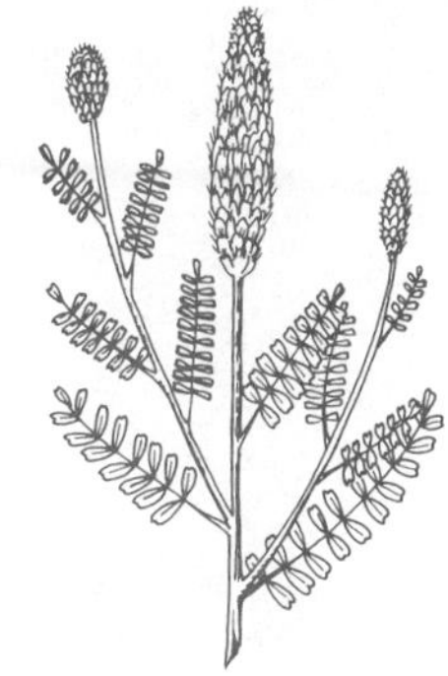

Nomes populares: planta cítrica, desert rue.
Poder: caça
Usos mágicos: a parosela era usada pelos índios americanos como um auxílio mágico para a caça.

Passiflora

(Passiflora incarnata) G

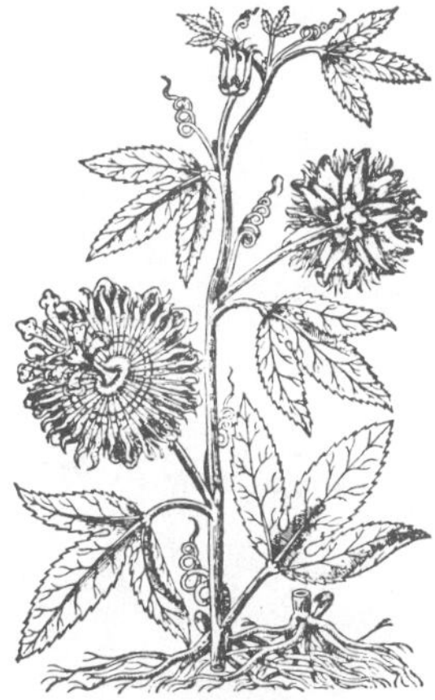

Nomes populares: grandilla, maracoc, maypops, passion vine.
Gênero: feminino
Planeta: Vênus
Elemento: Água
Poderes: paz, sono, amizades.
Usos mágicos: a passiflora é colocada em casa para acalmar problemas e angústias e para trazer paz. Carregada, atrai amigos e grande popularidade. Colocada sob o travesseiro, ajuda a dormir.

Patchouli

(Pogostemon cablin ou P. patchouli) G

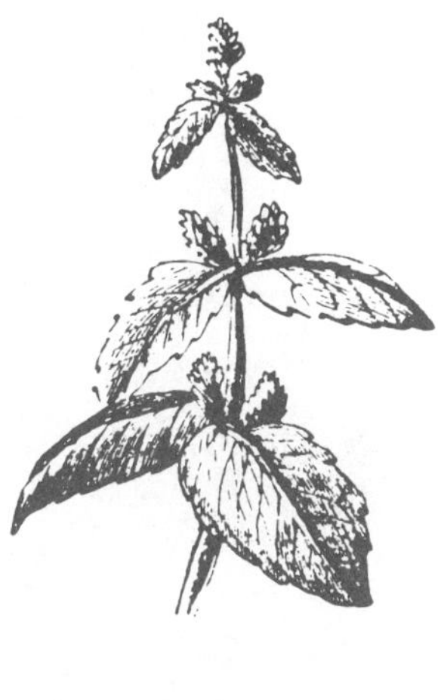

Nomes populares: pucha-pot, kablin.
Gênero: feminino
Planeta: Saturno
Elemento: Terra
Poderes: dinheiro, fertilidade, luxúria.
Usos mágicos: o patchouli tem uma fragrância que remete à riqueza, por isso tem sido usado para misturas e feitiços para dinheiro e prosperidade. É guardado junto ao dinheiro, em bolsas e carteiras e colocado em torno da base de velas verdes.

Além disso, devido à sua natureza, o patchouli é usado em talismãs de fertilidade e também é substituído por "pó de cemitério" quando necessário.

Patchouli é adicionado em sachês e banhos de amor. Embora na magia à base de ervas americana contemporânea o patchouli seja usado no vodu para "separação", este é um conceito moderno e não tem uma longa tradição. Na verdade, o patchouli é usado para atrair pessoas e promover a luxúria. Isso aponta para diferenças nas práticas de magia com ervas.

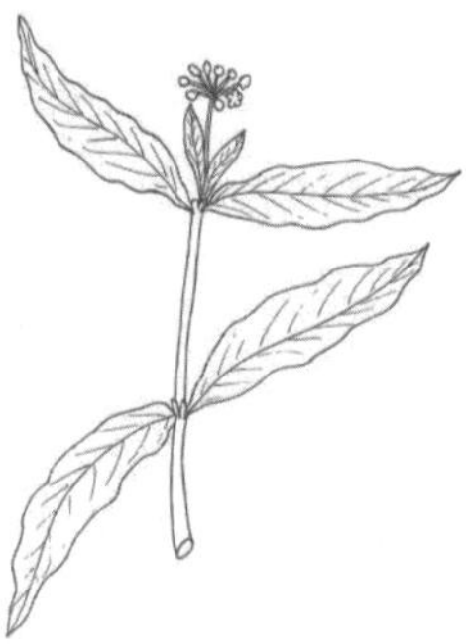

Pau-de-cabinda

(Pausinystalia yohimbe) Veneno K Li Lt D + So DI.
Pode afetar medicamentos MOA-I

Poderes: amor, luxúria.
Usos mágicos: a infusão de pau-de-cabinda é bebida como uma poção "luxuriosa" e a erva em pó é adicionada em misturas de amor. Consuma apenas em pequenas quantidades.

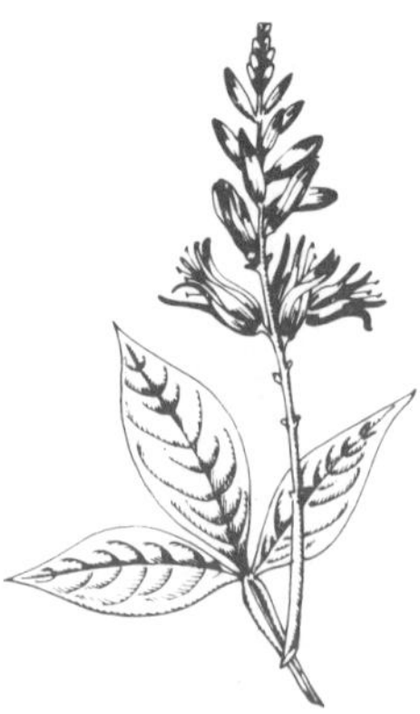

Pau-tenente

(Picraena excelsa, quassia amara) P

Nome popular: bitter ash
Poder: amor
Usos mágicos: pau-tenente é usado em misturas de amor, tanto para atrair quanto para manter o amor.

Peônia

(Paeonia officinalis) Raiz: G

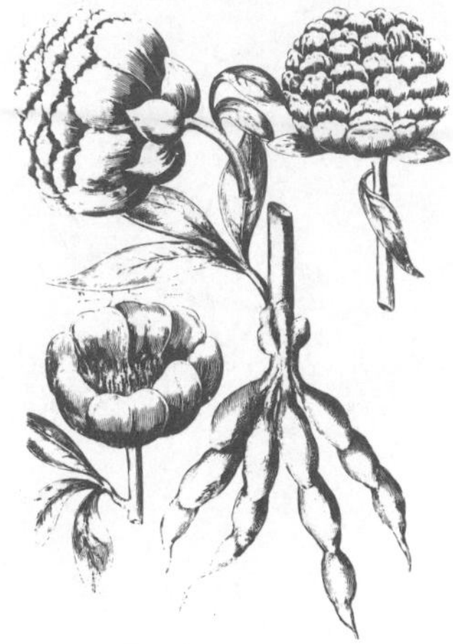

Nomes populares: paeony, piney.
Gênero: masculino
Planeta: Sol
Elemento: Fogo
Poderes: proteção, exorcismo.
Usos mágicos: a peônia tem sido reverenciada por seus poderes protetores. Usada, ela protege o corpo, o espírito e a alma; colocada em casa afasta os maus espíritos e plantada no jardim, protege-o contra o mal e as tempestades. As sementes ou raízes são penduradas no pescoço de uma criança para protegê-la de fadas e diabinhos travessos. Uma variação disso envolve entalhar raízes de peônia em pequenas contas (chamadas de "contas de pinheiro") e depois amarrá-las. Elas também são usadas para proteção. Raízes de peônia usadas com coral e sílex afastam o incubus.

Além disso, a peônia é usada em exorcismos e a raiz é carregada para curar a loucura. Só deve ser colhida à noite, quando, dizem, suas sementes brilham com uma luz sinistra. Sua raiz às vezes é substituída pela mandrágora.

Pepino

(Cucumis sativus) G

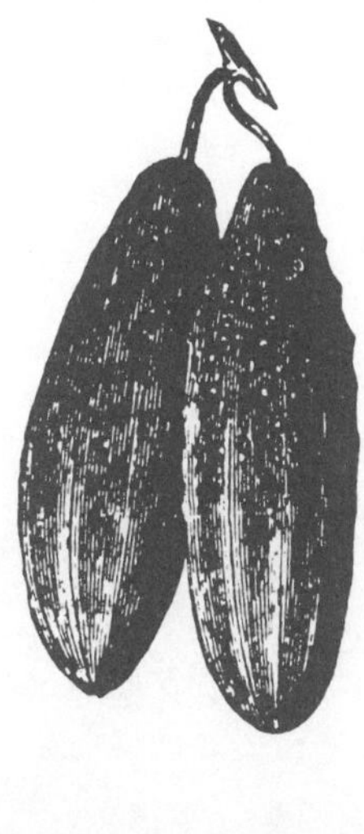

Nomes populares: cowcucumber, agurk, haswey, kheyar, lekiti, gurka.
Gênero: feminino
Planeta: Lua
Elemento: Água
Poderes: castidade, cura, fertilidade.
Usos mágicos: o pepino, quando ingerido, impede a luxúria. A casca colada na testa alivia a dor de cabeça, enquanto as sementes são ingeridas para promover a fertilidade.

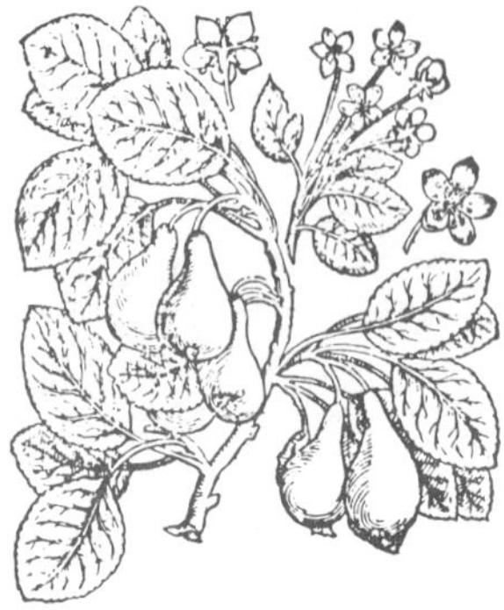

Pera

(Pyrus communis)
Semente (em grandes quantidades): X Fruta: G

Gênero: feminino
Planeta: Vênus
Elemento: Água
Poderes: luxúria, amor.
Usos mágicos: a fruta é usada em feitiços de amor e também é consumida para induzir à excitação sexual. A madeira de pera faz ótimas varinhas mágicas. Dizem que as Bruxas dançavam sob as pereiras.

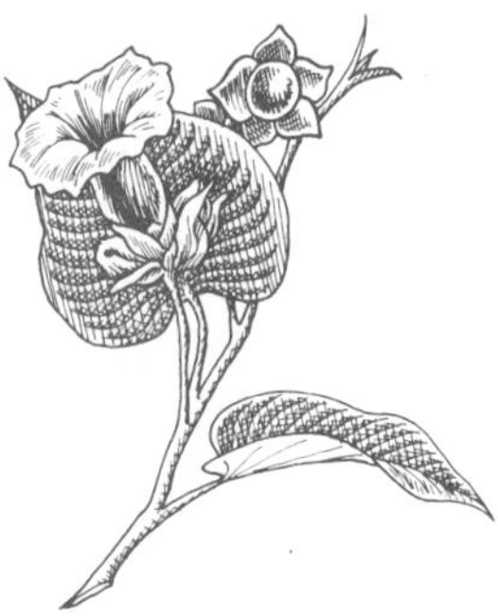

Peroba-rosa

(Ipomoea tuberose) X

Nomes populares: ceylon morning glory, frozen roses, spanish arbor vine, amargoso, peroba, peroba-açu, peroba-amarela, peroba-do-sul, peroba-mirim, peroba-rajada.
Poder: Sorte
Usos mágicos: carregue peroba-rosa para atrair boa sorte e fortuna. Também tenha em sua casa para garantir muita sorte.

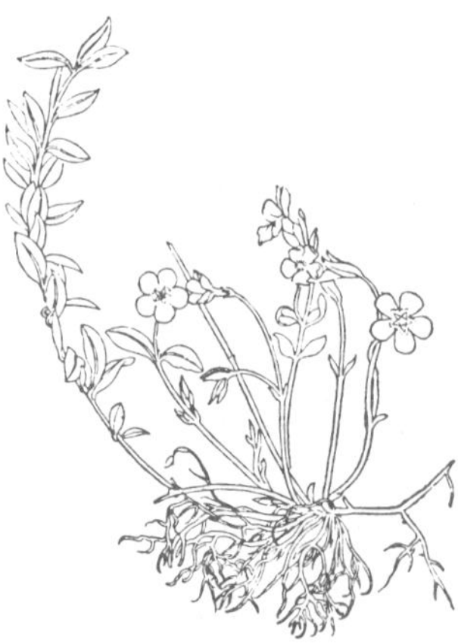

Pervinca

(Vinca minor) Veneno Bp- Ho Cn

Nomes populares: blue buttons, centocchiio **(italiano:** hundred eyes), devil's eye, joy on the ground, violeta-do-feiticeiro.
Gênero: feminino
Planeta: Vênus
Elemento: Água
Poderes: amor, luxúria, poderes mentais, dinheiro, proteção.

Usos mágicos: uma erva mágica poderosa (como notado no nome popular "violeta-do-feiticeiro"), a pervinca deve ser colhida de acordo com procedimentos rígidos antes de ter qualquer eficácia na magia (ou assim disse o pseudo-Apuleio).

Deve ser colhida quando alguém está "limpo de toda impureza" quando a Lua tem uma, nove, onze ou treze noites, e o seguinte encantamento deve ser pronunciado enquanto se colhe a planta:

> *Eu te peço, vinca pervinca, tu que deves ser tida por tuas muitas qualidades úteis, que tu venha a mim desabrochando com tua persistência, que tu me equipes para que eu seja protegido e próspero e não danificado por venenos e água.*

Depois disso, a planta é transportada para obter graça, atrair dinheiro e proteger contra cobras, veneno, feras selvagens, pavor, mau-olhado e espíritos. Também é colocado sobre a porta para proteger a casa.

A pervinca é utilizada em feitiços de amor e acredita-se que aumenta as paixões da pessoa quando é carregada ou borrifada debaixo da cama. Quando contemplada, ela restaura memórias perdidas.

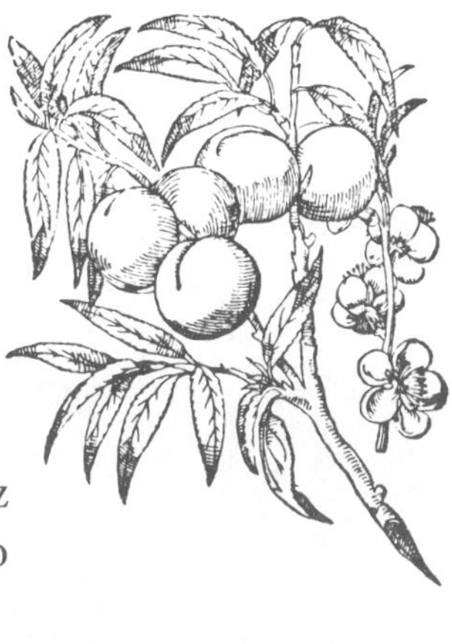

Pêssego

(Prunus persica) Semente, folha, casca: X

Gênero: feminino
Planeta: Vênus
Elemento: Água
Poderes: amor, exorcismo, longevidade, fertilidade, desejos.
Usos mágicos: a fruta, quando ingerida, induz ao amor, assim um pêssego ou a torta de pêssego

servida a alguém desejado pode ajudar a conquistar seu coração. A fruta também é consumida para obter sabedoria.

Os galhos do pessegueiro são usados para afastar os maus espíritos na China e também para erradicar doenças. Crianças na China usam um caroço de pêssego pendurado no pescoço para manter os demônios afastados.

Carregar um pedaço de madeira de pêssego aumentará a expectativa de vida e pode até levar à imortalidade.

Os japoneses usam o pêssego para aumentar a fertilidade e os galhos da árvore são utilizados para adivinhação e varinhas mágicas.

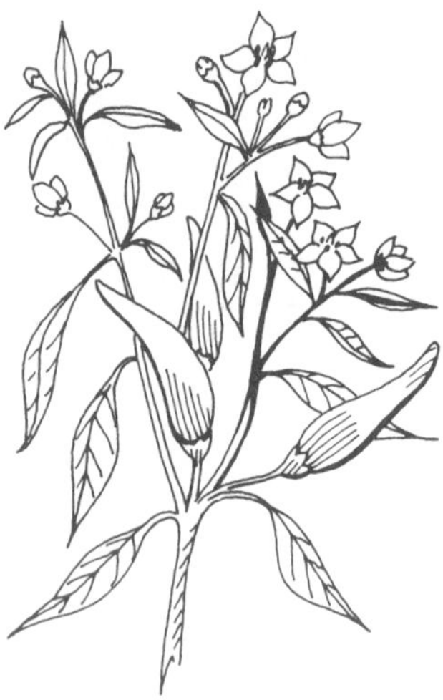

Pimenta chili

(Capsicum spp.*)* G

Nome popular: pimenta vermelha
Gênero: masculino
Planeta: Marte
Elemento: Fogo
Poderes: fidelidade, quebrar maldições, amor.
Usos mágicos: se você acha que seu parceiro está procurando pastos mais verdes, compre duas grandes pimentas chili secas. Cruze-as e amarre-as com uma fita vermelha ou rosa. Coloque embaixo do travesseiro e isso deve ajudar a manter a fidelidade em seu casamento.

Se você foi amaldiçoado, espalhe pimenta chili pela casa para quebrar o feitiço.

A pimenta chili também é usada em pós de amor para inflamar a pessoa amada ou para garantir que o amor que você encontrar seja picante.

Pimenta comum

(Piper nigrum) G

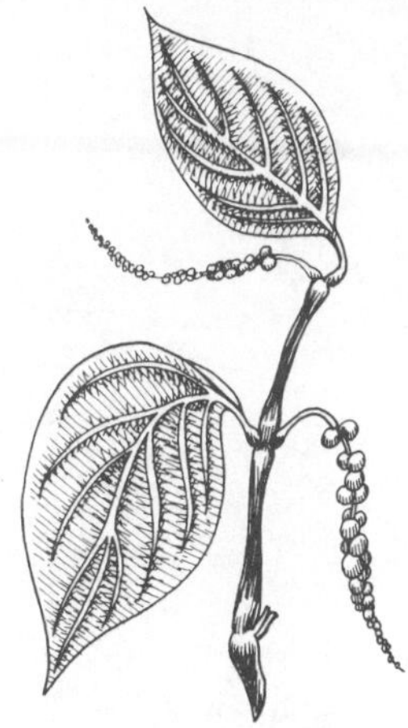

Nome popular: pimenta-preta
Gênero: masculino
Planeta: Marte
Elemento: Fogo
Poderes: proteção, exorcismo.
Usos mágicos: a pimenta é adicionada aos amuletos como uma protetora contra o mau-olhado. Quando usada, libera a mente dos pensamentos invejosos. Misturada com sal e espalhada pela propriedade, dissipa o mal.

Pimenta-da-jamaica

(Pimenta officinalis ou P. dioica) G

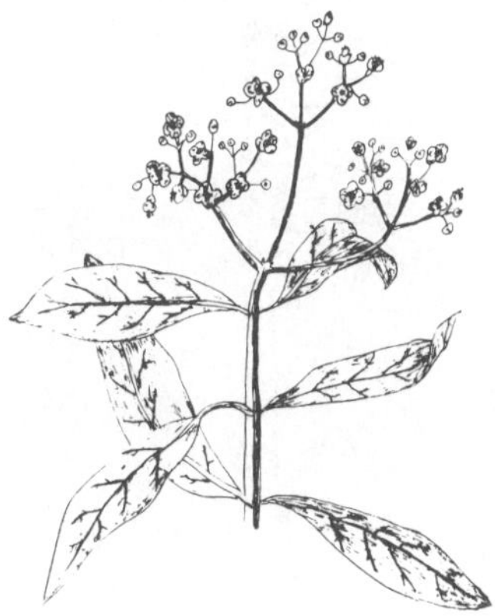

Nomes populares: eddo, madere, basheen, kouroubaga.
Gênero: masculino
Planeta: Marte
Elemento: Fogo
Poderes: dinheiro, sorte, cura.
Usos mágicos: a pimenta-da-jamaica é queimada como um incenso para atrair dinheiro ou sorte e também é adicionada em misturas. Usada para promover a cura.

Pimenta-da-guiné

(Aframomum melequeta, Amomum melegeuta) G

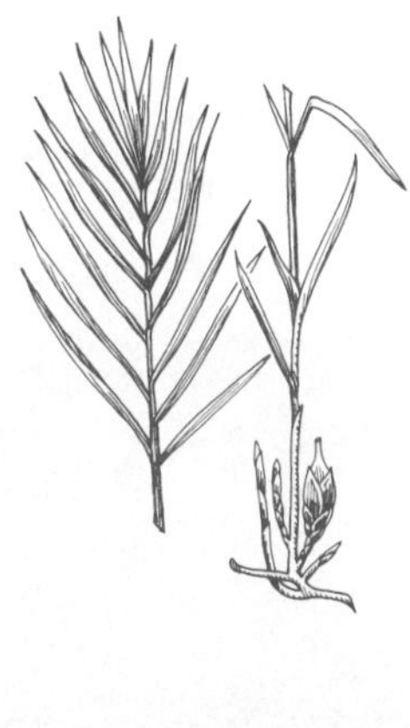

Nomes populares: pimenta-africana, grãos da guiné, pimenta mallaquetta, melequeta.
Gênero: masculino
Planeta: Marte
Elemento: Fogo

Poderes: luxúria, sorte, amor, dinheiro, desejos.
Usos mágicos: a pimenta-da-guiné é usada em feitiços e sachês de amor, luxúria, sorte e dinheiro. É também uma das ervas usadas para realizar desejos. Segure um pouco nas mãos, faça um pedido e depois jogue um pouco da erva em cada direção, começando pelo Norte e terminando no Oeste.

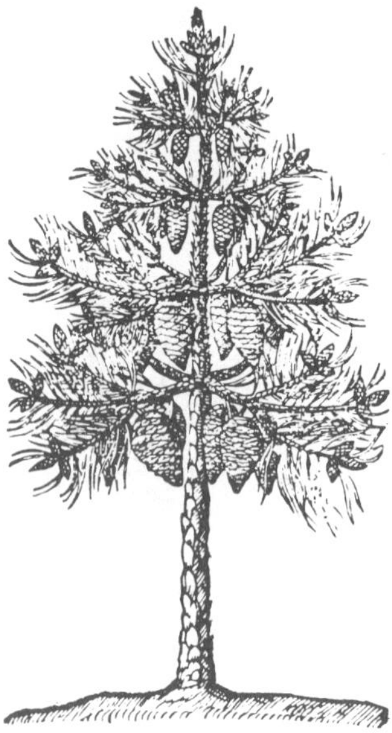

Pinheiro

(Pinus spp.*)* P. Casca strobus: G

Gênero: masculino
Planeta: Marte
Elemento: Ar
Divindades: Cibele, Pan, Vênus, Attis, Dionísio, Astarte, Sylvanus.
Poderes: cura, fertilidade, proteção, exorcismo, dinheiro.
Usos mágicos: as pinhas são transportadas para aumentar a fertilidade e para ter vigor na velhice. Uma pinha colhida no Solstício de Verão (ainda retendo suas sementes) é um objeto mágico impressionante, pois se seu possuidor comer uma noz dela todos os dias, isso o tornará imune a tiros de armas de fogo.

Agulhas de pinheiro são queimadas durante os meses de inverno para purificar e limpar a casa. Espalhados pelo chão, eles afastam o mal. Quando queimados, exorcizam a negatividade do local. Também usados em banhos de limpeza. Agulhas de pinheiro são queimadas para reverter e enviar feitiços de volta a quem os conjurou.

Galhos de pinheiro colocados acima ou sobre a cama mantêm as doenças longe (ou, se não foram colocados a tempo, ajudam na cura dos enfermos). No Japão, era costume colocar um galho de pinheiro sobre a porta da casa para garantir alegria contínua em seu interior, pois as folhas são perenes.

Uma cruz feita de agulhas de pinheiro colocada diante da lareira impede que o mal entre por ela. O pinheiro também é usado em feitiços de dinheiro e sua serragem é uma base para incensos.

Pipsissewa

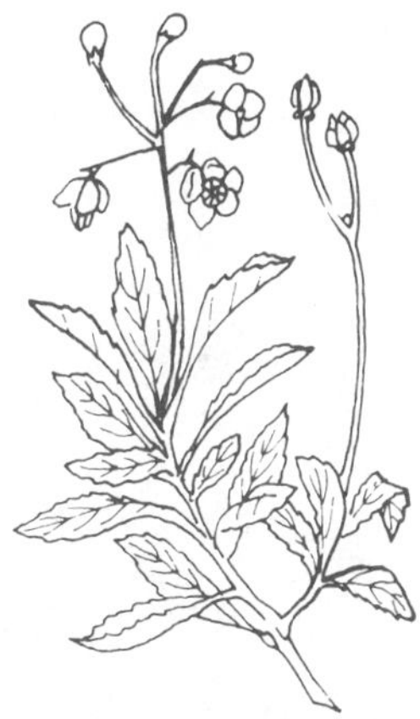

(Chimaphila umbellate) G

Nomes populares: false wintergreen, ground holly, price's pine, princess pine powers: money, spirit calling.
Usos mágicos: esmague pipsissewa, misture com roseira e flores violetas e queime para atrair bons espíritos para auxílio mágico. Também carregue para atrair dinheiro.

Pistache

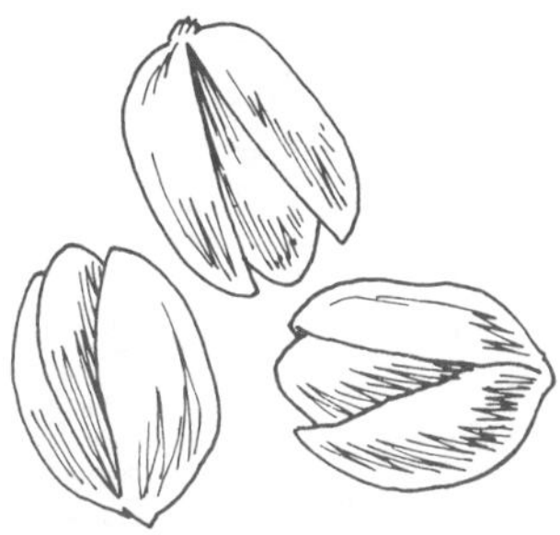

(Pistachia vera) A que está comumente disponível: G

Gênero: masculino
Planeta: Mercúrio
Elemento: Ar
Poder: quebrar feitiços de amor
Usos mágicos: os árabes acreditam que ingerir pistache funciona como um antídoto para os feitiços de amor. O pistache também é oferecido aos zumbis para tirá-los de seus transes e dar-lhes o descanso da morte. Curiosamente, os pistaches tingidos artificialmente de vermelho são considerados os melhores para esse fim.

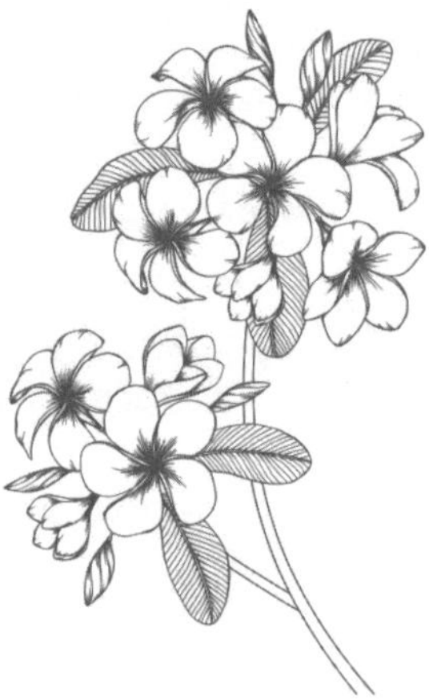

Plumeria

(Plumeria acutifolia) Veneno

Nomes populares: frangipangi, graveyard flowers, melia (havaiano), temple tree.
Gênero: feminino
Planeta: Vênus
Elemento: Água
Divindade: Buda
Poder: amor
Usos mágicos: as flores da plumeria são usadas em feitiços de amor.

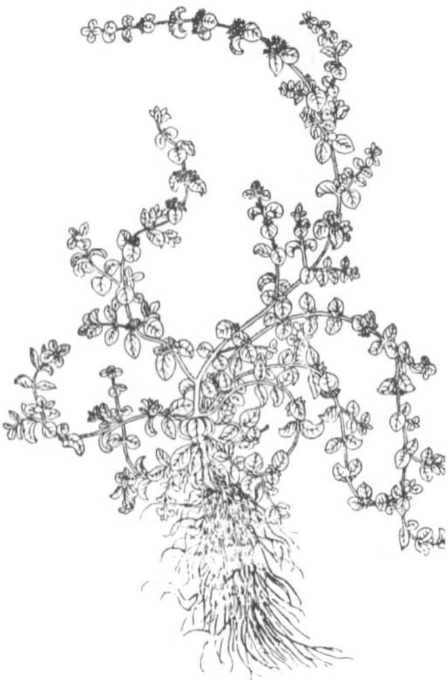

Poejo

(Mentha pulegium) P: o óleo é venenoso

Nomes populares: hortelãzinha, poêjo, poêjos, erva-de-são-lourenço, poejo-real, menta-selvagem, poejo-das-hortas, hortelã-dos-açores, hortelã-pimenta-mansa.
Gênero: masculino
Planeta: Marte
Elemento: Fogo
Divindade: Deméter
Poderes: força, proteção, paz.
Usos mágicos: o poejo, colocado no sapato, evita o cansaço durante a viagem e fortalece o corpo em geral.

Problemas estomacais podem ser aliviados enchendo um boneco verde com poejo e ungindo-o com óleos curativos.

Quando usado, age contra o mau-olhado e auxilia na realização de negócios.

Para livrar um lugar do mal, borrife água salgada com um aspersor feito com raminhos frescos de poejo, manjerona e alecrim.

Quando ofertado a casais em conflito, fará com que eles parem de brigar, ou seja, o poejo é uma erva da paz. Mantido em casa (longe de animais de estimação e de crianças) para proteção. Também é transportado a bordo de navios para evitar enjoo. *Veja também hortelã-pimenta.*

Polígala

(Polygala senega) Raiz: P Ga Gu

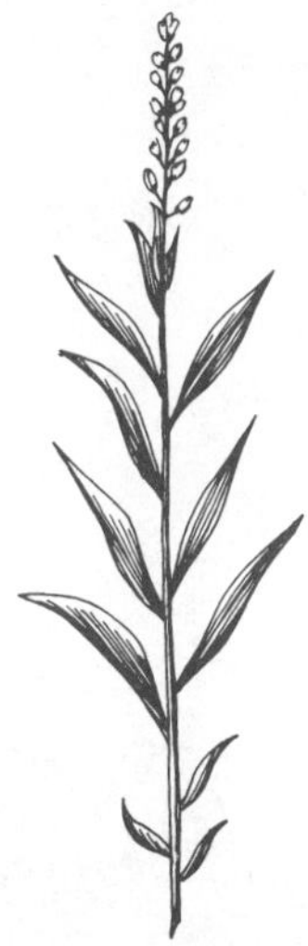

Nomes populares: seneca snakeroot, mountain flax, seneca snakeroot, seneka.
Poderes: proteção, dinheiro.
Usos mágicos: uma infusão de raiz de polígala dicionada ao banho e usada na água de enxágue de roupas traz proteção contra pessoas que tentam prejudicá-lo. A raiz era carregada por alguns índios americanos para proteger contra picadas de cascavel e a infusão é esfregada nas mãos ou nos pés para trazer dinheiro.

Potentilla

(Potentilla canadensis, P. erecta [G] *ou P. reptans)*

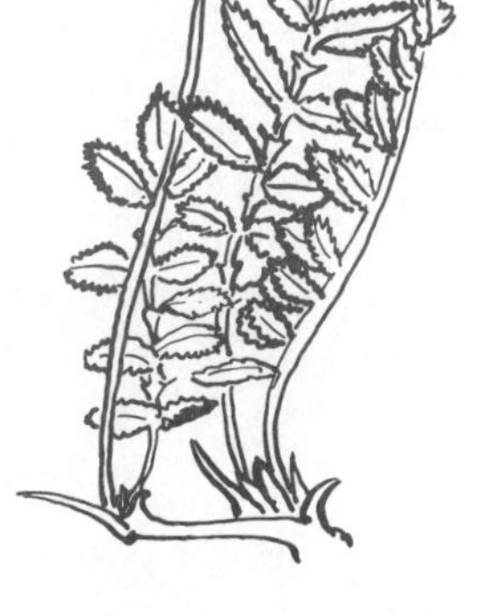

Nomes populares: tormentilha; erect cinquefoil, tormentil, septfoil, shepherd's knot (inglês).
Gênero: masculino
Planeta: Júpiter
Elemento: Fogo
Poderes: dinheiro, proteção, sonhos proféticos, sono.
Usos mágicos: as cinco pontas das folhas representam amor, dinheiro, saúde, poder e sabedoria, assim, se carregada, a potentilla os concede.

Também é pendurada na porta ou colocada na cama para proteção. Uma infusão das folhas é usada para lavar a testa e as mãos, nove vezes, para livrar de azarações e maldições.

Se você encontrar um raminho de potentilla com sete folhas, coloque-o sob o travesseiro. Você vai sonhar com seu futuro amor ou companheiro. Se um saco de potentilla for suspenso sobre a cama, você terá um sono reparador a noite toda.

Carregada, a potentilla dá eloquência ao pedir favores a oficiais e geralmente garante que o favor seja concedido. Portanto, é usada em processos judiciais.

A potentilla também é adicionada a sachês de banho purificadores.

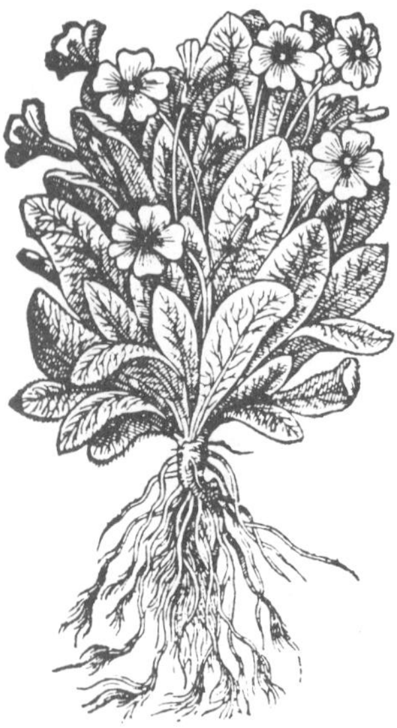

Primarosa

(Primula vulgaris) Sk

Nomes populares: butter rose, english cowslip, password.
Gênero: feminino
Planeta: Vênus
Elemento: Terra
Divindade: Freya
Poderes: proteção, amor.
Usos mágicos: ter primarosa azuis e vermelhas crescendo no jardim protegem-no de todas as adversidades e também atraem fadas.

Embora as primarosas, para alguns, representem libertinagem, as mulheres as carregam para atrair o amor.

Elas também são usadas para curar a loucura e são costuradas em travesseiros infantis para ganhar seu respeito e lealdade eterna.

Prímula

(Primula veris) G

Nomes populares: butter rose, english cowslip, password.
Gênero: feminino
Planeta: Vênus
Elemento: Água
Divindade: Freya
Poderes: cura, juventude, busca de tesouros.
Usos mágicos: um pedaço de prímula colocado embaixo da varanda da frente irá desencorajar os visitantes, se você não quiser companhia.

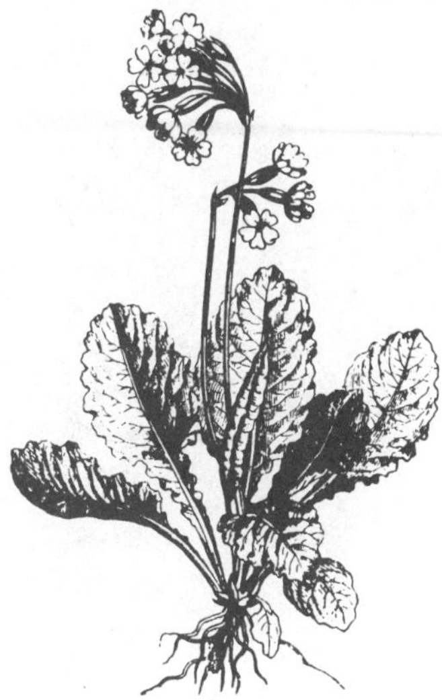

A prímula, quando carregada ou usada, preserva a juventude ou a restaura quando perdida. O odor da prímula é curativo e um ramo de flores na mão o ajudará a encontrar o tesouro escondido.

Rabanete

(Raphanus sativus) Raiz: G; Verdes: G se maduros

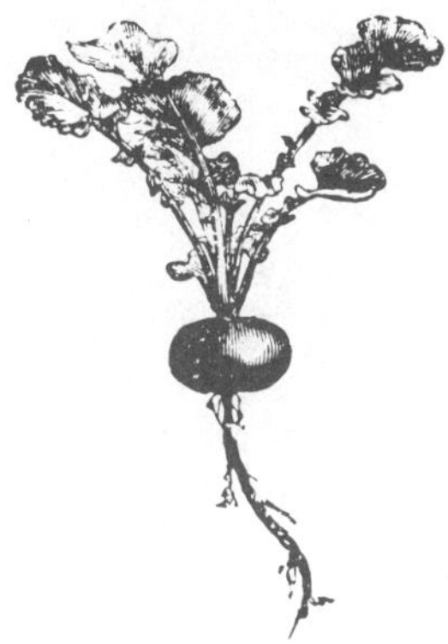

Nome popular: rapuns
Gênero: masculino
Planeta: Marte
Elemento: Fogo
Poderes: proteção, luxúria.
Usos mágicos: quando levado, o rabanete protege contra o mau-olhado. Quando consumido, aumenta a luxúria. Um tipo de rabanete selvagem era transportado na Alemanha para determinar o paradeiro dos feiticeiros.

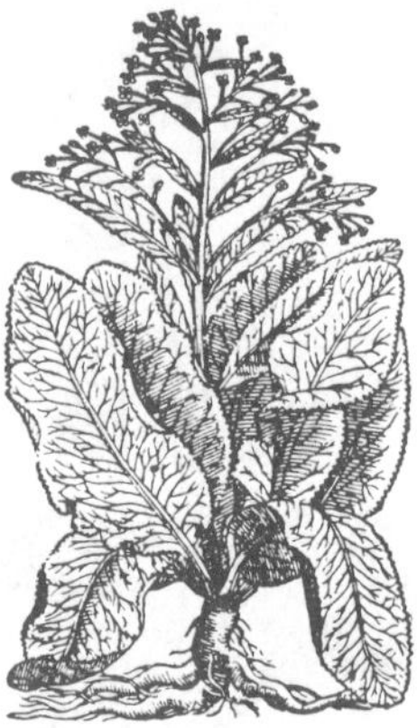

Rábano

(Cochlearia armoracia, Armoracia rusticana)
K Gm Ch-4 + F: X

Gênero: masculino
Planeta: Marte
Elemento: Fogo
Poderes: purificação, exorcismo.
Usos mágicos: a raiz de rábano (seca e ralada ou moída) deve ser polvilhada pela casa, nos cantos, nos degraus externos e nas soleiras das portas. Isso fará com que todos os poderes do mal sejam eliminados e difundirá qualquer feitiço que possa ter sido enviado contra você.

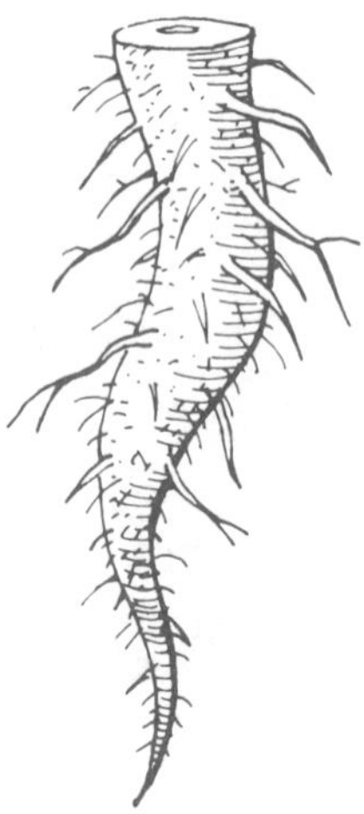

Raízes

Poderes: proteção, poder de adivinhação.
Usos mágicos: se você precisar dormir ao ar livre sem proteção, use qualquer raiz em volta do pescoço e estará protegido de animais selvagens.

Uma antiga superstição diz que as raízes escavadas no cemitério de uma igreja (ou em qualquer local antigo sagrado) evitarão a morte, desde que quem a coletou as use ou as carregue.

De acordo com a tradição de magia do Sul, quando uma pessoa planeja estudar magia deve ir a um campo à noite. Lá ele ou ela deve arrancar uma erva daninha, com raíz e tudo. A quantidade de solo que adere às raízes indica a quantidade de poder e habilidade que o aluno alcançará nas artes mágicas. Isso é feito às vezes pelos potenciais professores, para ter um vislumbre do futuro sucesso de seus novatos.

Repolho-gambá

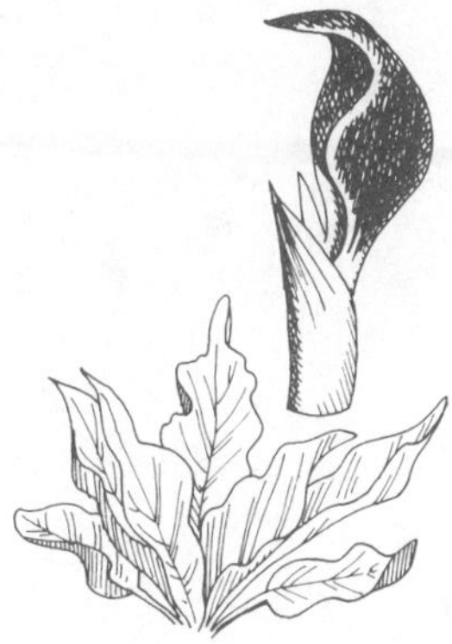

(*Symplocarpus foetidus*) Ks

Nomes populares: meadow cabbage, pole cat weed, skunk weed, suntull, swamp cabbage.
Gênero: feminino
Planeta: Saturno
Elemento: Água
Poder: questões legais
Usos mágicos: uma pequena quantidade de repolho-gambá embrulhado em uma folha de louro, em um domingo, forma um talismã que atrai boa sorte para o portador. É também eficaz em processos judiciais.

Repolho

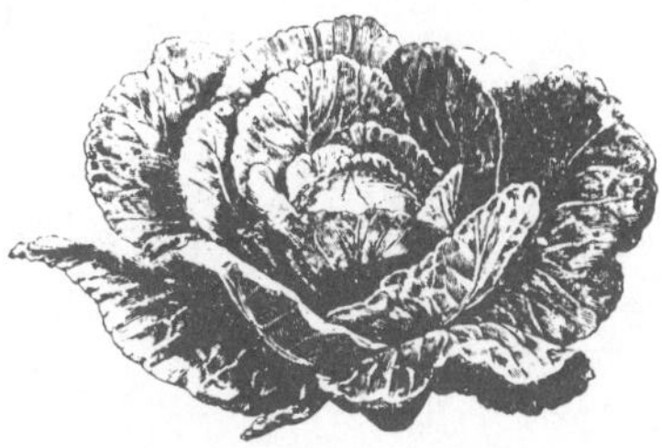

(*Brassica oleracea*)

Gênero: feminino
Planeta: Lua
Elemento: Água
Poder: sorte
Usos mágicos: se um casal deseja ter boa sorte no casamento, deve plantar repolhos no jardim logo após se casar, isso vai trazer sorte para eles e para o jardim.

Romã

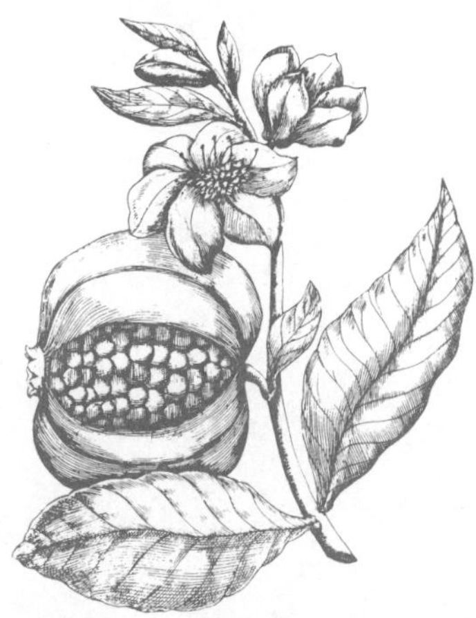

(*Punica granatum*) Raiz, caule: X;: Dh

Nomes populares: carthage apple, grenadier, malicorio, malum punicum, pound garnet.
Gênero: masculino
Planeta: Mercúrio
Elemento: Fogo
Divindades: Perséfone, Ceres.

Poderes: adivinhação, sorte, desejos, riqueza, fertilidade.
Usos mágicos: as sementes têm sido ingeridas há tempos para aumentar a fertilidade e a casca é carregada pelo mesmo motivo.

A romã é uma fruta mágica da sorte. Sempre faça um desejo antes de comer e seu desejo pode se tornar realidade.

Um ramo de romã descobre riqueza oculta ou atrai dinheiro para seu possuidor. A casca, seca, é adicionada a incensos de riqueza e dinheiro.

As mulheres que desejam saber quantos filhos terão devem jogar uma romã com força no chão. O número de sementes que caem indica o número de seus descendentes.

Ramos de romã pendurados nas portas protegem contra o mal, e o suco é usado como substituto do sangue ou como uma tinta mágica.

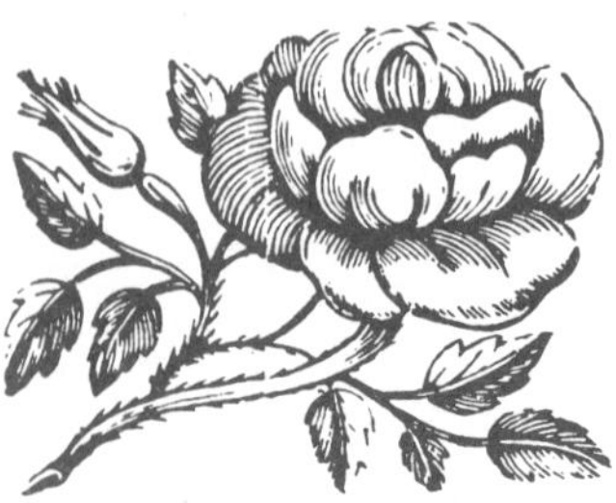

Rosa

(Rosa spp.*)* Pétalas: G Verdes: X

Gênero: feminino
Planeta: Vênus
Elemento: Água
Divindades: Hathor, Hulda, Eros, Cupido, Deméter, Ísis, Adônis, Harpócrates, Aurora.
Poderes: amor, poderes psíquicos, cura, amor, adivinhação, sorte, proteção.
Usos mágicos: as rosas são usadas há muito tempo em misturas para o amor, devido às associações da flor com as emoções. Uma grinalda de rosas usada ao realizar feitiços de amor (remova os espinhos), ou uma única rosa em um vaso no altar são poderosos auxiliares na magia do amor.

Água destilada das pétalas de rosas é adicionada aos banhos de amor. As rosa-mosquetas (o fruto da roseira) são amarradas e usadas como contas que atraem o amor.

Um chá de botões de rosa bebido antes de dormir induz a sonhos proféticos. Para descobrir como será seu futuro romântico, as mulheres costumavam pegar três folhas verdes de rosa e dar o nome de seus pretendentes a cada uma delas. A que ficava verde por mais tempo mostrava qual era o homem certo.

Pétalas de rosa e seus frutos também são usados em misturas e feitiços de cura. Um tecido embebido em água de rosas colocado nas têmporas aliviará a dor de cabeça.

Rosas também são adicionadas a misturas para sorte rápida. Quando carregadas, agem como uma proteção pessoal. Pétalas de rosa espalhadas pela casa acalmam o estresse pessoal e as discussões entre os membros da casa.

Rosas plantadas no jardim atraem fadas e dizem que crescem melhor quando roubadas.

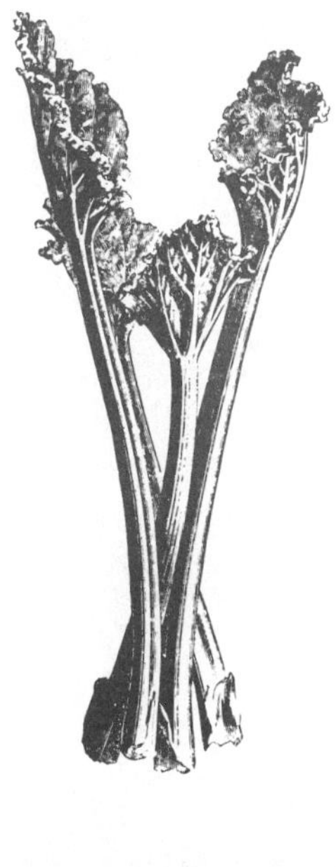

Ruibarbo

(Rheum spp. *Officinale, R. palmatum, R. tanguticum)*
Raiz: PN Ks Lt I Ab; Verdes: X Ii Ch-12

Gênero: feminino
Planeta: Vênus
Elemento: Terra
Poderes: proteção, fidelidade.
Usos mágicos: use um pedaço de raiz de ruibarbo em volta do pescoço em um cordão para se proteger contra dores no estômago. A torta de ruibarbo servida a um parceiro ajuda a manter sua fidelidade.

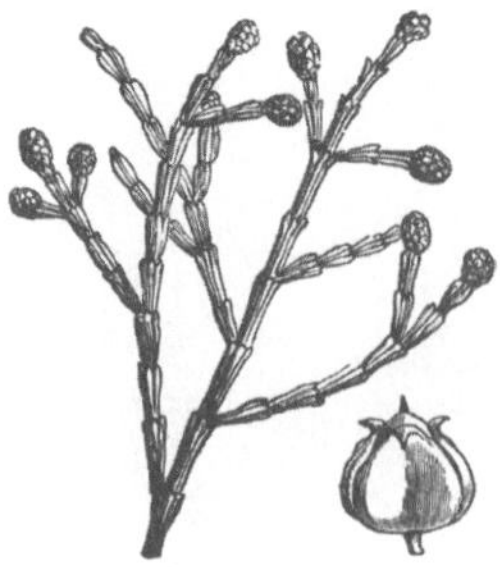

Sabina, resina

(Tetraclinis articulata)

Nome popular: gum juniper
Gênero: masculino
Planeta: Sol
Elemento: Fogo

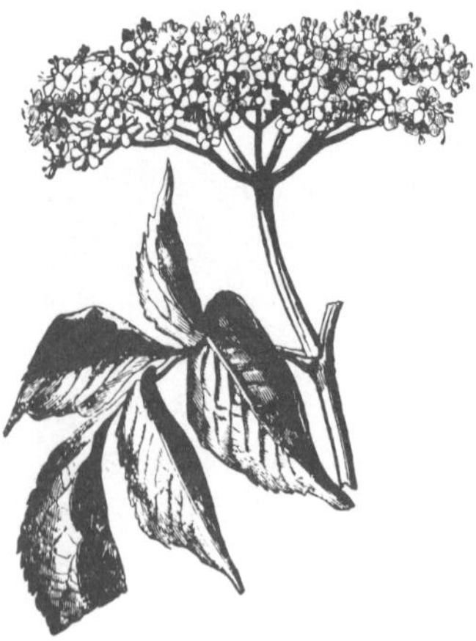

Sabugueiro, americano

(Sambucus canadensis)

Fruta madura: G. Todas as outras partes: X

Nomes populares: alhuren, battree, boure tree, bour tree, eldrum, ellhorn, frau holle (alemão), hildemoer (alemão), hollunder (alemão), hylder, lady ellhorn, old gal, old lady, pipe árvore, rob elder, sureau (francês), sweet elder, tree of doom, yakori bengeskro (romany-devil's eye).
Gênero: feminino
Planeta: Vênus
Elemento: Água
Divindades: Holda, Vênus.
Poderes: exorcismo, proteção, cura, prosperidade, sono.
Usos rituais: o sabugueiro era usado em rituais funerários antigos na fabricação do barrow, um tipo de carrinho de mão longo britânico. É sagrado para um grande número de Deusas Mães, devido às suas flores brancas. Supunha-se que Bruxas e espíritos viviam dentro do sabugueiro; isso, porque a seiva vermelha "sangra" quando cortada. Antes de derrubar um sabugueiro, as seguintes frases eram recitadas:

Lady Ellhorn, dê-me de sua madeira,
E eu te darei da minha,
Quando eu me tornar uma árvore.

Isso é recitado ajoelhado diante da árvore antes de fazer o primeiro corte e permitirá que a Bruxa ou espírito de dentro da árvore saia dela.

Usos mágicos: se usado, o sabugueiro afasta ataques de todo tipo. Pendurado nas portas e janelas, mantém o mal longe de casa. Ele também tem o poder de forçar um mago do mal a liberar qualquer encantamento ou feitiço que ele possa ter lançado contra você. As bagas, quando carregadas, protegem contra o mal e a negatividade. Cultivado no jardim, o sabugueiro protege a família contra os estragos da feitiçaria e a protege dos raios.

Para abençoar uma pessoa, lugar ou coisa, espalhe as folhas e os frutos do sabugueiro aos quatro ventos em nome da pessoa ou do objeto a ser abençoado. Em seguida, espalhe um pouco mais de sabugueiro sobre a pessoa ou objeto em si e estará feito.

Para acalmar a febre, espete um galho de sabugueiro no chão enquanto se mantém em silêncio. As dores de dente podem ser aliviadas mastigando um galho de sabugueiro e depois colocando-o na parede enquanto se diz: "Afasta-te, espírito maligno!"

Antigamente, pensava-se que as dores de dente eram causadas por espíritos malignos.

Para evitar o reumatismo, amarre um galho de sabugueiro com três ou quatro nós e leve no bolso.

As verrugas podem ser curadas esfregando-as com um galho de sabugueiro verde e enterrando-o para apodrecer na lama.

Cultivado perto de casa, o sabugueiro dá prosperidade à família e os gravetos colocados ao redor da casa protegem contra ladrões e cobras.

O sabugueiro é usado em casamentos para trazer boa sorte ao casal e mulheres grávidas beijam a árvore para dar sorte ao bebê que está chegando. Coloque o sabugueiro sob o travesseiro se tiver dificuldade para dormir. Eles permitirão que você durma em paz.

Carregue o sabugueiro para protegê-lo contra a tentação de cometer adultério. Faça flautas com os galhos e convoque os espíritos com sua música. Melhor feito à meia-noite em um lugar deserto, longe dos redutos humanos.

Muitos acham perigoso queimar madeira de sabugueiro e alguns ciganos proíbem terminantemente seu uso como lenha. No entanto, os magos têm usado a madeira para criar varinhas mágicas por séculos.

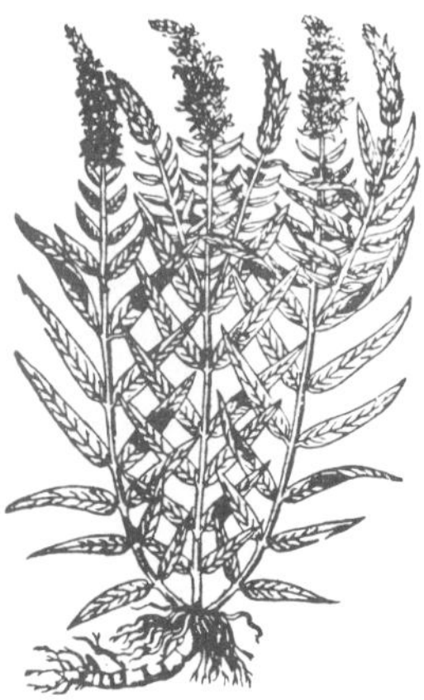

Salgueirinha

(Lythrum salicaria) D +

Nomes populares: blooming sally, lythrum, partyke, purple willow herb, rainbow weed, sage willow, salicaire, salgueirinha-roxa, erva-carapau, salicária.
Gênero: feminino
Planeta: Lua
Elemento: Terra
Poderes: paz, proteção.
Usos mágicos: para resolver uma discussão que você tiver com um(a) amigo(a), presenteie ele ou ela com esta erva. Espalhada pela casa, a salgueirinha dispersa vibrações pacíficas e mantém as forças do mal sob controle.

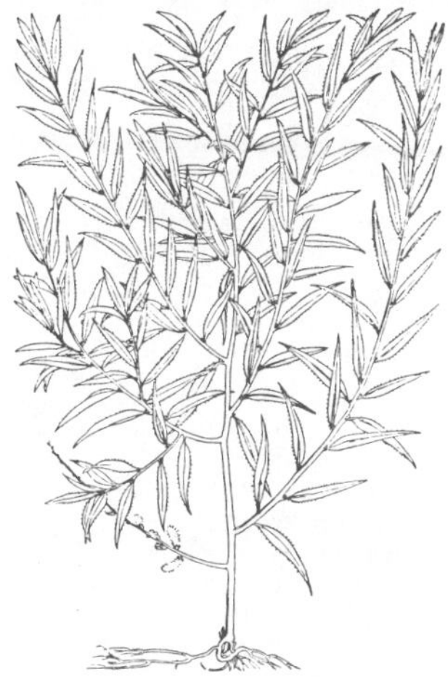

Salgueiro

(Salix alba) G

Nomes populares: osier, pussy willow, saille, salicyn willow, saugh tree, tree of enchantment, white willow, witches' aspirin, withe, withy, salgueiro-branco, chorão, sinceiro, vime, vimeiro e salso.

Gênero: feminino

Planeta: Lua

Elemento: Água

Divindades: Ártemis, Ceres , Hécate, Perséfone, Hera, Mercúrio, Belili, Belinus.

Poderes: amor, adivinhação de amor, proteção, cura.

Usos rituais: os túmulos na Grã-Bretanha que estão situados perto de pântanos e lagos costumavam ser alinhados com salgueiros, provavelmente pelas associações simbólicas com a morte.

Usos mágicos: as folhas de salgueiro são carregadas ou usadas em misturas para atrair o amor e a madeira é usada para fazer varinhas mágicas dedicadas à magia da Lua. Se você deseja saber se vai se casar no próximo ano, na véspera de Ano-Novo jogue seu sapato em um salgueiro. Se ele ficar nos galhos da primeira vez, você terá mais oito tentativas. Se você conseguir prender seu sapato na árvore, se casará em doze meses – porém terá que sacudir ou subir na árvore para recuperar o sapato.

Todas as partes do salgueiro protegem contra o mal e podem ser carregadas ou colocadas em casa para esse fim. Bata em um salgueiro ("bater na madeira") para evitar o mal.

As folhas, a casca e a madeira do salgueiro também são utilizadas em feitiços de cura.

Se você deseja conjurar espíritos, misture casca de salgueiro esmagada com sândalo e queime na Lua minguante ao ar livre.

Vassouras mágicas, especialmente vassouras de Bruxa, são tradicionalmente amarradas com um galho de salgueiro.

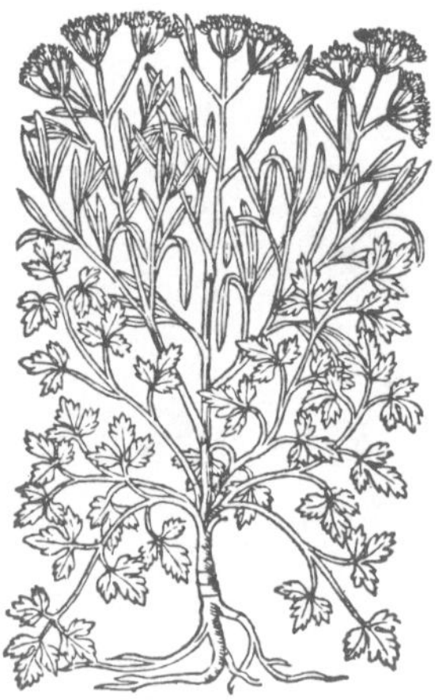

Salsa

(Petroselinum crispum, Petroselinum sativum) D + PK

Nomes populares: salsinha, cheiro-verde, perrexil, salsa-cultivada, salsa-das-hortas, salsa-de-cheiro, salsa-comum, salsa-hortense, cheiro, salsa-vulgar.
Gênero: masculino
Planeta: Mercúrio
Elemento: Ar
Divindade: Perséfone
Poderes: luxúria, proteção, purificação.
Usos mágicos: quando ingerida, a salsa provoca luxúria e promove a fertilidade, mas se você estiver apaixonado, não corte a salsa – pois cortará também o seu amor.

Embora a planta tenha associações com a morte e seja frequentemente considerada maléfica, os romanos colocavam um ramo de salsa em suas togas todas as manhãs para proteção. Ela também é colocada em pratos de comida para protegê-lo de contaminação.

A salsa é usada em banhos de purificação e para impedir todos os infortúnios. Uma coroa de salsa usada na cabeça evita (ou retarda) a embriaguez.

Salsaparrilha

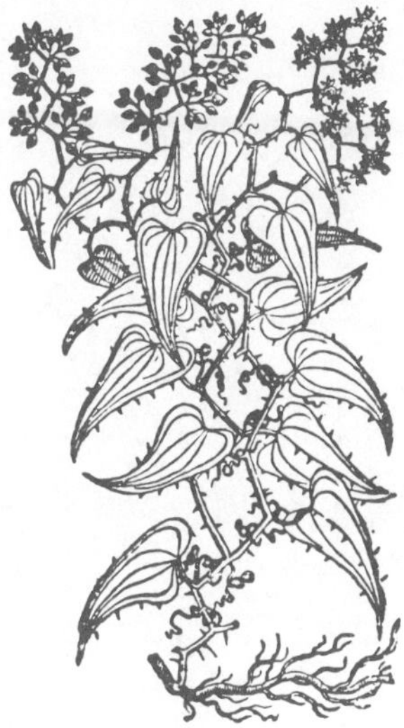

(Smilax aspera) G

Nome popular: bamboo briar, alagacão, alagação, alegra-campo, alegra-cão, legacão, recama, salsaparrilha, salsaparrilha-bastarda, salsaparrilha-brava, salsaparrilha-do-reino, salsaparrilha-indígena, salsaparrilha-rugosa ou silvamar.

Gênero: masculino

Planeta: Júpiter

Elemento: Fogo

Poderes: amor, dinheiro.

Usos mágicos: a salsaparrilha é misturada com canela em pó e sândalo e espalhada pelo local para atrair dinheiro. Também é utilizado em feitiços de amor.

Sálvia

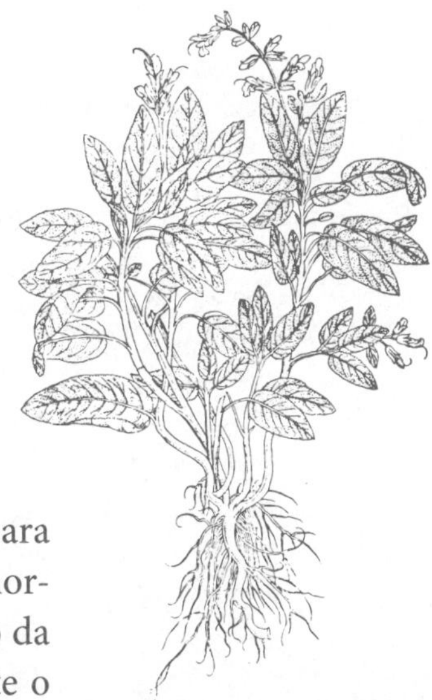

(Salvia officinalis) P Lt D +

Nomes populares: garden sage, red sage, sawge, salva, erva-santa, sálvia-comum, sálvia-das-boticas, sálvia-rubra.

Gênero: masculino

Planeta: Júpiter

Elemento: Ar

Poderes: imortalidade, longevidade, sabedoria, proteção, desejos.

Usos mágicos: a sálvia tem sido utilizada para garantir uma vida longa – às vezes até a imortalidade. Isso é feito comsumindo um pouco da planta todos os dias, ou pelo menos durante o mês de maio, pois:

> *Quem quiser para sempre viver*
> *Deve a sálvia em maio comer.*

A sálvia é para promover a sabedoria e as folhas são usadas em incontáveis feitiços para cura e dinheiro. Para se proteger contra a atração do temido mau-olhado, use um pequeno chifre cheio de sálvia.

Existem algumas dicas de jardinagem curiosas sobre a sálvia: primeiro, dá azar plantá-la no seu próprio jardim; um estranho deve fazer o trabalho. Em segundo lugar, um jardim cheio de sálvia traz má sorte, então certifique-se de que alguma outra planta compartilhe o terreno. Aliás, os sapos adoram a sálvia.

Se você deseja realizar um desejo, escreva-o em uma folha de sálvia e esconda-a sob o travesseiro. Por três noites, durma sobre ele. Quando você sonhar com o que deseja, seu desejo se concretizará; se não, enterre a folha da sálvia no solo para que você não sofra nenhum dano.

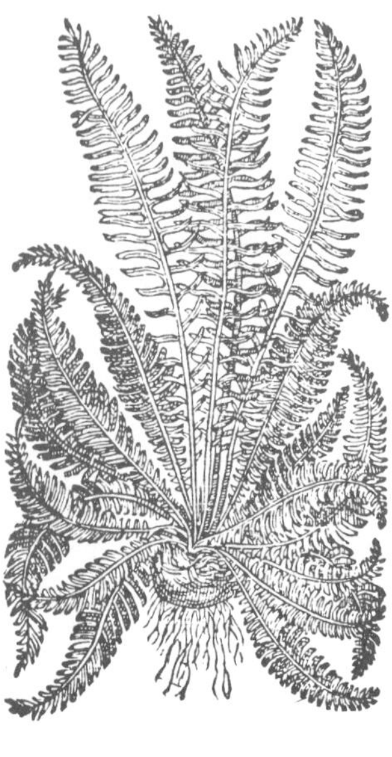

Samambaia

Algumas samambaias são venenosas

Gênero: masculino
Planeta: Mercúrio
Elemento: Ar
Divindades: Laka, Puck.
Poderes: fazer chuva, proteção, sorte, riqueza, juventude eterna, saúde, exorcismo.
Usos mágicos: a samambaia é incluída em vasos de flores por suas propriedades protetoras e também é plantada na soleira da porta. Dentro de casa, a samambaia também a protege.

A planta seca é jogada sobre brasas para exorcizar os espíritos malignos. Quando queimada fora de casa, faz com que chova. A fumaça da samambaia em chamas também afasta cobras ou criaturas nocivas.

Carregada ou usada, tem o poder de guiar seu portador na descoberta de tesouros, e quem quebrar a primeira folhagem da primavera terá boa sorte.

Se você algum dia se encontrar em um local coberto de samambaias, exatamente à meia-noite, onde nenhum som de qualquer tipo pode ser ouvido, Puck aparecerá e lhe dará uma bolsa de ouro. Quando feito intencionalmente, isso é conhecido como "observar a samambaia".

Se você morder a folhagem da primeira samambaia da primavera, estará protegido contra dores de dente, pelo menos até a próxima primavera.

Diz-se que a seiva da samambaia, se você conseguir obter alguma, confere juventude eterna se for ingerida. A semente é carregada para a invisibilidade.

Sândalo

(Santalum album) Pk Pl

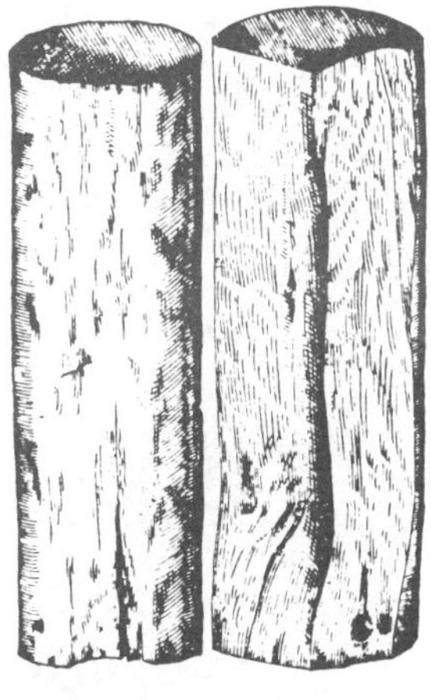

Nomes populares: sândalo branco, santal, white sandalwood, white saunders, yellow sandalwood.
Gênero: feminino
Planeta: Lua
Elemento: Água
Poderes: proteção, desejos, cura, exorcismo, espiritualidade.
Usos mágicos: o sândalo em pó é queimado durante feitiços de proteção, cura e exorcismo. Quando misturado com lavanda, faz um incenso projetado para conjurar espíritos.

Esta madeira perfumada possui altas vibrações espirituais e é queimada em sessões e rituais da Lua cheia quando misturada com olíbano. Escreva seu desejo em uma lasca de sândalo e queime no incensário ou no caldeirão. À medida que queima, ela faz a magia fluir, mas lembre-se de ficar visualizando o seu desejo.

As contas de sândalo são protetoras e promovem uma consciência espiritual quando usadas.

O sândalo em pó pode ser espalhado em um lugar para limpar a negatividade e também é usado como base de incenso.

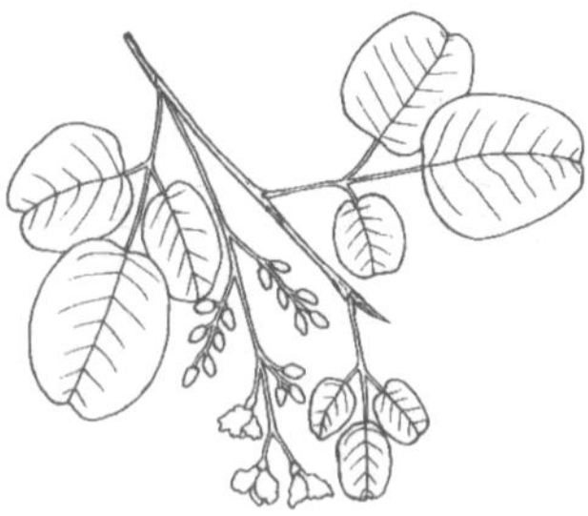

Sândalo vermelho

(Pterocarpus santalinus)

Gênero: feminino
Planeta: Vênus
Elemento: Água
Poderes: amor
Usos mágicos: o sândalo vermelho é queimado para atrair amor e é borrifado em áreas que precisam ser limpas de negatividade.

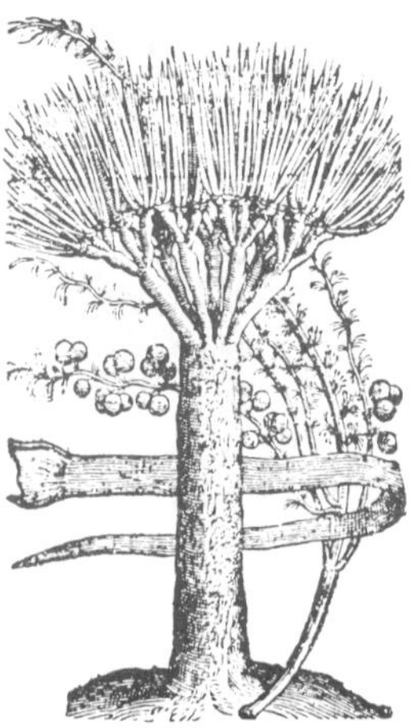

Sangue-de-dragão

(Daemonorops draco, D. propinquos) G

Nomes populares: sangue, blume, calamus draco, draconis resina, sanguis draconis, palma-de-sangue-de-dragão.
Gênero: masculino
Planeta: Marte
Elemento: Fogo
Poderes: amor, proteção, exorcismo, potência.

Usos mágicos: esta resina de uma palmeira é queimada para atrair a pessoa amada de volta. Isso geralmente é feito por mulheres sentadas perto de uma janela aberta, olhando para fora, à noite.

Um pedaço de sangue-de-dragão colocado sob o travesseiro ou colchão curará a impotência.

A resina seca é um poderoso protetor quando carregada, borrifada pela casa ou queimada como incenso. Ela também afastará o mal e a negatividade quando for queimada.

Uma pitada de sangue-de-dragão adicionada a outros incensos aumenta sua potência e poder.

Para acalmar uma casa barulhenta, pulverize um pouco de sangue-de-dragão, misture com açúcar e sal e coloque em uma garrafa. Cubra-a bem e prenda-a em algum lugar de sua casa onde não seja encontrada. Você terá paz e sossego.

Sanguinária

(Sanguinaria canadensis) Veneno PV

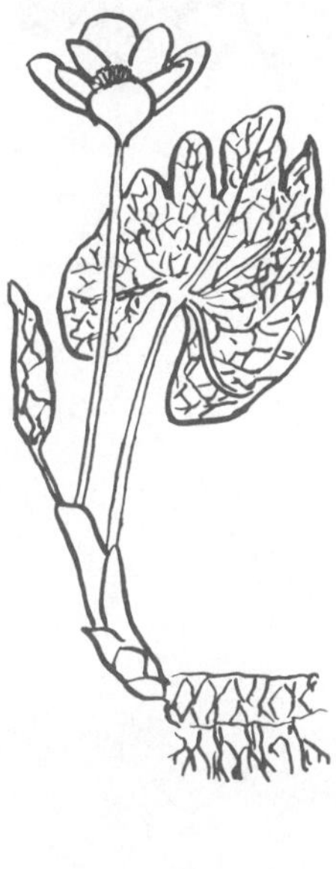

Nomes populares: raiz real, raiz vermelha, tetterwort.
Gênero: masculino
Planeta: Marte
Elemento: Fogo
Poderes: amor, proteção, purificação.
Usos mágicos: a raiz é carregada ou usada para atrair amor. Também é usada para evitar feitiços malignos e negatividade. Coloque perto de portas e janelas para que a casa fique protegida. As raízes vermelhas mais escuras são consideradas as melhores e são conhecidas como "raízes reais".

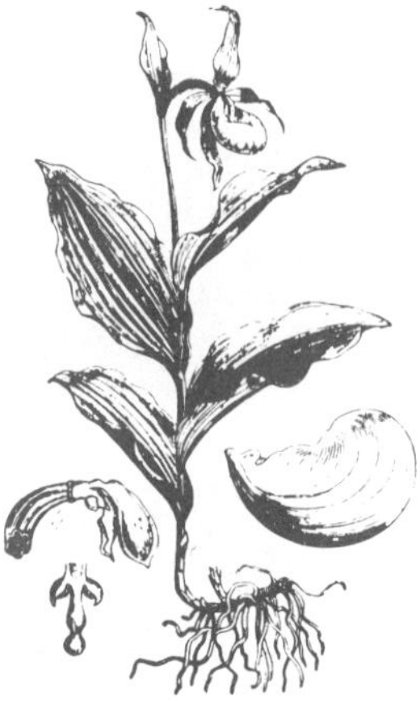

Sapatinhos

(Cypripedium pubescens)

Nomes populares: flor de mocassim amarelo, nerveroot, american valerian.
Gênero: feminino
Planeta: Saturno
Elemento: Água
Poderes: proteção
Usos mágicos: a planta sapatinhos é usada em sachês de proteção, pois protege contra todos os tipos de feitiços, maldições e mau-olhado.

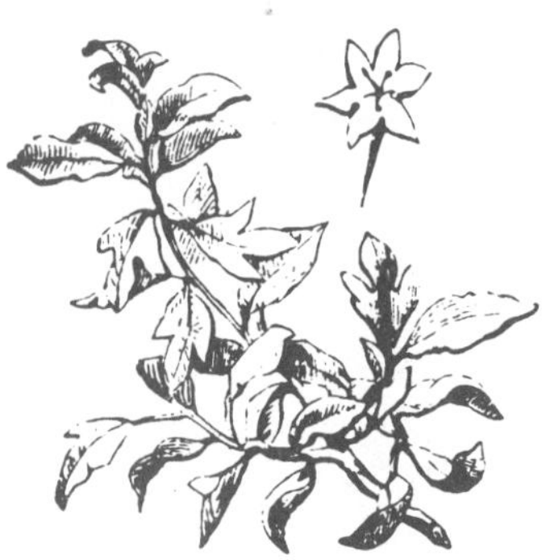

Sassafrás

(Sassafras variifolium, S. albidum) Lt D +

Nomes populares: saxifrax, ague tree, madeira canela.
Gênero: masculino
Planeta: Júpiter
Elemento: Fogo
Poderes: saúde, dinheiro.
Usos mágicos: o sassafrás é colocado na bolsa ou na carteira para atrair dinheiro, ou é queimado para este propósito. Ele também é adicionado em sachês e feitiços projetados para ajudar na cura.

Saxifraga

(Pimpinella saxifraga, P. spp.)

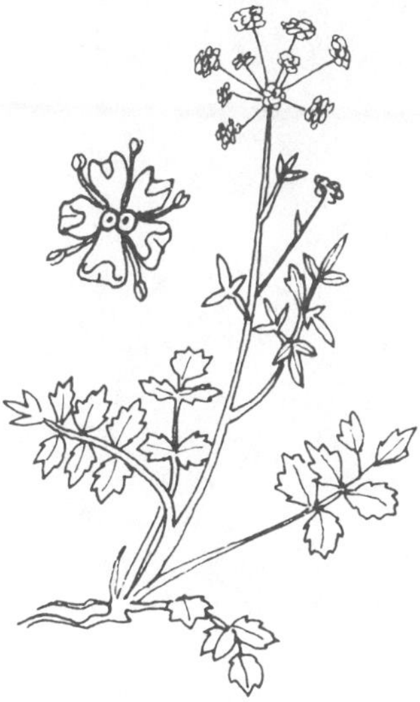

Nomes populares: pimpinela branca, quebra-pedra, saxífraga-branca. black caraway (inglês), pimpimilla (espanhol), petit boucage (francês), pimpinella (italiano).
Gênero: masculino
Planeta: Mercúrio
Elemento: Ar
Poderes: proteção, saúde.
Usos mágicos: a saxifraga é transportada para proteção e para evitar que as pessoas o enganem. Quando mantida em casa, evita doenças e acidentes. Sua potência é supostamente tão grande que, ao cair na água corrente, ela se moverá contra a corrente. As lâminas das facas mágicas são esfregadas com suco de saxifraga para purificá-las e fortalecê-las.

Segurelha anual

(Satureja hortensis) G

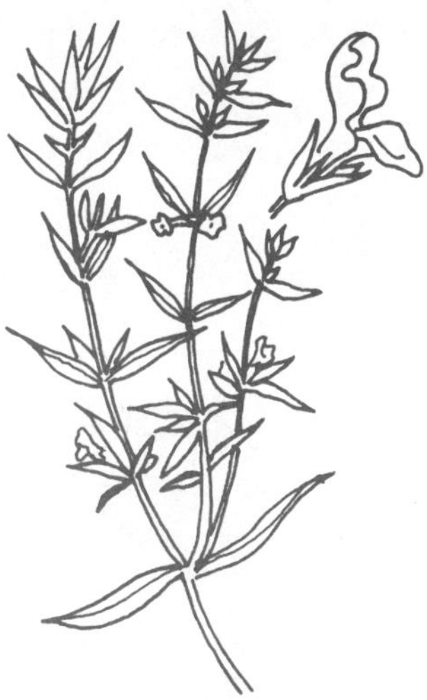

Gênero: masculino
Nomes populares: herbe de st. julien, garden savory.
Planeta: Mercúrio
Elemento: Ar
Poderes: poderes mentais
Usos mágicos: a segurelha anual fortalece a mente quando carregada ou usada.

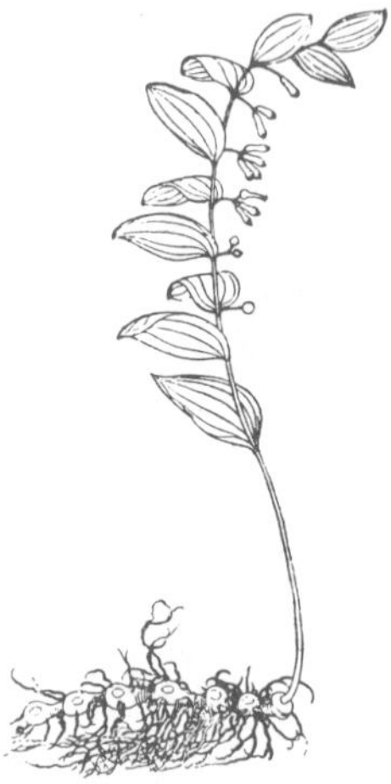

Selo-de-salomão

(Polygonatum officianle ou P. multiflorum biflorum)
P. biflorum berry: X para crianças

Nomes populares: dropberry, lady's seal, st. mary's seal, sealroot, sealwort, solomon seal.
Gênero: feminino
Planeta: Saturno
Elemento: Água
Poderes: proteção, exorcismo.
Usos mágicos: a raiz é colocada nos quatro cantos da casa para guardá-la; usada em feitiços de exorcismo e proteção de todos os tipos. Uma infusão de raízes borrifadas em algum local, limpa-o de todo o mal. O selo-de-salomão também é usado em incensos de ofertório.

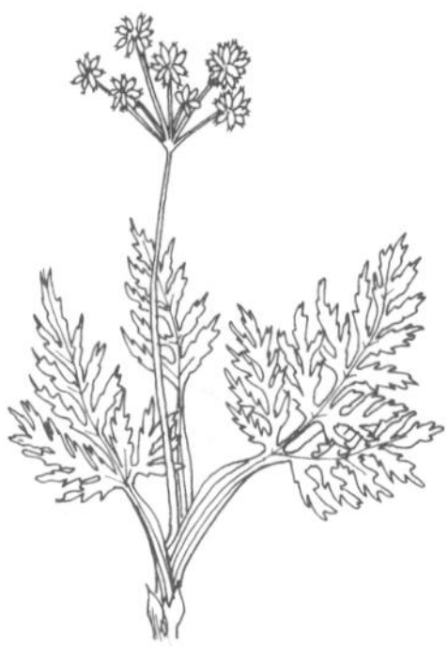

Semente do amor

(Lomatium foeniculaceum)

Gênero: feminino
Planeta: Vênus
Elemento: Água
Poderes: amor, amizade.
Usos mágicos: os índios Pawnee usavam esta erva na magia. As sementes são transportadas para atrair amor e novas amizades.

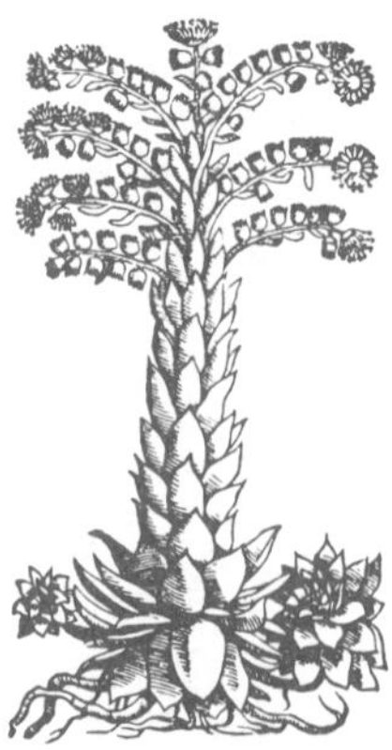

Sempervivum

(Sempervivum tectorum) G

Nomes populares: hen and chickens, sengren, welcome-home-husband-though-never-so-drunk, welcome-home-husband-though-never-so-late.
Gênero: masculino
Planeta: Júpiter
Elemento: Ar

Poderes: sorte, proteção, amor.
Usos mágicos: dá boa sorte e protege as construções de raios se cultivada no telhado. Também tem sido usada como uma erva que induz o amor, usando-a fresca e renovando-a a cada poucos dias.

Sempre-noiva

(Polygonum aviculare)

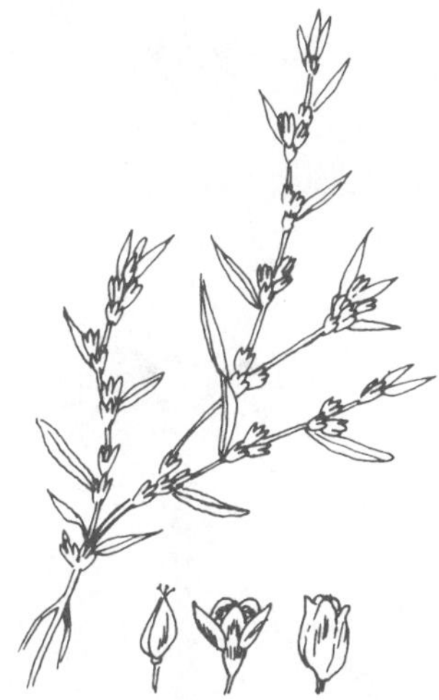

Nomes populares: centonódia, erva-da-ferradeira, erva-da-muda, erva-da-saúde, erva-das-galinhas, erva-dos-passarinhos, língua-de-perdiz, persicária-sempre-noiva, sanguinária, sanguinha ou sempre-noiva-dos-modernos.
Gênero: feminino
Planeta: Saturno
Elemento: Terra
Poderes: amarração, saúde.
Usos mágicos: para "amarrar" desgraças e misérias, segure um pouco de sempre-noiva em sua mão. Despeje seus problemas na erva; veja-a absorvendo-os e queime-a. Quando carregada, a sempre-noiva fortalece e protege os olhos.

Sene

(Cassia marilandica ou C. acutifolia) PN

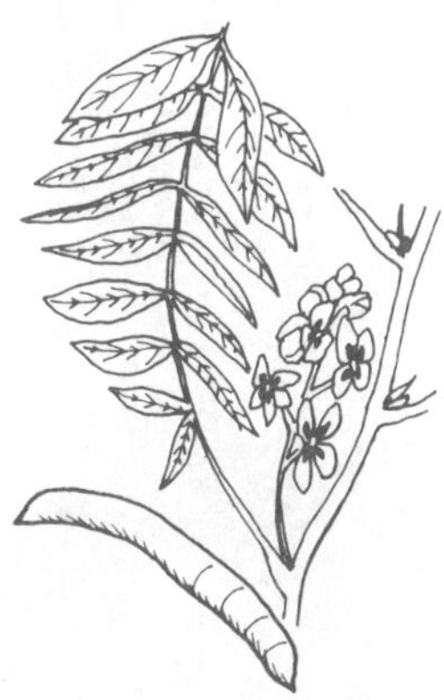

Nomes populares: sena, cássia, cene, séné ou cassier (francês), fedegoso-do-rio-de-janeiro, lava-pratos, mamangá; senna (alemão), senna (espanhol), senna leaves (inglês), senna (italiano).
Gênero: masculino
Planeta: Mercúrio
Elemento: Ar
Poder: amor
Usos mágicos: use sene em feitiços de amor.

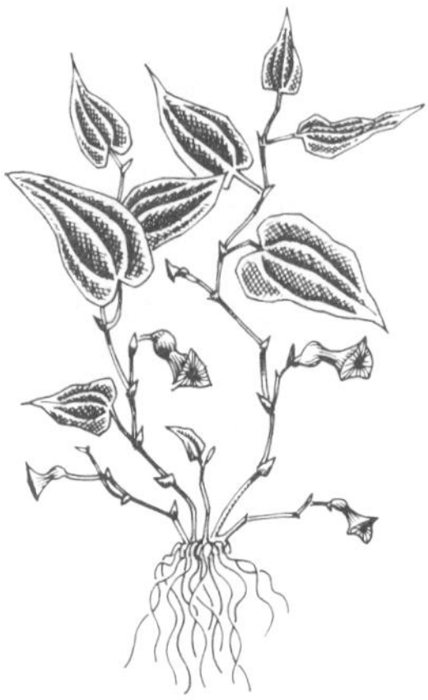

Serpentária-da-virgínia

(Aristolochia serpentaria) X

Nomes populares: pelican flower, radix viperina, serpentary radix, serpentary rhizome, snagree, snagrel, snakeweed, virginian snakeroot.

Poderes: sorte, dinheiro.

Usos mágicos: esta raiz é carregada como um talismã da sorte e também para quebrar feitiços e maldições. Diz-se que ela leva seu portador ao dinheiro.

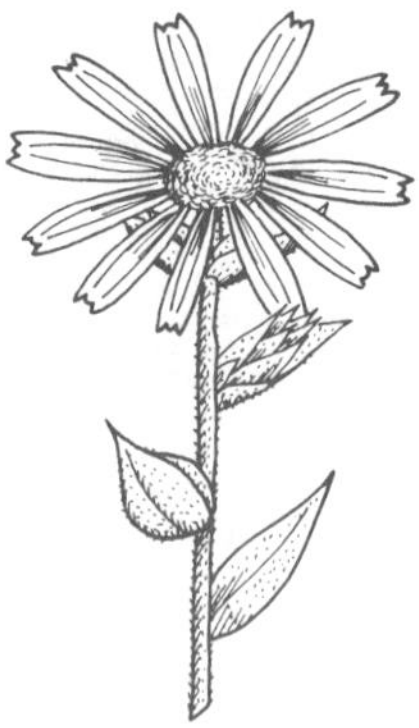

Sílfio

(Silphium laciniatum)

Nomes populares: bumweed, compass point, rosin weed.

Poderes: proteção

Usos mágicos: a raiz seca do sílfio é queimada durante tempestades elétricas para evitar a queda raios.

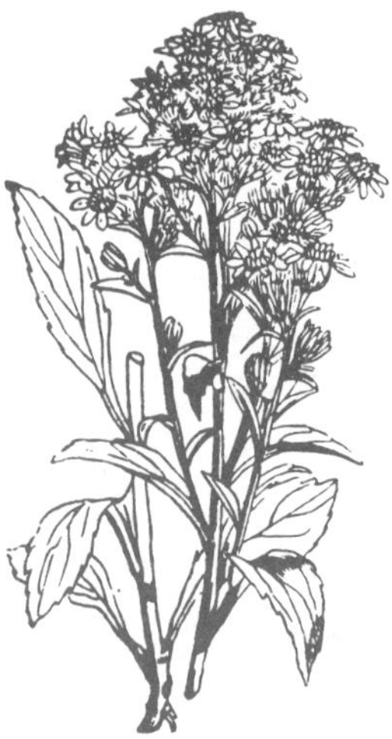

Solidago

(Solidago odora, S. virgaugrea, S. canadensis, S. gigantea) P Sg K

Nomes populares: aaron's rod, blue mountain tea, goldruthe, gonea tea, sweet scented goldenrod, solidago, verg d'or, wound weed, woundwort.

Gênero: feminino

Planeta: Vênus

Elemento: Ar

Poderes: dinheiro, adivinhação.

Usos mágicos: para conhecer seu futuro amor use um pedaço de solidago. A pessoa aparecerá na manhã seguinte.

Quando segurar a flor na mão, aponte-a na direção de objetos escondidos ou perdidos, ou onde está um tesouro enterrado. Se solidago surgir de repente perto da porta da casa, uma sorte inesperada logo cairá sobre a família que vive ali.

Também é usado em feitiços para dinheiro.

Sorveira

(Sorbus acuparia) Fruta: X

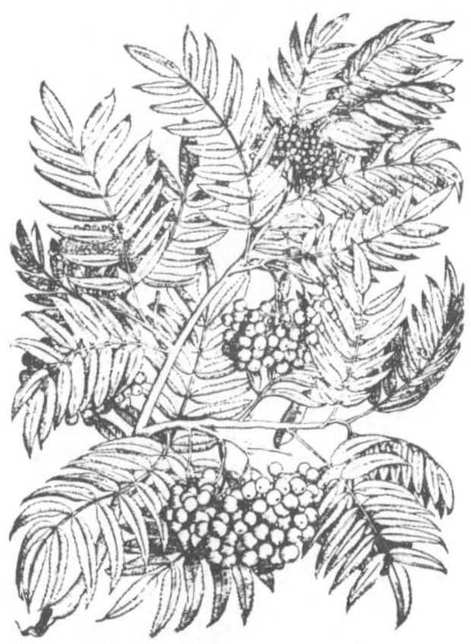

Nomes populares: delight of the eye, mountain ash, quickbane, ran tree, roden quicken, roden-quicken-royan, roynetree, sorb apple, thor's helper, whitty, wicken-tree, wiggin, wiggy, wiky, wild ash, witchbane, witchen, witchwood, sirvo-bravo, tramagueira, tramazeira.
Gênero: masculino
Planeta: Sol
Elemento: Fogo
Divindade: Thor
Poderes: poderes psíquicos, cura, poder, sucesso, proteção.
Usos mágicos: madeira de sorveira, quando carregada, aumenta poderes psíquicos. Os galhos são muito usados na confecção de varetas de radiestesia e varinhas mágicas. Adicione folhas e frutos aos incensos de adivinhação e àqueles projetados para aumentar os poderes psíquicos.

Carregar bagas de sorveira (ou a casca) ajuda na recuperação e são adicionadas a sachês e misturas de cura e saúde, bem como para obter poder, sucesso e sorte.

Durante séculos, a sorveira foi usada para fins de proteção na Europa. Dois galhos amarrados com fio vermelho em formato de cruz é um amuleto protetor muito antigo. Os camponeses da

Cornualha os carregavam nos bolsos e os escoceses os colocavam no forro das roupas.

Bengalas feitas de madeira de sorveira são ótimas ferramentas para quem vagueia pelas florestas e campos à noite. Transportada à bordo do navio evitará seu envolvimento em tempestades; mantida na casa, protege contra raios, plantada em uma sepultura, evita que o falecido assombre o local.

Cultivada nos arredores protege a casa e seus ocupantes. As sorveiras que crescem perto dos círculos de pedra são as mais potentes.

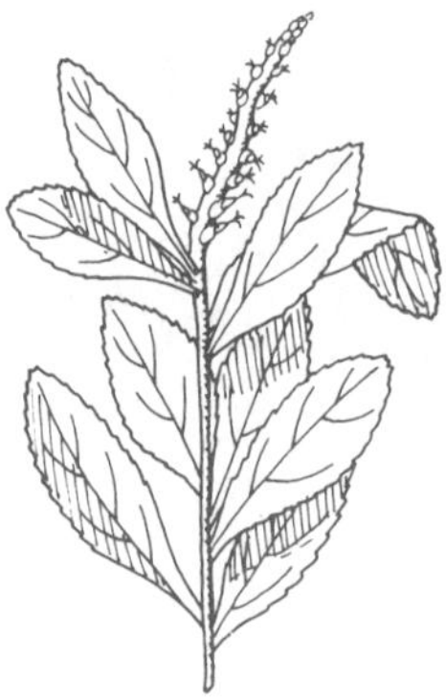

Stillingia

(Stillingia sylvatica) NM

Nomes populares: delícia da rainha, raiz da rainha, silver leaf, stillingia, yaw root.

Poderes: poderes psíquicos

Usos mágicos: queime a raiz para desenvolver poderes psíquicos. Se você perdeu algo, queime a stillingia e siga a fumaça até seu esconderijo.

Sumbul

(Ferula sumbul)

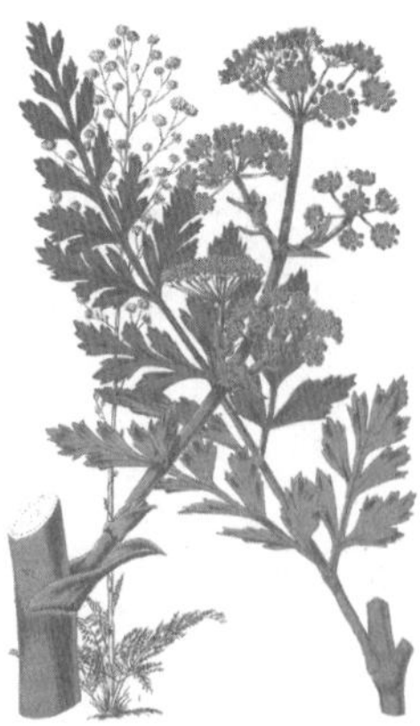

Nomes populares: euryangium musk root, jatamansi, ofnokgi, ouchi.

Poderes: amor, poderes psíquicos, saúde, sorte.

Usos mágicos: para atrair amor, carregar, queimar como incenso ou adicionar a infusão ao banho. Todos os três procedimentos acima podem ser executados para garantir melhores resultados.

O sumbul é queimado para aumentar os poderes psíquicos. Usado ao redor do pescoço, oferece boa sorte e mantém as doenças sob controle.

Tabaco

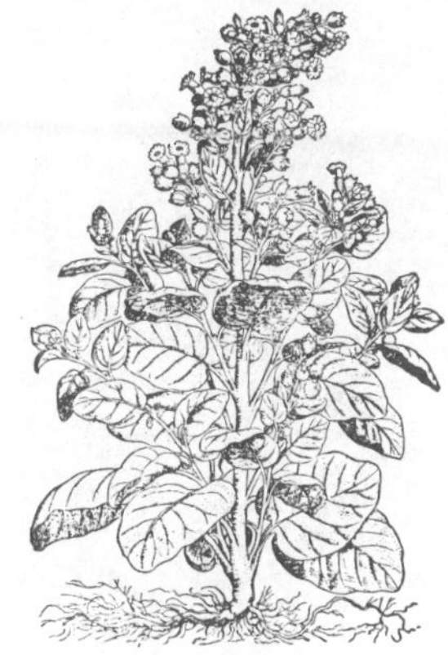

(Nicotiana spp.*)* Veneno

Nomes populares: tabacca, tabak, taaba.
Gênero: masculino
Planeta: Marte
Elemento: Fogo
Poderes: cura, purificação.
Usos rituais: candidatos a alguns sistemas xamânicos devem beber suco de tabaco para induzir visões como parte de seu treinamento. O tabaco é muito usado em cerimônias religiosas por alguns índios americanos. Na verdade, muitos povos ainda consideram a planta como sagrada.
Usos mágicos: os índios sul-americanos fumam tabaco para conversar com espíritos. O tabaco também é jogado no rio ao iniciar uma viagem de barco para acalmar os deuses do rio.

Queimar tabaco como incenso purifica a área de toda negatividade e espíritos (bons e maus). Para curar dores de ouvido, a fumaça do tabaco é soprada para dentro do ouvido.

Pesadelos podem causar doenças, para evitar isso, imediatamente ao acordar, lave-se em um riacho e jogue o tabaco na água como uma oferenda ao Espírito da Água que purifica de todo o mal.

O tabaco é um substituto mágico para o enxofre, assim como para a datura e a beladona, ambas relacionadas ao tabaco. Embora seja fumado regularmente por milhões de pessoas, o tabaco é uma planta muito venenosa e pode matar.

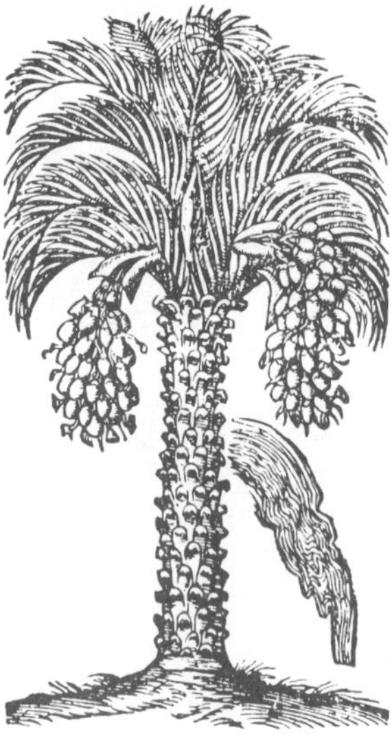

Tamareira

(Phoenix dactylifera, P. roebelenii) G

Gênero: masculino
Planeta: Sol
Elemento: Ar
Divindades: Taht, Apolo, Ártemis, Hécate, Ísis, Ra.
Poderes: fertilidade, potência.
Usos mágicos: a tamareira é uma famosa árvore da fertilidade, devido à enorme quantidade de frutas por ela produzidas. Assim, tâmaras ou pedaços das folhas são usados ou carregados para esse fim; as tâmaras são consumidas para aumentar a fertilidade e os caroços são carregados por homens que desejam recuperar a potência sexual.

Onde essa palmeira cresce, ela protege a área das intempéries e uma folha dela, mantida perto da entrada da casa, impede a entrada de criaturas malignas e misteriosas.

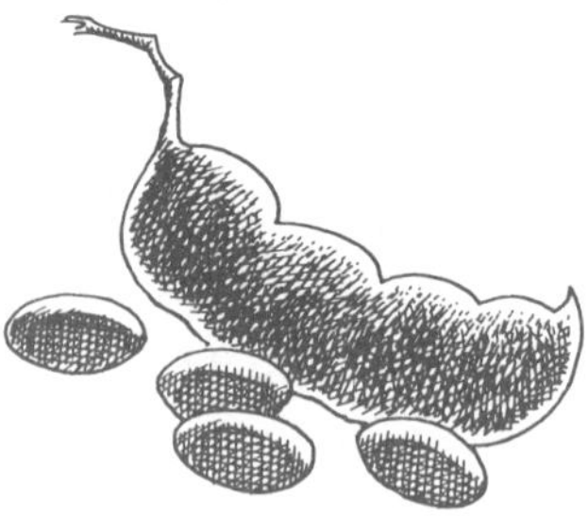

Tamarindo

(Tamarindus indica)

Nomes populares: tamarindo (espanhol), sampalok, tchwa, mkwayu.
Gênero: feminino
Planeta: Saturno
Elemento: Água
Poder: amor
Uso mágico: carregue tamarindo para atrair o amor.

Tanaceto

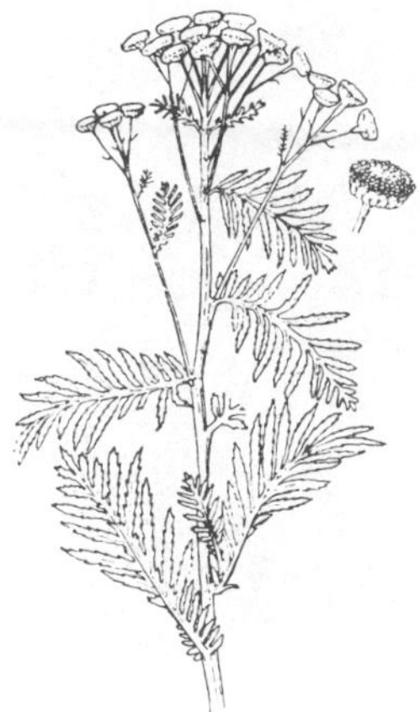

(Tanacetum parthenium, Chrysanthemum parthenium) P Dg

Nomes populares: featherfew, febrifuge planta.
Gênero: masculino
Planeta: Vênus
Elemento: Água
Poder: proteção
Usos mágicos: leve com você para proteção contra resfriados e febres, bem como contra acidentes.

Tasneirinha

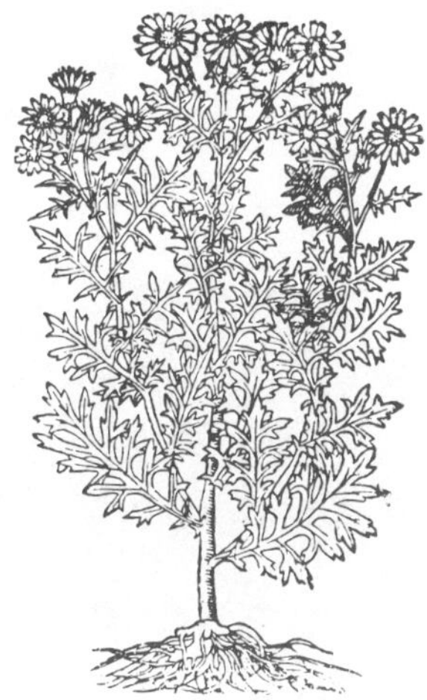

(Senecio vulgaris, S. spp.) X

Nomes populares: groundeswelge (anglo-saxão, "ground-swallower"), ground glutton, grundy swallow, sention, simson.
Gênero: feminino
Planeta: Vênus
Elemento: Água
Poderes: saúde, cura.
Usos mágicos: a tasneirinha é usada como um amuleto contra dor de dente, bem como para bloquear a dor se ela começar. Também é utilizada para manter os dentes em boa saúde no geral.

Teixo

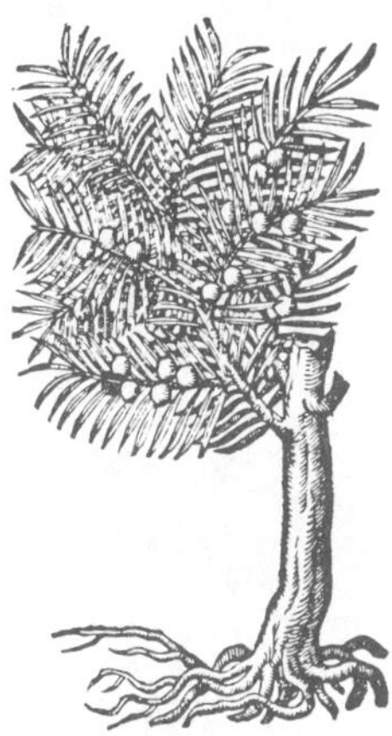

(Taxus baccata) Veneno

Gênero: feminino
Planeta: Saturno
Elemento: Água
Poderes: elevar os mortos.
Usos mágicos: esta planta venenosa às vezes é usada em feitiços para elevar os espíritos dos mortos. Embora tenha uma longa história mítica, é pouco usado em magia devido à sua alta toxicidade.

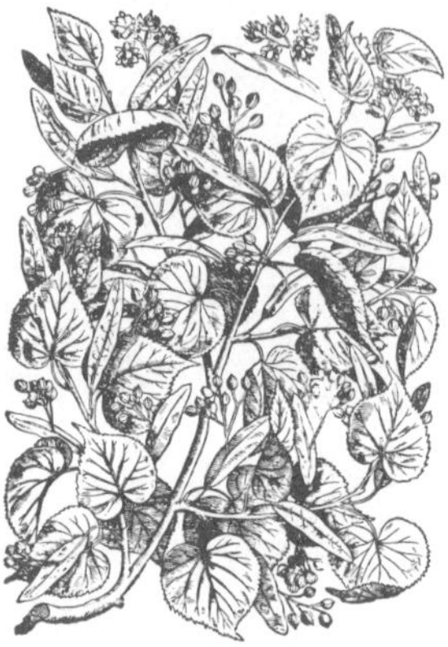

Tilia

(Tilia europaea) Folha, flor: G

Nomes populares: lima, lima, linnflowers.
Gênero: masculino
Planeta: Júpiter
Elemento: Ar
Divindades: Vênus, Lada.
Poderes: proteção, imortalidade, sorte, amor, sono.
Usos rituais: mulheres lituanas faziam sacrifícios às tilias como parte dos ritos religiosos.
Usos mágicos: a tilia é amplamente usada na Europa como uma árvore protetora. Os galhos são pendurados na porta para esse fim, ou a própria árvore é cultivada no jardim.

A casca da tilia quando carregada evita a intoxicação, enquanto as folhas e as flores são usadas em feitiços de amor. Por ser uma árvore da imortalidade, suas folhas são usadas em feitiços dessa natureza.

A tilia e a lavanda, misturadas em partes iguais, são excelentes travesseiros que aceleram o sono dos insones e amuletos de boa sorte são esculpidos na madeira e carregados.

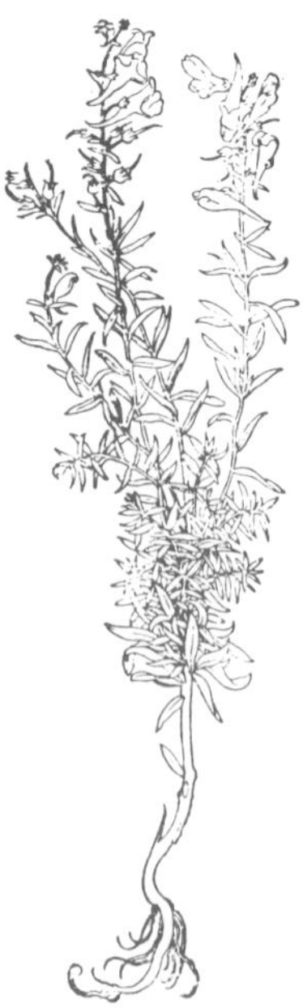

Toadflax

(Linatia vulgaris) X

Nomes populares: churnstaff, doggies, dragon bush, flax weed, fluellin, gallwort, pattens and clogs, coelhos, ramsted, sapo.
Gênero: masculino
Planeta: Marte
Elemento: Fogo
Poderes: proteção, quebrar maldições.
Usos mágicos: o toadflax é usado como um amuleto para manter o mal longe de quem o usa e também para quebrar maldições.

Tojo

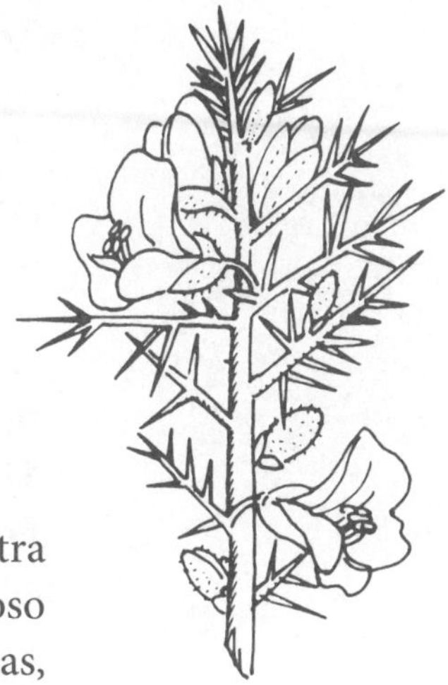

(Ulex europaeus)

Nomes populares: broom, frey, furze, fyrs, gorst, goss, prickly broom, ruffet, whin.
Gênero: masculino
Planeta: Marte
Elemento: Fogo
Divindades: Júpiter, Thor.
Poderes: proteção, dinheiro.
Usos mágicos: o tojo é um bom protetor contra o mal. No País de Gales, cercas de Tojo espinhoso são usadas para proteger a casa contra as fadas, que não conseguem penetrar na cerca. Tojo também é usado em feitiços de dinheiro; atrai ouro.

Tomate

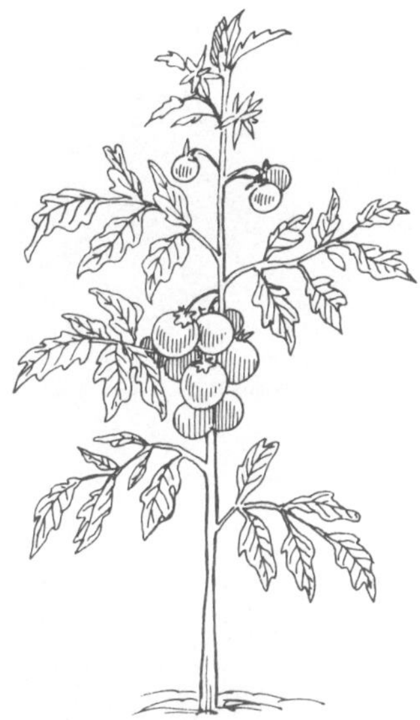

(Lycopersicon esculentum, L. spp.*)* Frutas: G; Verdes: X

Nomes populares: love apples, kamatis, guzungu.
Gênero: feminino
Planeta: Vênus
Elemento: Água
Poderes: prosperidade, proteção, amor.
Usos mágicos: coloque um grande tomate vermelho na chaminé para trazer prosperidade para o lar. Substitua a cada três dias.

Quando um tomate é colocado no parapeito da janela ou em qualquer outra entrada da casa, ele repele a entrada do mal. Cultivado no jardim, é protetor, pois as flores amarelas e os frutos vermelhos brilhantes espantam o mal.

O tomate, quando ingerido, tem o poder de inspirar o amor.

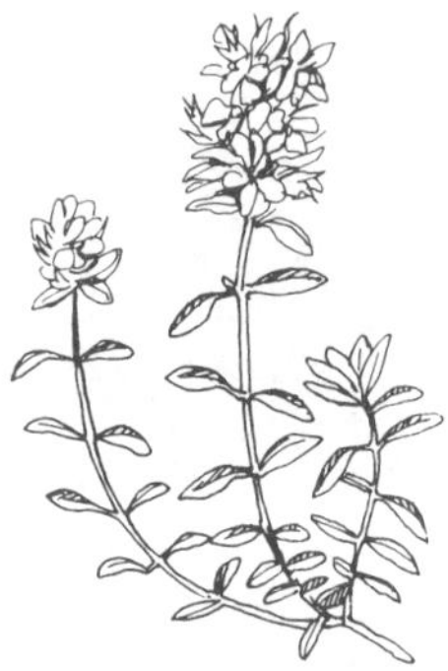

Tomilho

(Thymus vulgaris) G

Nomes populares: arçã, arçanha, erva-urso, poejo, segurelha, timo, tomilho-de-inverno, tomilho-de-jardim, tomilho-ordinário, tomilho-vulgar.
Gênero: feminino
Planeta: Vênus
Elemento: Água
Poderes: saúde, cura, sono, poderes psíquicos, amor, purificação, coragem.
Usos mágicos: o tomilho é queimado para atrair boa saúde e também para feitiços de cura.

Colocado sob o travesseiro, garante um sono reparador e agradável ausência de pesadelos. Usado, o tomilho ajuda a desenvolver poderes psíquicos. Mulheres que usam um ramo de tomilho no cabelo tornam-se irresistíveis.

Uma erva purificadora; os gregos o queimavam em seus templos para purificá-los, portanto, o tomilho é frequentemente queimado antes de rituais mágicos para limpar a área. Na primavera, um banho mágico de limpeza composto de manjerona e tomilho é tomado para garantir que todas as tristezas e males do passado sejam removidos da pessoa. Transportar o tomilho e sentir seu aroma traz coragem e energia. Se você usá-lo, poderá ver fadas.

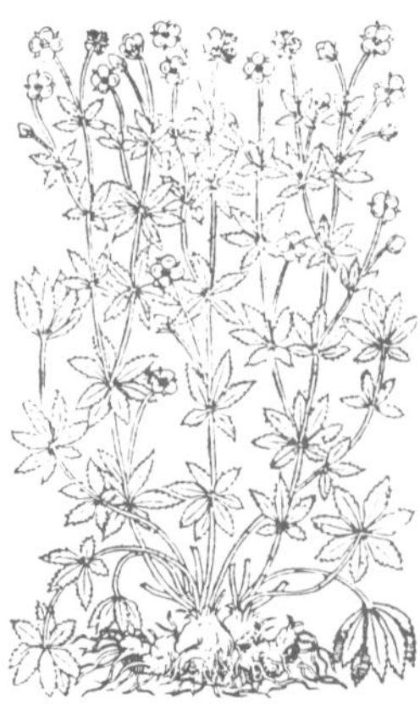

Tormentilha

(Potentilla erecta, P. tormentilla) G

Nomes populares: biscuits, bloodroot, earthbank, ewe daisy, five fingers, flesh and blood, septfoil, shepherd's knot, thormantle.
Gênero: masculino
Planeta: Sol
Elemento: Fogo

Divindade: Thor
Poderes: proteção, amor.
Usos mágicos: a infusão é bebida para dar proteção ou é servida a um ente querido para manter seu amor. Os médiuns bebem a infusão para se protegerem da permanente possessão por espíritos. A planta é pendurada em casa para afastar o mal e carregada para atrair o amor.

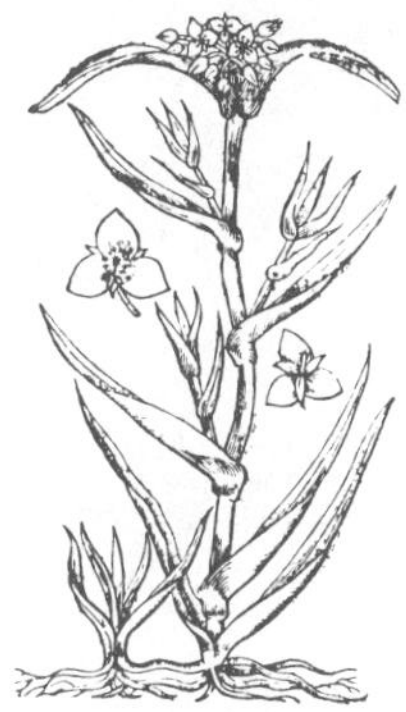

Tradescantia

(Tradescantia Virginia) Sk

Nome popular: spider lily
Poder: amor
Usos mágicos: os índios Dakota a carregavam para atrair o amor.

Trevo vermelho

(Trifolium spp.*)* G

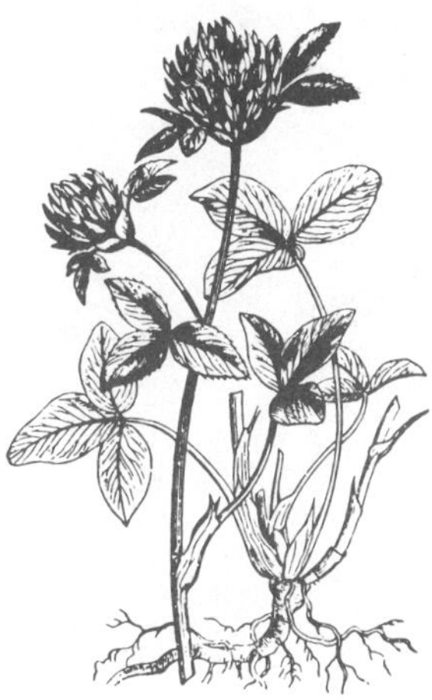

Nomes populares: honey, honeystalks, shamrock, relva de três folhas, trevo, trifólio.
Gênero: masculino
Planeta: Mercúrio
Elemento: Ar
Divindade: Rowen
Poderes: proteção, dinheiro, amor, fidelidade, exorcismo, sucesso.
Usos mágicos:

- DUAS FOLHAS: se você encontrar um trevo de duas folhas, logo encontrará um amor.
- TRÊS FOLHAS: o trifólio ou o trevo de três folhas é usado como um amuleto protetor.

- Quatro folhas: o trevo vermelho de quatro folhas, quando usado, ajuda os homens a evitar o serviço militar. Ele também protege contra a loucura, fortalece poderes psíquicos, permite que você detecte a presença de espíritos e leva o usuário a encontrar ouro, dinheiro ou tesouros.

  Se duas pessoas comerem um trevo de quatro folhas juntas, resultará em amor mútuo. Sete grãos de trigo colocados em um trevo de quatro folhas permitirão ver fadas. Se você colocar um trevo de quatro folhas no sapato antes de sair, aumentará suas chances de encontrar um novo amor rico.
- Cinco folhas: o trevo de cinco folhas é poderoso para atrair dinheiro e deve ser usado para esse fim.
- Trevo branco: o trevo branco é contra feitiços e pode ser usado ou espalhado pelo local para isso.
- Trevo vermelho: PB – este trevo, adicionado à água do banho ajuda você a lidar com todos os arranjos financeiros. O trevo vermelho também é usado em poções para luxúria e a infusão é borrifada para remover espíritos negativos.
- Em termos gerais: o trevo mantém as cobras longe de sua propriedade, se cultivados no local. Quando colocado no sapato esquerdo e deixado lá, o trevo mantém o mal longe de você. Usado sobre o seio direito, traz sucesso em todos os empreendimentos.

Se você ficou desapontado com o amor, use o trevo perto do coração em um pedaço de seda azul para ajudar a lidar com essa situação.

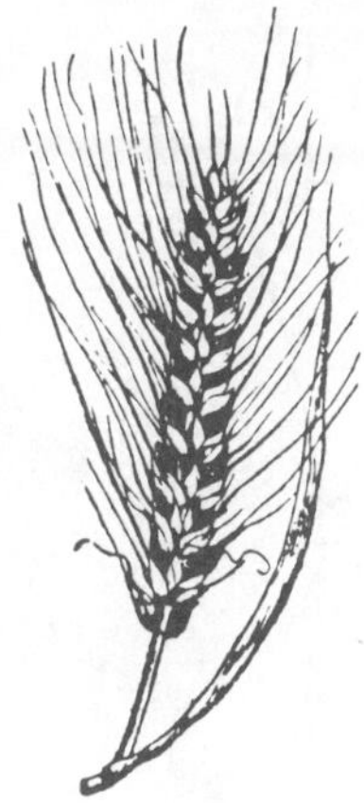

Trigo

(Triticum spp.*)*

Gênero: feminino
Planeta: Vênus
Elemento: Terra
Divindades: Ceres, Deméter, Ishtar.
Poderes: fertilidade, dinheiro.
Usos mágicos: o trigo, um símbolo de fecundidade, às vezes é carregado ou consumido para induzir a fertilidade e a concepção. Feixes de trigo são colocados na casa para atrair dinheiro e os grãos são transportados em sachês para o mesmo fim.

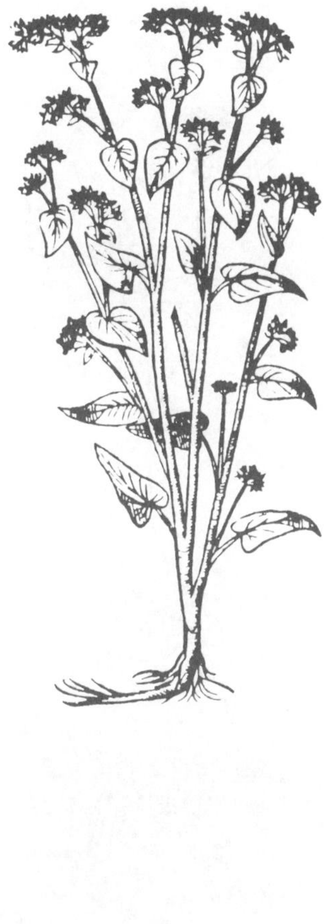

Trigo-sarraceno

(Fagopyrum spp.*)* A

Nomes populares: beechwheat, brank, trigo francês, milho sarraceno.
Gênero: feminino
Planeta: Vênus
Elemento: Terra
Poderes: dinheiro, proteção.
Usos mágicos: moa as sementes (para fazer a farinha) e polvilhe em torno de sua casa em um círculo para manter o mal longe dela. Ou use para formar círculos mágicos no chão ao seu redor enquanto faz magia.

Adicione alguns grãos de trigo sarraceno aos incensos de dinheiro e mantenha alguns na cozinha para evitar a pobreza.

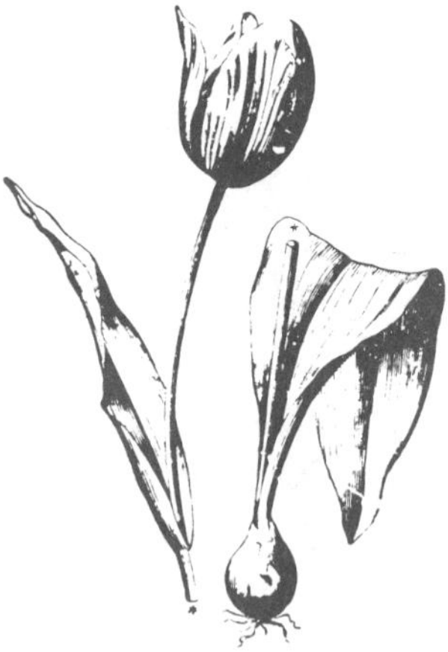

Tulipa

(Tulipa spp.*)* G

Gênero: feminino
Planeta: Vênus
Elemento: Terra
Poderes: prosperidade, amor, proteção.
Usos mágicos: a tulipa é usada para proteção contra a pobreza e a má sorte em geral. "Tulipa" significa "turbante" e a flor é frequentemente usada nos turbantes em países do Oriente Médio para proteção. As tulipas são colocadas no altar durante os feitiços de amor.

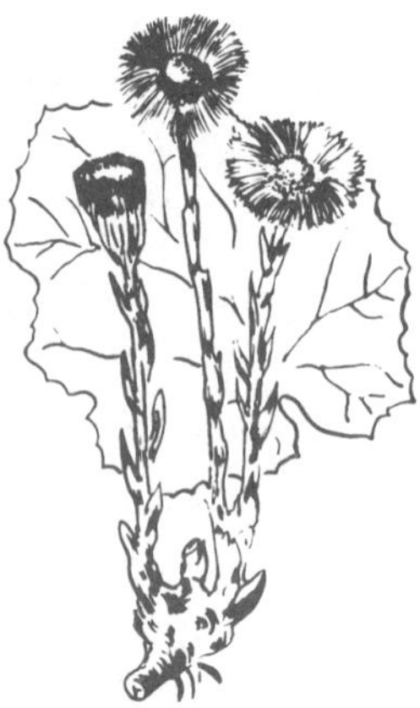

Tussilago

(Tussilago farfara) PNX

Nomes populares: ass's foot, british tobacco, bull's foot, butterbur, coughwort, pasd'ane (french), sponnc (irish), foal's foot, costa branca, língua-de--vaca, unha-de-cavalo e unha-de-asno.
Gênero: feminino
Planeta: Vênus
Elemento: Água
Poderes: amor, visões.
Usos mágicos: adicione em sachês de amor e use em feitiços para paz e tranquilidade. As folhas, quando fumadas, podem causar visões.

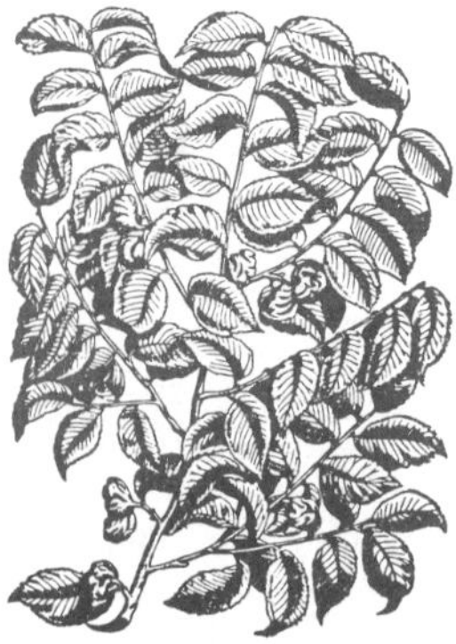

Ulmeiro

(Ulmus campestris) G

Nomes populares: elven, english elm, european elm.
Género: feminino
Planeta: Saturno
Elemento: Água
Divindades: Odin, Hoenin, Lodr.

Poder: amor
Uso mágico: uma vez conhecido como "Elfo", devido à sua popularidade entre os elfos, o ulmeiro agora é usado para proteger contra raios, bem como para atrair o amor quando carregado.

Urtiga

(Urtica dioica) Folha: G

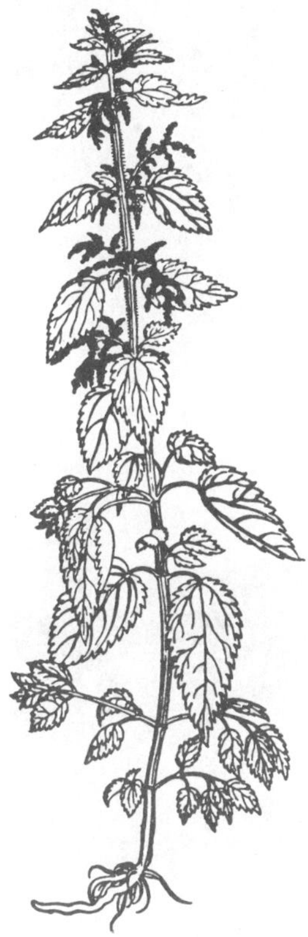

Nomes populares: ortiga ancha, urtiga.
Gênero: masculino
Planeta: Marte
Elemento: Fogo
Divindade: Thor
Poderes: exorcismo, proteção, cura, luxúria.
Usos mágicos: os poderes protetores da urtiga há muito são usados na magia. Para remover uma maldição e enviá-la de volta a quem a mandou, encha um boneco com urtiga ou carregue um pouco em um sachê.

Além disso, espalhe urtiga pela casa para manter o mal fora e enviá-lo de volta a quem o conjurou. A urtiga também é jogada no fogo para evitar o perigo, apertada na mão para afastar os fantasmas, carregada com mil-folhas para afastar o medo e usada como amuleto para manter a negatividade longe.

Um pote de urtigas recém-cortadas, colocado sob a cama de uma pessoa enferma, a ajudará na recuperação.

Às vezes, a urtiga é usada como uma erva que induz à luxúria e os contemporâneos espiritualistas mexicanos recomendam seu uso em banhos de purificação – porque é "mais voraz" do que outras ervas e, portanto, funciona com mais eficiência.

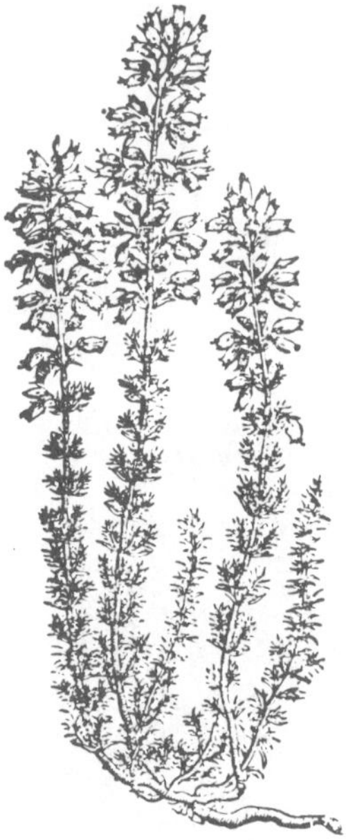

Urze

(Calluna spp.; *Erica* spp. *Vulgaris)* Flor: G

Nomes populares: urze comum, urze, ling, urze escocesa.
Gênero: feminino
Planeta: Vênus
Elemento: Água
Divindade: Ísis
Poderes: proteção, chuva, sorte.
Usos mágicos: é usada como proteção contra estupros e outros crimes violentos, ou simplesmente para trazer boa sorte. A urze branca é a melhor para esse fim.

A urze quando queimada com samambaias fora de casa atrai chuva. É também usada há muito tempo para conjurar espíritos.

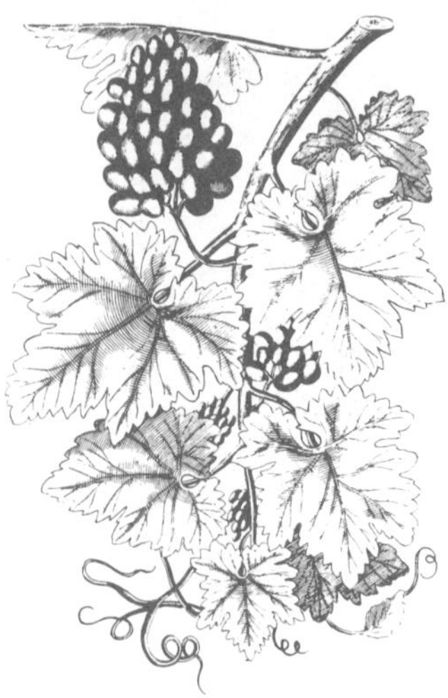

Uva

(Vitis vinifera) G

Gênero: feminino
Planeta: Lua
Elemento: Água
Divindades: Dionísio, Baco, Hathor.
Poderes: fertilidade, jardim mágico, poderes mentais, dinheiro.
Usos mágicos: as uvas podem ser pintadas em paredes de jardim para garantir a fertilidade, como era feito na Roma Antiga.
Comer uvas ou passas aumenta a fertilidade, além de fortalecer os poderes mentais.
Coloque uvas no altar durante os feitiços de dinheiro.

Uva-do-oregon

(Berberis aquifolium) P

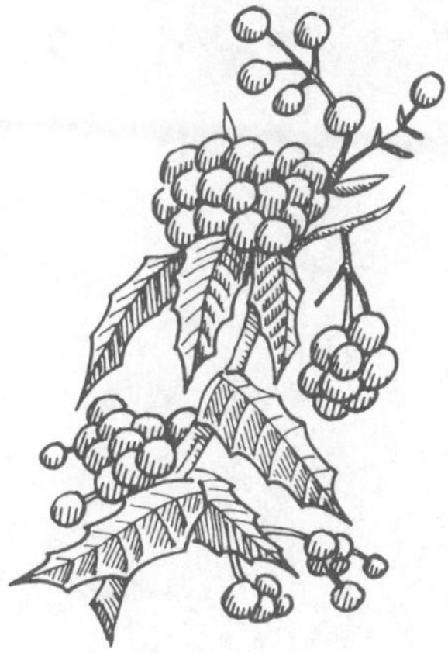

Nomes populares: california barberry, oregon grape root, rocky mountain grape, trailing grape, wild oregon grape.
Gênero: feminino
Planeta: Terra
Poderes: dinheiro, popularidade.
Usos mágicos: carregue esta raiz para obter dinheiro e segurança financeira e ganhar popularidade.

Uva-ursi

(Arctostaphylos uva-ursi) Veneno: PK Lt Dg Gi Au

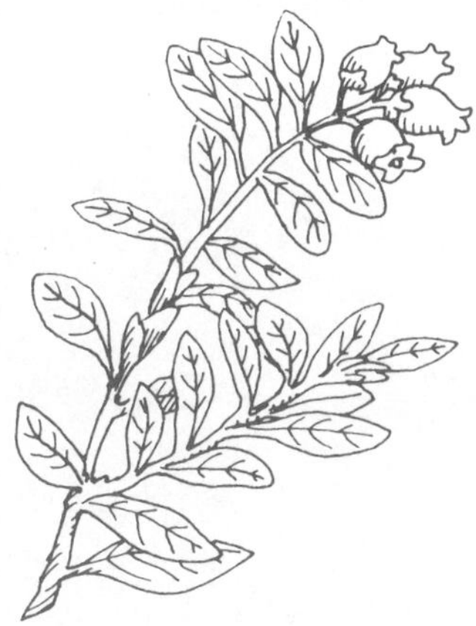

Nomes populares: arberry, bearberry, bear's grape, kinnikinnick, mealberry, mountain box, mountain cranberry, mountain cranberry, red bearberry, sagackhomi, sandberry, uva ursi, uva ursina, buxilo, buxulo, medronheiro, ursina, uva-de-urso e uva dos ursos.
Poder: trabalhos psíquicos.
Usos rituais: os índios americanos usavam a uva-ursi em cerimônias religiosas.
Usos mágicos: adicionar em sachês projetados para aumentar os poderes psíquicos.

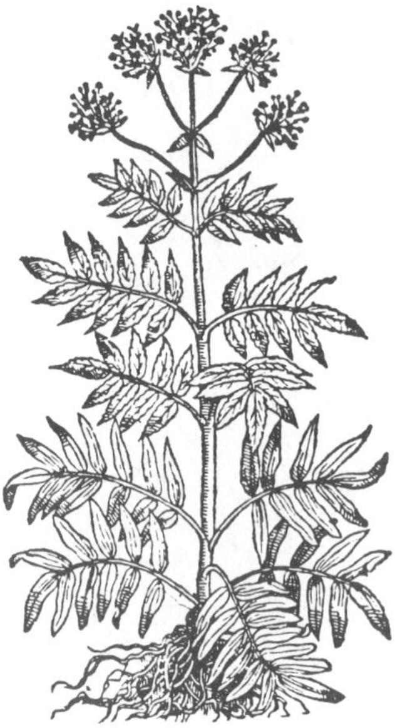

Valeriana

(Valeriana officinalis) G. Devemos advertir para não dirigir sob os efeitos da valeriana quando ingerida.

Nomes populares: all-heal, amantilla, bloody butcher, capon's trailer, cat's valerian, english valerian, fragrant valerian, garden heliotrope, phu, red valerian, st. george's herb, sete wale, set well, vandal root, valeriana-menor, valeriana-selvagem, valeriana-silvestre, erva de são jorge, valeriana oficial, erva dos gatos.

Gênero: feminino

Planeta: Vênus

Elemento: Água

Poderes: amor, sono, purificação, proteção.

Usos mágicos: a raiz um tanto mal cheirosa, em pó, é usada em sachês de proteção, penduradas em casa para protegê-la de raios e colocadas em travesseiros para ajudar a adormecer. Um ramo da planta preso à roupa de uma mulher fará com que os homens "a sigam como crianças". A raiz da valeriana também é adicionada em sachês para o amor. Se um casal estiver brigando, introduza um pouco dessa erva no local e logo tudo ficará calmo.

Os gregos penduravam um ramo de valeriana sob uma janela para afastar o mal.

A raiz de valeriana em pó, às vezes é usada como "pó de cemitério".

Verbascum

(Verbascum thapus) G

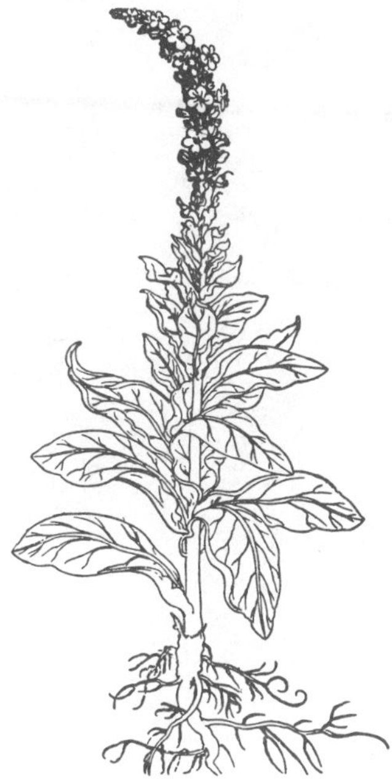

Nomes populares: aaron's rod, blanket leaf, candlewick plant, clot, doffle, feltwort, flannel plant, graveyard dust, hag's tapers, hedge taper, jupiter's staff, lady's foxglove, old man's fennel, peter's staff, shepherd's club, shepherd's herb, torches, velvetback, velvet plant.

Gênero: feminino

Planeta: Saturno

Elemento: Fogo

Divindade: Júpiter

Poderes: coragem, proteção, saúde, amor, adivinhação, exorcismo.

Usos mágicos: é usado para manter animais longe de você durante uma caminhada em áreas selvagens. Inspira coragem no portador. Algumas folhas colocadas no sapato evitam que se resfrie. O verbascum também é transportado para obter o amor do sexo oposto.

Dentro de uma pequena almofada ou colocado sob seu travesseiro, o verbascum protege contra pesadelos. Na Índia, é considerado a mais potente proteção contra espíritos malignos e magia e é pendurado nas portas, nas janelas e carregado em saquinhos. Usado para banir demônios e negatividade.

Entre os Ozarks, os homens realizavam uma simples adivinhação de amor. O homem ia a uma clareira onde crescia um verbascum e o abaixava de modo que apontasse para a casa de seu amor. Se ela o amasse, o verbasco voltaria a ficar ereto; se ela amasse outro, morreria. O pó do cemitério – um ingrediente raro em feitiços – pode ser substituído por folhas de verbascum em pó.

Antigamente, Bruxas e Magos usavam lamparinas a óleo para iluminar seus feitiços e rituais, e as folhas e caules felpudos do verbascum frequentemente forneciam os pavios.

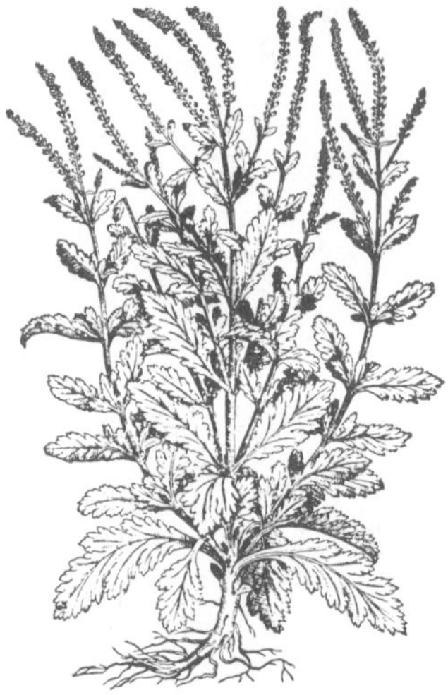

Verbena

(Verbena officinalis) P

Nomes populares: brittanica, enchanter's plant, herba sacra, herb of enchantment, herb of grace, herb of the cross, holy herb, juno's tears, pigeon's grass, pigeonwood, simpler's joy, van-van, verbena, vervan, algebrado, aljabão, argebão, erva-dos-leprosos, erva-sagrada, gerbão, gerivão, gervão, gervião, girbão, giribão, jarvão, ulgebrão, urgrabrão.

Gênero: feminino

Planeta: Vênus

Elemento: Terra

Divindades: Cerridwen, Marte, Vênus, Arádia, Ísis, Júpiter, Thor, Juno.

Poderes: amor, proteção, purificação, paz, dinheiro, juventude, castidade, sono, cura.

Usos rituais: padres na Roma Antiga usavam verbena para limpar os altares de Júpiter. Pequenos feixes de verbena eram feitos e os altares eram varridos com eles. Segundo a tradição, as filhas dos druidas iniciadas eram coroadas com verbena; este era um sinal da posição alcançada. (Como com qualquer coisa "druídica", isso deve ser visto como poético, ao invés de um fato histórico.)

Usos mágicos: a verbena é tradicionalmente colhida no Solstício de Verão ou no nascer da estrela Sirius, quando nem o Sol nem a Lua estão aparecendo, mas isto não é necessário.

A verbena é um ingrediente comum em misturas e feitiços de amor e proteção. Uma coroa de verbena na cabeça protege o mago enquanto invoca os espíritos. Qualquer parte da planta pode ser carregada como um amuleto pessoal.

A verbena colocada em casa protege contra raios e tempestades.

A infusão espalhada ao redor do local afasta os maus espíritos e forças malignas. Também é adicionada a incensos de exorcismo e misturas de aspersão e é um ingrediente comum em sachês e banhos de purificação.

A erva seca é espalhada pela casa como um portador da paz e também é usada para acalmar as emoções.

Verbena é usada em feitiços de dinheiro e prosperidade. Se a erva for enterrada no jardim ou colocada em casa, a riqueza fluirá e as plantas irão crescer.

Para permanecer casto por longos períodos de tempo, levante-se antes do nascer do sol no primeiro dia da Lua nova. Colha a verbena (ainda antes do nascer do sol), retire seu sumo e beba. De acordo com instruções antigas, isso fará com que você perca todo o desejo por sexo por sete anos.

Carregar verbena pode oferecer juventude eterna e, quando colocada na cama, pendurada no pescoço ou feito uma infusão e bebida antes de dormir, nenhum sonho mal o assombrará.

A verbena também é uma erva de cura excelente. O sumo não diluído da verbena passada no corpo cura doenças e protege contra futuros problemas de saúde. Para auxiliar na recuperação, a raiz amarrada com um fio de lã branca é colocada em volta do pescoço do paciente. Deve permanecer lá até a recuperação.

Para descobrir se alguém que está doente vai viver ou morrer, coloque verbena em sua mão e pressione-a contra o paciente, para que a erva não seja detectada. Pergunte como a pessoa se sente; se estiver esperançosa, viverá, caso contrário é provável que não.

Se alguém que você conhece tirou algo de você, use verbena e enfrente a pessoa. Você certamente recuperará a posse dos artigos roubados.

Se a verbena for colocada no berço de um bebê, a criança crescerá com uma feliz disposição e um amor pelo aprendizado.

O sumo da verbena, passado no corpo, permitirá que a pessoa veja o futuro, tenha todos os desejos realizados, transforme inimigos em amigos, atraia amor e seja protegida de todos os encantos. Queimada, a verbena dissipa o amor não correspondido.

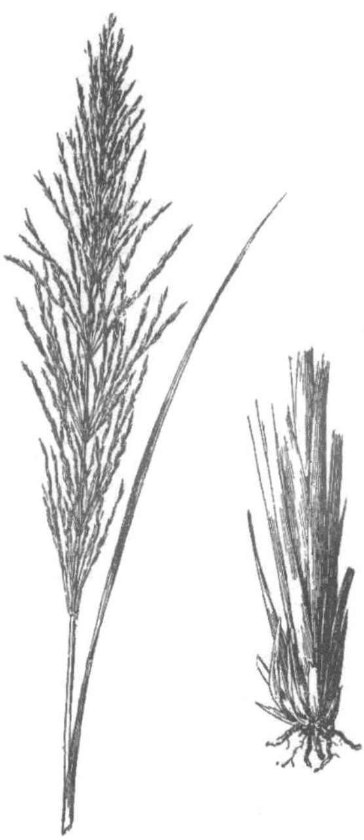

Vetiver

(Andropogon zizanioides, Vetiveria zizanioides) P

Nomes populares: khus-khus, vetiver, moras.
Gênero: feminino
Planeta: Vênus
Elemento: Terra
Poderes: amor, quebrar maldições, sorte, dinheiro, antifurto.
Usos mágicos: queima-se a raiz de vetiver para superar feitiços malignos.

Também é usada em pós, sachês e incensos para o amor e é adicionada à água do banho para torná-lo(a) atraente para o sexo oposto.

A vetiver também é usada em feitiços e misturas para dinheiro. Coloque esta erva na caixa registradora para aumentar os negócios. Carregue vetiver para atrair sorte e queime-a em incensos para proteger contra roubos.

Vicia

(Vicia spp.*)* X

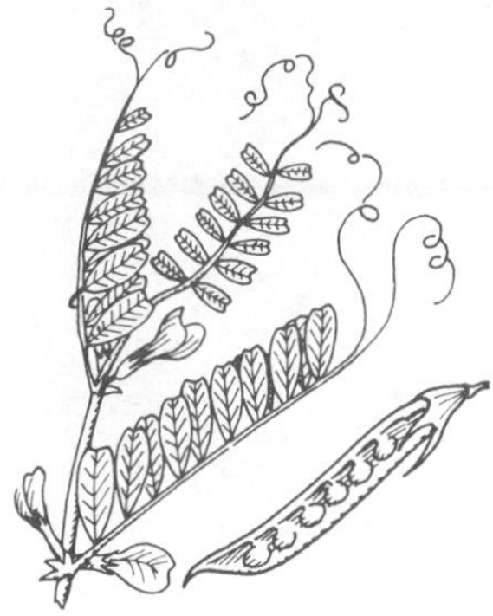

Poder: fidelidade
Usos mágicos: se o seu relacionamento esfriou e seu amor está indiferente, esfregue a raiz da vicia em seu corpo, embrulhe-a em um tecido e coloque sob o seu travesseiro. Isso fará a pessoa lembrar de que você ainda está por perto, esperando.

Violeta

(Viola odorata) Folha: G

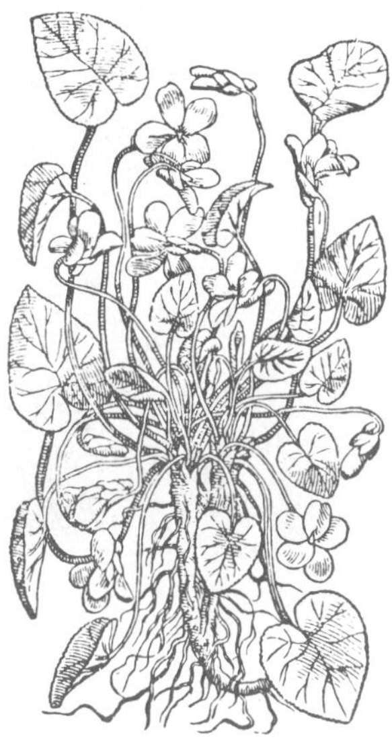

Nomes populares: violeta azul, violeta doce.
Gênero: feminino
Planeta: Vênus
Elemento: Água
Divindade: Vênus
Poderes: proteção, sorte, amor, luxúria, desejos, paz, cura.
Usos mágicos: quando as flores são carregadas, elas oferecem proteção contra "wykked sperytis" (espíritos malignos) e trazem mudanças na sorte e fortuna. Misturadas com lavanda, elas são poderosas estimulantes do amor e também despertam a luxúria. Se você colher a primeira violeta na primavera, seu desejo mais grandioso será realizado.

Os gregos antigos usavam o violeta para acalmar o temperamento e induzir ao sono.

As violetas transformadas em grinalda e colocadas na cabeça curam dores de cabeça e tonturas. As folhas usadas em um sachê verde ajudam a curar as feridas e evitam que os espíritos malignos piorem as feridas.

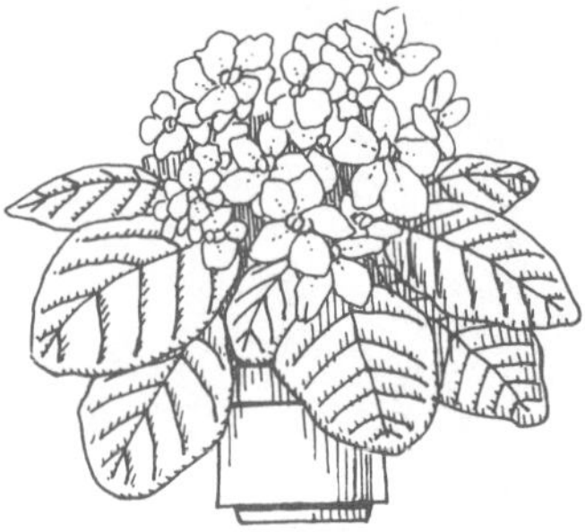

Violeta africana

(Saintpaulia ionantha) G

Gênero: feminino
Planeta: Vênus
Elemento: Água
Poderes: espiritualidade, proteção.
Usos mágicos: as plantas de flores roxas são cultivadas em casa para promover a espiritualidade dentro dela. Quando crescem, as plantas também podem ser protetoras.

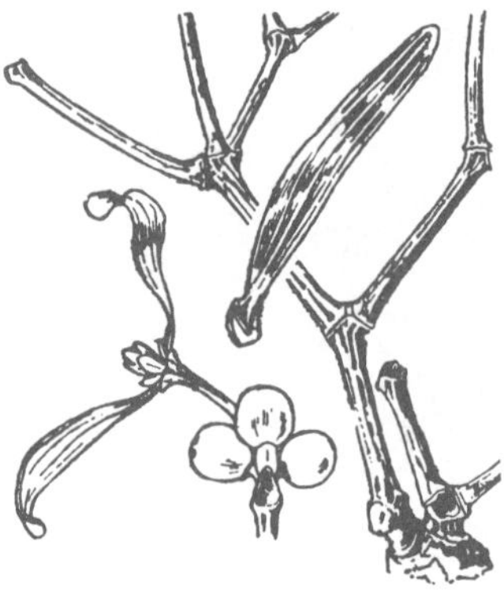

Visco

(Viscum album – European Mistletoe Pr CPI; horadendron leucarpum; P. flavescens – Visco Americano Venenoso)

Nomes populares: all heal, birdlime, devil's fuge, donnerbesen, european visco, golden ramo, holy wood, lignambesem sanctae cructae, misseltoe, vassoura de bruxa, madeira da cruz.
Gênero: masculino
Planeta: Sol
Elemento: Ar
Divindades: Apolo, Freya, Frigga, Vênus, Odin.
Poderes: proteção, amor, caça, fertilidade, saúde, exorcismo.
Usos rituais: como é bem conhecido, os druidas reverenciavam o visco, especialmente quando encontrado crescendo em um carvalho. Era (e ainda é) cortado no dia do Solstício de Verão, ou então, quando a Lua tiver seis dias. Um golpe de uma foice de ouro era usado para cortar a erva e não era permitido tocar o solo.
Usos mágicos: há muito é usado para proteção contra raios, doenças, infortúnios de todos os tipos, incêndios, e assim por diante, é carregado ou colocado em um local apropriado para esses

usos. O visco é colocado em berços para proteger as crianças de serem roubadas por fadas e substituídas por *changelings*.

Um anel esculpido em madeira de visco evita doenças quando usado e a planta cura feridas recentes rapidamente quando carregada (não aplique na ferida).

O visco também é carregado ou usado para dar sorte na caça, e as mulheres carregam a erva para ajudar na concepção. Ele também foi utilizado em feitiços destinados a capturar aquele estado indescritível de imortalidade e para abrir fechaduras.

Colocado perto da porta do quarto, o visco proporciona um sono reparador e belos sonhos, como acontece quando colocado sob o travesseiro ou pendurado na cabeceira da cama.

Beije seu amor sob o visco e você continuará apaixonado. Queimado, bane o mal. Use-o ao redor do pescoço para atingir a invisibilidade. O visco é uma erva para todos os fins.

Wahoo

(Euonymus atropurpuraea) Veneno

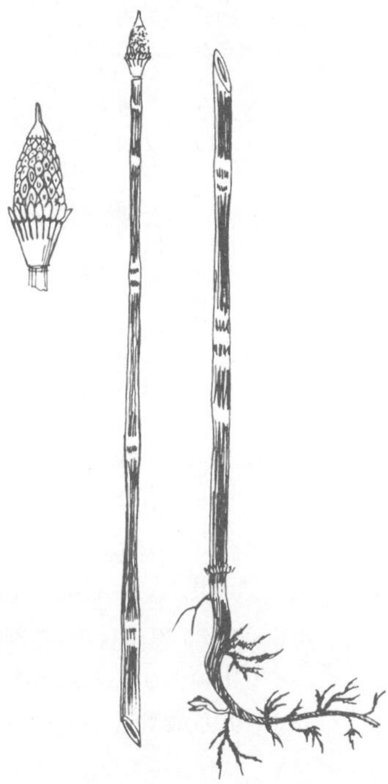

Nomes populares: burning bush, indian arrow wood, spindle tree, sarça ardente.
Poderes: quebra feitiços, coragem, sucesso.
Usos mágicos: faça uma infusão da casca. Deixe esfriar. Esfregue na testa de uma pessoa enfeitiçada (ou na sua) dizendo "Wahoo!" sete vezes. (Algumas pessoas dizem que você deve traçar uma cruz com a infusão.) Isso quebrará qualquer feitiço lançado contra a pessoa.

Quando carregado, traz sucesso em todos os empreendimentos e transmite coragem.

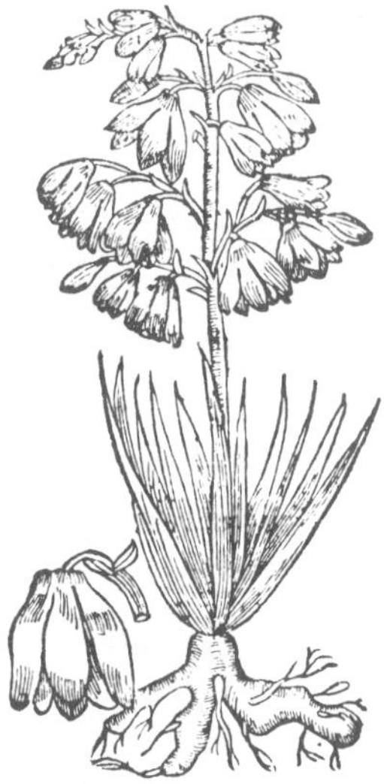

Yucca

(Yucca spp. *Aloifolia, Y. brevifolia, Y. glauca, Y. whipplei)* Raíz: G

Gênero: masculino
Planeta: Marte
Elemento: Fogo
Poderes: transmutação, proteção, purificação.
Usos mágicos: um aro ou laço de fibras torcidas de yucca transmuta uma pessoa em um animal se ela pular através dele, de acordo com a magia dos índios americanos. Outro método instrui o mago a colocar uma pequena coroa de fibras de yucca em sua cabeça. Isso permite que a pessoa assuma a forma desejada.

Uma cruz de fibras de yucca torcida e colocada na lareira protege a casa contra o mal.

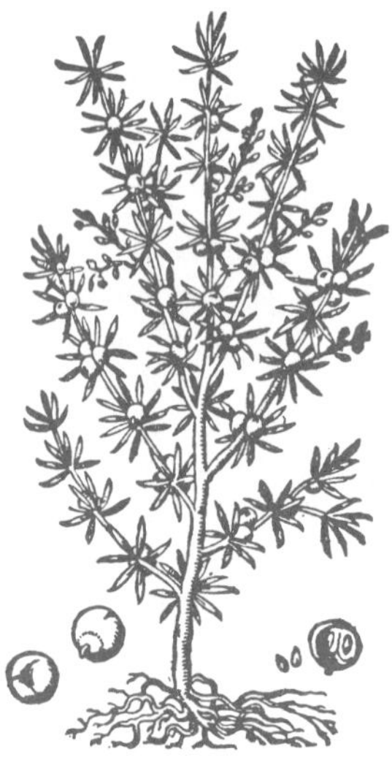

Zimbro

(Juniperus communes) P Lt. Máximo de 4-6 semanas por vez

Nomes populares: enebro, gemeiner wachholder, genebra, gin berry, ginepro, gin plant.
Gênero: masculino
Planeta: Sol
Elemento: Fogo
Poderes: proteção, antirroubo, amor, exorcismo, saúde.
Usos mágicos: usado em toda a Europa como uma erva protetora, também protege contra roubos. Foi provavelmente um dos primeiros incensos usados pelas Bruxas Mediterrâneas. Zimbro pendurado na porta protege contra pessoas e forças do mal e é queimado em rituais de exorcismo. Um ramo da planta protege seu usuário contra acidentes e ataques de animais selvagens. Também protege contra fantasmas e doenças.

Zimbro é adicionado às misturas de amor, e as bagas são transportadas para aumentar a potência masculina.

Quando carregado ou queimado, o zimbro ajuda os poderes psíquicos, quebra feitiços e maldições e afasta cobras.

Códigos de saúde utilizados com as ervas

As ervas listadas com esses códigos não devem ser usadas internamente se você tiver as seguintes condições:

A: Asma

Ab: Dor abdominal

Au: Urina ácida

B: Se estiver usando medicamentos para afinar o sangue

Bb: Dutos biliares bloqueados

Bi: Intestinos bloqueados

Bd: Doenças inflamatórias dos dutos da bile

Bp+: Pressão alta

Bp-: Baixa pressão arterial

C: Disfunção cardíaca

Ca: Insuficiência cardíaca estágios III e IV, hipertonia estágio IV

Ch-: Uma criança pequena (em anos)

Cn-: Constipação

CPI: Infecções crônicas progressivas (ou seja, AIDS, TB)

D: Depressão

Di: Diabetes

Dh: Diarreia

F: Doenças febris e infecciosas

Ga: Gastrite

Gm: Inflamação da mucosa gástrica

Gu: Úlceras gástricas

H: Hipertireoidismo

Hk: Hipocalemia

Ho: Hipotensão

Hy: Hipertensão

I: Obstrução intestinal

Ii: Qualquer inflamação dos intestinos

Ig: Vesícula inflamada

K: Problemas renais

Ks: Pedras nos rins

Li: Problemas no fígado

N: Se estiver amamentando

Ne: Nefrite

P: Se estiver grávida

Pa: Doença de Parkinson

Pk: Parênquima do rim

Pl: Parênquima do fígado

Pr: Hipersensibilidade a proteínas

R: Doenças renais

Sg: Cálculos biliares

So: Inflamação crônica da próstata/órgãos sexuais

U: Úlceras

Vt: Taquicardia ventricular

As ervas listadas com estes códigos têm os seguintes cuidados:

Br: Não use na pele ferida.

Dg: Pode perturbar alguma parte do sistema digestivo se usado internamente.

D+: Não tome internamente em altas doses. Procure informações que possuem as adequadas doses desta erva.

DI*: Interações medicamentosas são possíveis para essas ervas (consulte ervas específicas).

+F: Evite níveis de uso de alimentos acima do normal.

G: Seguro. Esta erva é atualmente reconhecida como segura.

Gi: Esta erva é conhecida como irritante.

L: Use com uma quantidade adequada de líquido se a semente for usada internamente.

Lt: Não abuse, internamente; não use a longo prazo.

M: Pode irritar as membranas mucosas.

S: Pode aumentar a sensibilidade à luz solar.

Sk: Pode causar alergias cutâneas graves ou dermatite.

V: Pode causar náuseas e vômitos.

X: Não recomendado para uso interno.

Parte III

Tabelas & Anexos

Gênero

Ervas Masculinas

Abacaxi
Abrótano
Abrunheiro
Absinto
Acácia
Açafrão
Agárico
Agave
Agridoce
Agrimonia
Aipo
Álamo
Alder
Alecrim
Algarobeira
Alho
Alho-poró
Amêndoa
Amora
Anemona
Anêmona-hepática
Angélica
Anis
Anis-estrelado
Arábica, goma
Arbutus
Aroeira-salsa
Arroz
Arruda
Arruda-caprária
Artemísia
Assafétida
Aspérula-odorífera
Aveia
Avelã
Avenca
Azevinho
Bambu
Baunilha silvestre
Benjoim
Bergamota, laranja
Betônia, madeira
Bistorta
Boca-de-leão
Bodhi
Bordo
Borragem
Bracken
Briônia
Bromélia
Cacto
Caju
Calêndula
Camomila
Canela
Caniço
Capim-limão
Cardo-leiteiro
Cardo-mariano
Cardo-santo
Carvalho
Castanha
Castanha-do-brasil
Castanheiro-da-índia
Cattail
Cebola
Cedro
Cedro
Cedron
Celidônia
Cenoura
Centaurium
Chá, oriental
Chalota
Chicória
Cimicifuga
Coentro
Cogumelo
Cohosh-preto
Cominho
Copal
Cravo
Cravo-da-índia
Crisântemo
Cubeba
Curry
Damiana
Dente-de-leão
Dioneia
Dock
Dracena-vermelha
Drimia maritima
Endívia
Endro
Erva-benta
Erva-da-lua
Erva-de-são-joão
Erva-mate
Erva-tintureira, raiz
Espinheiro-branco
Euphrasia

Feijão
Feno-grego
Feto-macho
Figo
Figueira-de-bengala
Filbert
Filipendula
Flor-de-cera
Freixo
Freixo-espinhoso
Funcho
Galanga
Genciana
Gengibre
Gergelim
Giesta-das-vassouras
Girassol
Glória-da-manhã
Grama-de-ponta
Hamamélis
Helênio
Heliotrópio
Hissopo
Hortelã
Hortelã-pimenta
Imperatória
Ipomoea
Laranja
Larix
Lavanda
Levístico
Lima
Linden
Língua-de-cão
Linho
Liquidambar
Lírio
Lírio-do-vale
Lobélia
Lótus
Louro
Lúpulo
Madressilva
Magnólia
Malva
Mandrágora
Mandrágora-
-americana
Manjericão
Manjerona
Mão-da-sorte
Marroio
Mastique
Mimosa
Mirra
Mogno
Moscadeira
Mostarda
Murta
Murta-pimenta
Nogueira
Norfolk Island
Noz-moscada
Noz-pecã
Oleandro
Olíbano
Oliveira
Palm
Papiro
Peônia
Pimenta
Pimenta chili
Pimenta-da-guiné
Pimenta-da-jamaica
Pinheiro
Pistache
Poejo
Potentilha
Rabanete
Rábano
Raiz amarela
Romã
Salgueirinha
Salsa
Salsaparrilha
Sálvia
Samambaia
Sândalo-vermelho
Sangue-de-dragão
Sanguinária
Sassafrás
Saxifraga
Segurelha anual
Semente do amor
Sempervivum
Sene
Sorveira
Tabaco
Tangerine
Toadflax
Tojo
Tormentilla
Trevo
Urtiga
Verbascum
Visco
Yucca
Zimbro

Ervas Femininas

Abacate
Acácia
Acônito
Açoro
Adão e Eva
Alcaçuz
Alcaparra
Alchemilla
Alface
Alfalfa
Alga
Algarobeira
Algodão
Aloe
Aloés, madeira
Althea
Amaranto
Ameixa
Ameixa, selvagem
Amoreira-preta
Amor-perfeito
Aquilégia
Artemísia
Artemísia-tridentata
Asphodel
Aster
Aveia
Azedinha
Bálsamo de Gilead
Banana
Bandeira-azul
Bardana
Batata
Baunilha
Beladona
Beldroega
Beterraba
Bétula
Bistorta
Boneset
Brush
Buchu
Cabaça
Choupo-tremedor
Delfino
Erva-da-lua
Fumária
Gardênia
Gerânio
Glória-da-manhã
Gualtéria
Heléboro
Hera
Hibisco
Hortelã-verde
Huckleberry
Indian Paint
Íris
Jacinto
Jasmim
Kava-Kava
Licopódio
Lilás
Limão
Língua-de-ovelha
Lírio-do-bosque
Lírio-florentino
Lunaria
Maçã
Magnólia
Malva
Mamão
Margarida
Marmelo
Meimendro
Milefólio
Milho
Mimosa
Morango
Morugem
Murta
Musgo-irlandês
Nabo
Nardo
Oleandro
Olmo
Orquídea
Papoula
Passiflora
Pepino
Pera
Pervinca
Pêssego
Plumeria
Prímula
Repolho
Repolho-gambá
Rosa
Ruibarbo
Sabugueiro
Salgueiro
Sândalo
Sapatinhos
Scutellatia
Selo-de-salomão
Sempre-noiva
Solidago

Tamargueira
Tamarindo
Tanaceto
Tasneirinha
Teixo
Tomate
Tomilho
Trigo
Tulipa
Tussilago
Ulmeiro
Urze
Uva
Valeriana
Verbascum
Verbena
Vetiver
Violeta
Violeta-africana

Regências Planetárias

Sol

Abacaxi
Acácia
Açafrão
Alecrim
Angélica
Arábica, goma
Arroz
Arruda
Avelã
Benjoim
Bromélia
Caju
Calêndula
Camomila
Canela
Carvalho
Cedro
Cedro
Celidônia
Centaurium
Chá
Chicória
Copal
Cravo
Crisântemo
Erva-de-são-joão
Euphrasia
Freixo
Gergelim
Ginseng
Girassol
Goldenseal
Hamamélis
Heliotrópio
Laranja
Levístico
Lima
Liquidambar
Louro
Mastique
Nogueira
Olíbano
Oliveira
Palm
Peônia
Sândalo
Sorveira
Tangerine
Tormentilla
Visco
Zimbro

Lua

Acácia
Açoro
Alface
Alga
Algarobeira
Algodão
Aloe
Batata
Beldroega
Buchu
Cabaça
Camélia
Cânfora
Coco
Dulse

Erva-cidreira
Erva-da-lua
Ervilha
Eucalipto
Gardênia
Gualtéria
Jasmim
Licopódio
Limão
Lírio
Lótus
Lunaria
Malva
Mamão
Mirra
Morugem
Musgo-irlandês
Nabo
Papoula
Passiflora
Pepino
Pera
Pêssego
Repolho
Salgueirinha
Salgueiro
Sândalo
Uva

Mercúrio

Abrótano
Agárico
Agridoce
Aipo
Álamo
Amêndoa
Amora
Arruda-caprária
Bergamota, laranja
Bracken
Capim-limão
Castanha-do-brasil
Cominho
Endro
Feijão
Feno-grego
Feto-macho
Filbert
Flor-de-cera
Funcho
Helênio
Hortelã
Hortelã-pimenta
Lavanda
Limão-verbena
Linho
Lírio-do-vale
Mandrágora
Mandrágora-americana
Manjerona
Marroio
Moscadeira
Noz-pecã
Papiro
Pistache
Romã
Salsa
Samambaia
Saxifraga
Segurelha-anual
Sene
Trevo

Vênus

Abacate
Adão e Eva
Alcaçuz
Alcaparra
Alchemilla
Alder
Alfalfa
Aloés, madeira
Amoreira-preta
Aquilégia
Aster
Bálsamo de Gilead
Banana
Bandeira-azul
Bardana
Bétula
Cardamomo
Castilleja
Catnip
Centáurea-azul
Cereja
Cevada
Coração-sangrento
Crocus
Cuco-flor
Cyclamen
Damasco
Dedaleira
Delfino
Dictamo-de-creta
Eryngo
Gálio-perfumado
Gerânio
Hibisco
Huckleberry

Íris
Jacinto
Lilás
Maçã
Magnólia
Mão-da-sorte
Margarida
Milho
Narciso
Prímula
Sabugueiro
Salgueiro
Solidago
Tanaceto
Tasneirinha
Trigo-sarraceno
Tussilago
Urze
Violeta-africana

Marte

Abrunheiro
Absinto
Agave
Alho
Alho-poró
Anemona
Araucária-de-norfolk
Aroeira-salsa
Assafétida
Aspérula-odorífera
Azevinho
Baunilha silvestre
Boca-de-leão
Briônia
Cacto
Caniço
Cardo-leiteiro
Cardo-mariano
Cardo-santo
Cebola
Cenoura
Chalota
Cimicifuga
Coentro
Cominho
Cubeba
Curry Leaf
Damiana
Dioneia
Drimia maritima
Erva-tintureira
Espinheiro-branco
Freixo-espinhos
Galanga
Genciana
Gengibre
Giesta-das-vassouras
Hortelã-pimenta
Imperatória
Ipomoea
Língua-de-cão
Lúpulo
Manjericão
Mostarda
Murta-pimenta
Pimenta
Pimenta chili
Pimenta-da-guiné
Pimenta-da-jamaica
Pinheiro
Poejo
Rabanete
Rábano
Raiz
Sangue-de-dragão
Sanguinária
Tabaco
Toadflax
Tojo
Urtiga
Yucca

Júpiter

Agrimonia
Anêmona-hepática
Anis
Anis-estrelado
Avenca
Betônia, madeira
Bodhi
Bordo
Borragem
Castanha
Castanheiro-da-índia
Cravo-da-índia
Dente-de-leão
Dock
Dracena-vermelha
Endívia
Figo
Figueira-de-bengala
Filipêndula
Grama-de-ponta
Hissopo
Linden
Madressilva
Noz-moscada

Potentilha
Sálvia
Salsaparrilha
Sassafrás
Sempervivum

Saturno

Acônito
Amaranto
Amor-perfeito
Asphodel
Beladona
Beterraba
Bistorta
Boneset
Cânhamo
Cavalinha
Choupo-tremedor
Cicuta
Cipreste
Confrei
Cuscuta
Datura
Eufórbia
Faia
Frângula
Fumária
Glória-da-manhã
Heléboro
Hera
Kava-Kava
Lobélia
Marmelo
Meimendro
Mimosa
Olmo
Patchouli
Repolho-gambá
Sapatinhos
Scutellatia
Selo-de-salomão
Sempre-noiva
Tamargueira
Tamarindo
Teixo
Ulmeiro
Verbascum

Regências Elementais

Terra

Alfalfa
Algodão
Artemísia
Artemísia-tridentata
Asphodel
Aveia
Azedinha
Batata
Beterraba
Bistorta
Cavalinha
Centeio
Cevada
Cipreste
Ervilha
Fumária
Lunaria
Madressilva
Magnólia
Marmelo
Marroio
Milho
Nabo
Oleandro
Patchouli
Prímula
Ruibarbo
Salgueirinha
Samambaia
Sempre-noiva
Trigo
Trigo-sarraceno
Tulipa
Verbena
Vetiver

Ar

Abrótano
Acácia
Agárico
Agridoce
Agrimonia
Álamo
Amêndoa

Amora
Anis
Anis-estrelado
Arroz
Arruda-caprária
Avelã
Benjoim
Bergamota, Laranja
Bistorta
Bodhi
Bordo
Borragem
Bracken
Bromélia
Capim-limão
Castanha-do-brasil
Cedro
Cedron
Chicória
Cominho
Dente-de-leão
Dock
Endívia
Euphrasia
Feijão
Feno-grego
Feto-macho
Figueira-de-bengala
Filbert
Filipêndula
Flor-de-cera
Giesta-das-vassouras
Helênio
Hortelã
Lavanda
Linden
Lírio-do-vale
Lúpulo
Manjerona
Mastique
Moscadeira
Noz-pecã
Olmo
Palm
Papiro
Pinheiro
Pistache
Salsa
Sálvia
Saxifraga
Segurelha-anual
Sempervivum
Sene
Solidago
Trevo
Visco

Fogo

Abacaxi
Abrunheiro
Absinto
Açafrão
Agave
Aipo
Alder
Alecrim
Alho
Alho-poró
Amaranto
Anemona
Anêmona-hepática
Angélica
Aroeira-salsa
Arruda
Assafétida
Aspérula-odorífera
Avenca
Azevinho
Baunilha silvestre
Betônia, madeira
Boca-de-leão
Briônia
Cacto
Caju
Calêndula
Canela
Cardo-leiteiro
Cardo-mariano
Cardo-santo
Carvalho
Castanha
Castanheiro-da-índia
Cattail
Cebola
Cedro
Celidônia
Cenoura
Centaurium
Chá
Chalota
Cimicifuga
Coentro
Cominho
Copal
Cravo
Cravo-da-índia
Crisântemo
Cubeba

Curry
Damiana
Dioneia
Dracena-vermelha
Drimia maritima
Endro
Erva-de-são-joão
Erva-tintureira Raiz
Espinheiro-branco
Figo
Freixo
Freixo-espinhoso
Funcho
Galanga
Genciana
Gengibre
Gergelim
Ginseng
Girassol
Hamamélis
Heliotrópio
Hissopo
Hortelã-pimenta
Imperatória
Ipomoea
Laranja
Levístico
Lima
Língua-de-cão
Linho
Liquidambar
Louro
Mandrágora
Mandrágora-americana
Manjericão
Mogno
Mostarda
Murta-pimenta
Nogueira
Norfolk Island
Noz-moscada
Olíbano
Oliveira
Pimenta
Pimenta chili
Pimenta-da-guiné
Pimenta-da-jamaica
Pinheiro
Poejo
Potentilha
Rabanete
Raiz amarela
Romã
Salsaparrilha
Sangue-de-dragão
Sanguinária
Sassafrás
Sorveira
Tabaco
Tangerina
Toadflax
Tojo
Tormentilla
Verbascum
Yucca
Zimbro

Água

Abacate
Acônito
Açoro
Adão e Eva
Alcaçuz
Alcaparra
Alchemilla
Alface
Alga
Algarobeira
Aloe
Aloés, madeira
Althea
Ameixa
Ameixa, selvagem
Amoreira-preta
Amor-perfeito
Aquilégia
Aster
Bálsamo de Gilead
Banana
Bandeira-azul
Bardana
Baunilha
Beladona
Beldroega
Bétula
Boneset
Buchu
Cabaça
Camélia
Camomila
Cana-de-açúcar
Cânfora
Cânhamo
Caqui
Cardamomo
Castilleja
Catinga-de-mulata
Catnip

Centáurea-azul
Cereja
Choupo-tremedor
Cicuta
Cinerária
Coco
Confrei
Coração-sangrento
Crocus
Cuco-flor
Cumaru
Cuscuta
Cyclamen
Damasco
Datura
Dedaleira
Delfino
Dictamo-de-creta
Dulse
Erva-benta
Erva-cidreira
Erva-da-lua
Erva-doce
Eryngo
Eucalipto
Eufórbia
Framboesa
Frângula
Gálio-perfumado
Gardênia
Glória-da-manhã
Gualtéria
Heléboro
Hibisco
Hortelã-verde
Huckleberry
Íris
Jacinto
Jasmim
Kava-Kava
Licopódio
Lilás
Limão
Lírio
Lírio-do-bosque
Lírio-florentino
Lobélia
Lótus
Maçã
Malva
Mamão
Mão-da-sorte
Margarida
Meimendro
Milefólio
Mimosa
Mirra
Morango
Morugem
Murta
Musgo-irlandês
Narciso
Nardo
Orquídea
Papoula
Passiflora
Pepino
Pera
Pervinca
Pêssego
Plumeria
Prímula
Repolho
Repolho-gambá
Rosa
Sabugueiro
Salgueiro
Sândalo
Sapatinhos
Scutellatia
Selo-de-salomão
Semente-do-amor
Tamargueira
Tamarindo
Tanaceto
Tasneirinha
Teixo
Tomate
Tomilho
Tussilago
Ulmeiro
Urze
Uva
Valeriana
Violeta
Violeta-africana

Intenções Mágicas

Adivinhação:

Arroz
Cânfora
Cereja
Giesta-das-vassouras
Girassol
Papoula
Trigo

Amizades, obter:

Erva-doce
Limão
Semente-do-amor
Passiflora

Amor, adivinhações de:

Alecrim
Alface
Amor-perfeito
Arruda
Cuscuta
Hortelã-verde
Lírio-do-vale
Marroio
Moscadeira
Mostarda
Nogueira
Pervinca
Rosa
Segurelha-anual
Verbascum

Amor, atrair:

Abrótano
Absinto
Açafrão
Adão e Eva
Aloés, madeira
Arruda
Baunilha
Cana-de-açúcar
Centeio
Cimicifuga
Cumaru
Dioneia
Erva-mate
Grama-de-ponta
Hortelã-verde
Lírio-do-bosque
Milefólio
Morango
Pau-de-cabinda
Salgueiro
Salsaparrilha
Scutellatia
Sene
Sumbul
Tamarindo
Tomate
Tomilho
Tormentilla
Tradescantia
Tulipa
Valeriana
Verbena
Vetiver
Violeta

Auxilia na Proteção Astral:

Artemísia
Choupo-tremedor
Dictamo-de-creta

Beleza, obter:

Abacate
Catnip
Erva-benta
Erva-santa
Ginseng
Linho

Caçar, ajuda para:

Erva-dos-burros
Estragão
Parosela
Visco

Castidade, manter:

Cacto

Chuva, fazer:

Algodão
Amor-perfeito
Arroz
Bracken
Cogumelo
Samambaia
Urze

Cobras, chamar:

Cavalinha

Cobras, enfurecer:

Cardo-leiteiro

Cobras, repelir:

Capim-limão
Erva-dos-burros
Gerânio
Língua-de-ovelha
Polígala
Sabugueiro
Trevo
Zimbro

Coragem, obter:

Abrunheiro
Aquilégia
Arruda
Artemísia-tridentata
Boca-de-leão
Borragem
Cardo-mariano
Cohosh-preto
Grama-de-ponta
Imperatória
Milefólio
Sândalo
Tamargueira

Cura, alcançar:

Acácia
Açoro
Agridoce
Amaranto
Amoreira-preta
Angélica
Bálsamo de Gilead
Bardana
Bracken
Canela
Cedro
Cevada
Cravo
Dock
Erva-cidreira
Eucalipto
Figwort
Funcho
Gardênia
Linho
Louro
Maçã
Pepino
Pimenta-da-jamaica
Prímula
Sabugueiro

Desejos, manifestar:

Avelã
Bambu
Dente-de-leão
Dogwood
Faia
Figo
Filipêndula
Frângula
Ginseng
Hera-de-canteiro
Hibisco
Lágrima-de-nossa-senhora
Laranja
Liquidambar
Lírio-florentino
Pimenta-da-guiné
Romã
Solidago

Dinheiro, Riqueza, Tesouro, Fortuna, obter:

Abrótano
Absinto
Acônito
Açoro
Agridoce
Agrimonia
Ague Root
Alfalfa
Alga
Aloe
Althea
Alyssum
Amaranto
Amêndoa
Amoreira-preta
Anemona
Angélica
Anis
Arbutus
Assafétida
Aspérula-odorífera

Bálsamo de Gileade
Bambu
Bandeira-azul
Barba-de-velho
Bardana
Bergamota, laranja
Betônia, madeira
Bétula
Bodhi
Boneset
Briônia
Bromélia
Cacto
Caju
Camélia
Camomila
Canela
Cardo-mariano
Cáscara sagrada
Cedro
Celidônia
Cevada
Cominho
Confrei
Cravo
Cravo-da-índia
Dioneia
Dock
Dracena-vermelha
Drimia maritima
Endro
Erva-santa
Feijão
Flor-de-cera
Frângula
Freixo
Giesta-das-vassouras
Gualtéria
Hamamélis
Louro
Mamona
Manjericão
Mirtilo
Nabo
Pimenta-da-jamaica
Potentilha
Prímula
Salgueiro
Sanguinária
Tamargueira
Toadflax
Tomate
Tormentilla
Trevo
Trigo-sarraceno
Tulipa
Valeriana
Verbena
Violeta
Yucca

Emprego, conseguir ou manter:

Açafrão
Beldroega
Devil's Shoestring
Erva-de-são-joão
Filipêndula
Glória-da-manhã
Grama-de-ponta
Lavanda
Lírio-do-vale
Mão-da-sorte
Manjerona
Marmelo
Noz-pecã

Espíritos, chamar:

Dente-de-leão
Pipsissewa

Espiritualidade fortalecer:

Aloés, madeira
Arábica, goma
Canela
Gardênia
Mirra
Olíbano
Sândalo
Violeta-africana

Exorcismo:

Abacate
Açafrão
Alcaparra
Alecrim
Algarobeira
Alho
Alho-poró
Ameixa, selvagem
Angélica
Aquilégia

Arbutus
Aroeira-salsa
Arruda
Arruda-caprária
Artemísia
Assafétida
Aster
Avenca
Azedinha
Bálsamo de Gilead
Batata
Beterraba
Betônia
Bétula
Boneset
Camomila
Canela
Cânhamo
Caqui
Cardamomo
Cardo-mariano
Carvalho
Castanha
Castanha-do-brasil
Castanheiro-da-índia
Catnip
Cebola
Cebola
Centáurea-azul
Cereja
Cevada
Coentro
Cohosh-preto
Cominho
Copal
Coração Sangrento
Cravo-da-índia
Crocus
Cubeba
Cuco-flor
Damasco
Damiana
Devil's Bit
Erva-cidreira
Erva-de-são-joão
Feijão
Fleabane
Frângula
Fumária
Ginseng
Gnafa-cinzenta
Heliotrópio
Hena
Hera
Hortelã
Hortelã-pimenta
Hortelã-verde
Lágrimas-de-nossa-senhora
Lilás
Lima
Língua-de-ovelha
Lúpulo
Maçã
Malva
Manjericão
Margarida
Marroio
Mirra
Morugem
Narciso
Olíbano
Oliveira
Peônia
Pêssego
Pimenta
Pimenta chili
Pinheiro
Rábano
Raiz amarela
Rosa
Sabugueiro
Salgueiro
Samambaia
Sândalo
Sangue-de-dragão
Sanguinária
Sorveira
Tasneirinha
Trevo
Tussilago
Urtiga
Verbascum
Visco
Zimbro

Fechaduras, abrir:

Chicória
Lótus
Erva-da-lua
Visco

Feitiços de Amor, quebrar:

Lírio
Lótus
Pistache

Felicidade, ter:

Catnip
Celidônia
Cyclamen
Espinheiro-branco
Ipomoea
Jacinto

Fertilidade, ter:

Agárico
Avelã
Banana
Bistorta
Bodhi
Carvalho
Cavalinha
Cenoura
Cuco-flor
Cyclamen
Dock
Dracena-vermelha
Erva-santa
Espinheiro-branco
Figo
Gálio-perfumado
Gerânio
Gualtéria
Mandrágora
Mostarda
Murta
Narciso
Nozes
Oliveira
Patchouli
Pepino
Pêssego
Pinheiro
Romã
Salgueiro
Tabaco
Tamareira
Tomilho
Uva
Verbena
Violeta
Visco

Fidelidade:

Alcaçuz
Centeio
Cominho
Erva-mate
Magnólia
Morugem
Nardo
Noz-moscada
Pimenta chili
Ruibarbo
Sabugueiro
Scutellatia
Trevo

Fofocas, deter:

Cravo-da-índia
Olmo

Força, ter:

Açafrão
Amora
Artemísia
Cardo-mariano
Chá
Cravo
Erva-de-são-joão
Erva-doce
Imperatória
Língua-de-ovelha
Louro
Poejo

Imagem Mágica, plantas para conseguir:

Batata
Briônia
Freixo
Mandrágora
Palha

Imortalidade, conseguir:

Linden
Maçã
Sálvia

Infertilidade, criar:

Abrótano
Açafrão
Agave
Alecrim
Ameixa
Amor-perfeito
Arruda
Baunilha
Beldroega
Bordo
Cebola

Cimicifuga
Erva-benta
Erva-da-lua
Erva-mate
Ervilha
Feto-macho
Filipêndula
Framboesa
Freixo-espinhoso
Gergelim
Grama-de-ponta
Hortelã
Hortelã-pimenta
Laranja
Levístico
Lótus
Malva
Mamão
Mandrágora
Manjerona
Marmelo
Mastique
Mimosa
Murta
Murta-pimenta
Nogueira
Nozes
Oleandro
Oliveira
Orquídea
Papoula
Patchouli
Pau-de-cabinda
Pau-tenente
Pera
Pervinca
Pêssego
Plumeria
Prímula
Rabanete
Rosa
Salsa
Semente do amor
Urtiga
Violeta
Visco

Invisibilidade, obter:

Acônito
Amaranto
Chicória
Edelvaisse
Heliotrópio
Papoula
Samambaia
Visco

Juventude, manter ou recuperar:

Alecrim
Anis
Murta
Prímula
Samambaia
Verbena

Longevidade, adquirir:

Bordo
Catinga-de-mulata
Cipreste
Gnafa-cinzenta
Lavanda
Limão
Pêssego
Sálvia

Luxúria, aumentar ou obter:

Abacate
Abacaxi
Aipo
Alcaçuz
Alcaparra
Alho
Arroz
Aspérula-odorífera
Baunilha silvestre
Boca-de-leão
Canela
Capim-limão
Cattail
Cenoura
Chá
Choupo-tremedor
Cimicifuga
Cominho
Cumaru
Damiana
Drimia maritima
Dulse
Endívia
Endro
Eryngo
Galanga
Gergelim

Ginseng
Hibisco
Lírio-do-bosque
Margarida
Papoula
Pimenta-da-guiné
Pinheiro
Pipsissewa
Polígala
Romã
Sassafrás
Serpentária-da-virginia
Trigo
Verbena
Vetiver

Luxúria, diminuir:

Alface
Cânfora
Hamamélis
Verbena

Maldições, quebrar:

Bambu
Cardo-mariano
Cardo-santo
Datura
Drimia maritima
Erva-tintureira
Galanga
Gualtéria
Hortênsia
Huckleberry
Pimenta chili
Toadflax
Vetiver
Wahoo

Manifestaçõe, ajuda para:

Bálsamo de Gileade
Dictamo-de-creta
Mastique

Meditação, ajuda na:

Bodhi
Centella Asiática

Morte, levantar da:

Teixo

Paz, Harmonia, manter:

Alecrim
Alface
Alho-poró
Amora
Aroeira-salsa
Arruda
Artemísia
Artemísia-tridentata
Azevinho
Calêndula
Cardo-santo
Cedron
Chalota
Cúrcurma
Delfino
Dulse
Eryngo
Filipêndula
Gardênia
Glória-da-manhã
Grama
Hazel
Hera
Hissopo
Hortelã
Hortelã-pimenta
Imperatória
Íris
Jacinto
Kava-Kava
Larix
Lavanda
Lavanda
Lilás
Lima
Limão
Linden
Liquidambar
Lírio
Lótus
Madressilva
Malva
Mandrágora
Mão-da-sorte
Marroio
Mimosa
Molluka
Mostarda
Murta
Musgo-irlandês
Oliveira
Passiflora
Poejo
Salgueirinha

Salsa
Sapatinhos
Scutellatia
Sempervivum
Tabaco
Tomilho
Urze
Valeriana
Verbascum
Verbena
Violeta
Visco
Yucca
Zimbro

Poder, obter:

Cravo
Devil's
Ébano
Genciana
Gengibre
Licopódio
Shoestring
Sorveira

Poderes Mentais; fortalecer:

Aipo
Cominho
Euphrasia
Uva

Poderes Psíquicos, fortalecer:

Absinto
Acácia
Aipo
Alga
Althea
Bistorta
Borragem
Buchu
Canela
Cardo-mariano
Cedro
Erva-doce americana
Euphrasia
Helênio
Linho
Louro
Tabaco

Potência Sexual, aumentar ou manter:

Alcaparra
Banana
Carvalho
Cohosh-preto
Feijão
Oliveira
Sangue-de-dragão
Tamareira

Prosperidade, obter:

Ahnond
Alfalfa
Alkanet
Banana
Benjoim
Carvalho
Freixo
Nozes
Tomate
Tulipa

Proteção, ganhar:

Abrunheiro
Acácia
Alecrim
Ameixa
Aroeira-salsa
Arroz
Beldroega
Boca-de-leão
Carvalho
Cebola
Cinerária
Erva-de-são-joão
Framboesa
Língua-de-ovelha
Lírio-florentino
Mamão
Marmelo
Mirra
Norfolk Island
Oliveira
Papiro
Peônia
Pervinca
Pimenta
Pinheiro
Poejo
Prímula
Rabanete
Raiz
Raízes
Rosa
Ruibarbo

Salsa
Sálvia
Sândalo
Saxifraga
Sílfio
Sorveira
Urtiga
Violeta-africana

Questões Legais, assistência em:

Calêndula
Cáscara-sagrada
Celidônia
Frângula
Hicória
Repolhogambá

Roubo, prevenir:

Álamo
Alho
Cominho
Vetiver
Zimbro

Sabedoria, promover:

Ambrósia
Bodhi
Chá
Cumaru
Erva-doce
Erva-tintureira
Girassol
Íris
Milefólio
Pêssego
Sálvia
Tomilho
Verbascum
Wahoo

Saúde, manter:

Abacaxi
Alcaçuz
Alchemilla
Alho-poró
Anemona
Anêmona-hepática
Anis-estrelado
Arruda
Azedinha
Beldroega
Cânfora
Cânhamo
Caqui
Carvalho
Castilleja
Catinga-de-mulata
Cedron
Coentro
Cominho
Culote holandês
Delfino
Devil's Bit
Dogbane
Endívia
Endro
Erva-de-são-joão
Eryngo
Estragão
Eutrochium
Figo
Freixo
Galanga
Gardênia
Genciana
Gengibre
Gerânio
Ginseng
Gnafa-cinzenta
Helênio
Hibisco
Ipomoea
Jacinto
Jasmim
Kava-Kava
Lavanda
Lima
Limão
Linden
Lobélia
Mandrágora
Manjerona
Morango
Nardo
Nogueira
Noz-moscada
Palha
Papoula
Peroba-rosa
Pimenta-da-guiné
Romã
Rosa
Samambaia
Sangue-de-dragão
Sassafrás
Saxifraga
Sempervivum

Sempre-noiva
Serpentária-da-virginia
Sumbul
Tasneirinha
Tomilho
Ulmeiro
Verbascum
Vetiver
Violeta
Visco
Zimbro

Sonhos Proféticos, causar:

Artemísia
Bracken
Buchu
Calêndula
Cebola
Heliotrópio
Jasmim
Mimosa
Potentilha
Rosa

Sono, ter:

Agrimonia
Alecrim
Alface
Beldroega
Camomila
Cinquefofl
Datura
Hortelã-pimenta
Lavanda
Linden
Lúpulo
Passiflora
Sabugueiro
Tomilho
Valeriana
Verbena

Sorte, obter:

Absinto
Açafrão
Açoro
Algodão
Alho
Alkanet
Aloe
Anis
Anis-estrelado
Arábica, goma
Artemísia
Assafétida
Aveia
Avelã
Avenca
Azevinho
Bambu
Benjoim
Be-Still
Betônia, madeira
Bordo
Cabaça
Calêndula
Camomila
Campânula
Canela
Capim-limão
Carvalho
Castanheiro-da-índia
Cebola
Cedro
Cinamomo
Cinchona
Cipreste
Coco
Cohosh-preto
Cominho
Copal
Cravo-da-índia
Crisântemo
Curry
Cyclamen
Datura
Dedaleira
Devil's Bit
Devil's Shoestring
Dogwood
Ébano
Elecampane
Endro
Erva-da-lua
Erva-santa
Ervilha
Eucalipto
Eufórbia
Feno-grego
Feto-macho
Feverwort
Figueira-de-bengala
Figwort
Fleabane
Fumária
Funcho
Galanga
Gengibre

Gerânio
Giesta-das-vassouras
Ginseng
Grama
Grão
Heliotrópio
Hissopo
Hortelã
Hortelã-pimenta
Huckleberry
Ipomoea
Jasmim
Lágrima-de-nossa-
-senhora
Laranja
Linden
Linho
Louro
Lunaria
Madressilva
Majoram
Mandrágora
Mandrágora-
-americana
Mão-da-sorte
Mastique
Milefólio
Moscadeira
Murta
Musgo
Musgo-irlandês
Musgo-licopódio
Narciso
Noz-moscada
Noz-pecã
Olíbano
Patchouli
Pervinca
Pimenta-da-guiné
Pimenta-da-jamaica
Potentilha
Purification:
Rábano
Raiz amarela
Repolho
Rose
Sabugueiro
Samambaia
Sangue-de-dragão
Sanguinária
Sempervivum
Solidago
Sorveira
Stillengia
Sumbul
Tojo
Tomilho
Trevo
Urze
Uva
Uva-do-oregon
Uva-ursi

Sucesso, alcançar:

Canela
Casca D'Anta
Cumaru
Erva-cidreira
Gengibre
Girassol
Ipomoea
Nogueira
Sálvia
Sândalo
Sorveira
Trevo
Violeta
Wahoo

Vento, aumentar:

Açafrão
Alga
Giesta-das-vassouras

Visões, induzir:

Abacaxi
Angélica
Cânfora
Coco
Crocus
Damiana
Erva-doce
Espinheiro-branco
Fleabane
Hamamélis
Kava-Kava
Lavanda
Pepino
Tussilago
Verbena

As Cores e Seus Usos Mágicos

Branca: proteção, paz, purificação, castidade, felicidade, bloqueio de fofocas, espiritualidade.

Verde: cura, dinheiro, prosperidade, sorte, fertilidade, beleza, emprego, juventude.

Marrom: cura de animais e do lar.

Rosa: amor emocional, fidelidade, amizades.

Vermelha: luxúria, força, coragem, poder, potência sexual.

Amarela: adivinhação, poderes psíquicos e mentais, sabedoria, visões.

Roxa: poder, exorcismo, cura.

Azul: cura, sono, paz.

Laranja: assuntos legais, sucesso.

Glossário

Adivinhação: a arte de descobrir coisas por outros meios que não os cinco sentidos, usando ferramentas como cartas de tarô, bolas de cristal e assim por diante.

Amuleto: um objeto usado, carregado ou colocado como proteção contra negatividade ou outras vibrações. Um objeto de proteção.

Banir: para afastar o mal, a negatividade ou os espíritos.

Beltane: um antigo dia de festival folclórico contemplado pelas Bruxas que celebra a primavera totalmente desabrochada em 30 de abril ou 1º de maio.

Boneco: um pequeno boneco feito de várias substâncias para influenciar a vida de uma pessoa. Na magia das ervas, uma raiz esculpida ou uma imagem de tecido recheada com ervas. O uso de bonecos é conhecido como "imagem mágica".

Bruxaria: a prática da magia natural, como a das ervas, pedras e velas. Feitiço. Ainda usado por alguns para se referir à religião Wicca.

Círculo Mágico: um círculo (ou esfera) criado ritualmente que oferece proteção ao mago durante os ritos mágicos.

Clarividência: literalmente "visão clara". A capacidade de perceber fatos, eventos e outros dados por outros que não os cinco sentidos "normais", sem a ajuda de ferramentas.

Encantar: "Cantar para." Falando magicamente, um procedimento pelo qual as ervas são alinhadas com sua necessidade mágica antes de seu uso.

Envenenar (*bane*, em inglês): um veneno; aquilo que destrói a vida. O "meimendro" (*henbane*, em inglês) é venenoso para as galinhas (*hen*: galinha).

Fascinação: a arte de colocar outras pessoas sob o próprio poder através de sons, olhares, cores, etc.

Feitiço: um rito mágico.

Garrafa de Bruxa: uma garrafa ou jarro contendo ervas, alfinetes, cacos de vidro e outros objetos, projetado para proteger uma pessoa ou área do mal e de maldições. Normalmente é enterrado ou colocado em uma janela.

Grinalda: uma guirlanda ou coroa de flores ou folhas usada na cabeça, como nas grinaldas dadas aos heróis gregos clássicos como símbolos de honra.

Incensário: recipiente de metal ou de barro no qual o incenso é queimado. Um queimador de incenso.

Incubus: um demônio ou espírito masculino que se acreditava tentar abusar sexualmente de mulheres. Súcubo era o demônio feminino correspondente.

Infusão: um chá de ervas.

Lughnasadh: um antigo festival da colheita celebrado nos dias 1 ou 2 de agosto na Europa, reverenciando os frutos abundantes (colhidos) da Terra. Ainda é celebrado pela Wicca.

Magia: a prática de causar a mudança necessária por meio do uso de poderes ainda indefinidos e não aceitos pela ciência.

Mago(a): uma pessoa de ambos os sexos que pratica magia.

Mago: um mágico, uma pessoa que pratica a magia.

Maldição: concentração de energia negativa e destrutiva, deliberadamente formada e dirigida a uma pessoa, lugar ou coisa.

Mão de Poder: a mão com a qual você escreve; a mão dominante. Esta é a mão magicamente potente.

Mau-olhado: suposto olhar capaz de causar grande dano ou medo, quase universalmente temido.

Pêndulo: uma ferramenta de adivinhação que consiste em um objeto pesado suspenso por um fio ou corda. A ponta da corda é mantida entre o polegar e o indicador; perguntas são feitas e suas respostas divididas pelos movimentos do pêndulo.

Pentagrama: uma estrela de cinco pontas que tem sido usada em magia há séculos. Altamente simbólico, é também um dispositivo de proteção.

Praga: um feitiço maligno; um encantamento.

Projeção Astral: a prática de separar a consciência do corpo físico para que o primeiro possa se mover sem ser impedido pelo tempo, espaço ou gravidade.

Samhain: um dia de festival antigo que marca o início do inverno. Também conhecido como *Halloween* e *All Hallows Eve*. É celebrado pela Wicca com cerimônias religiosas.

Solstício de Verão: geralmente em ou próximo a 21 de junho, no hemisfério Norte e próximo a 21 de dezembro no hemisfério Sul, esse é um dos dias do festival Wiccaniano e um excelente momento para praticar magia.

Talismã: um objeto usado ou carregado para atrair uma influência específica, como amor, sorte, dinheiro, saúde; em oposição a um amuleto que mantém as forças de seu portador.

Vidência: para olhar para uma poça de tinta, fogo, bola de cristal, etc. para despertar e convocar poderes psíquicos.

Wicca: uma religião contemporânea com raízes espirituais na pré-história, que adora a força vital do Universo personificado como um Deus e uma Deusa, às vezes, erroneamente, é referido como "bruxaria".

Wort: uma palavra antiga em inglês que significa "erva". Artemísia preserva o termo (*Mugwort*, em inglês)

As Propriedades Mágicas dos Óleos

Coragem:

Cedro
Musk
Gerânio-rosa

Fertilidade:

Musk
Verbena

Amizades:

Ervilha-doce
Stephanotis

Felicidade:

Apple Blossom
Ervilha-doce
Tuberose

Harmonia:

Gardênia
Lilás
Manjericão
Narciso

Cura:

Alecrim
Cravo
Eucalipto
Gardênia
Lótus
Mirra
Narciso
Sândalo
Violeta

Quebra-de-Feitiços:

Alecrim
Arruda
Bergamota
Mirra
Gerânio-rosa
Vetiver

Amor:

Cravo-da-índia
Ervilha-doce
Gardênia
Jasmim
Lírio-florentino
Plumeria
Rose

Sorte:

Canela
Cipreste
Lótus

Lust:

Baunilha
Canela
Cravo-da-índia
Musk

Magnético, para atrair Homens:

Ambergris
Cumaru
Gardênia
Gengibre
Jasmim
Lavanda
Musk
Neroli

Magnético, para atrair Mulheres:

Louro
Musk
Patchouli
Stephanotis
Vetiver
Violeta

Meditação:

Acácia
Jacinto
Jasmim
Magnólia
Mirra
Noz-moscada

Poderes Mentais:

Alecrim
Lilás
Madressilva

Dinheiro:

Amêndoa
Bayberry
Bergamota
Hortelã
Madressilva
Patchouli

Pinho
Verbena

Paz:

Benjoim
Cominho
Gardênia
Jacinto
Magnólia
Rosa
Tuberose

Poder:

Alecrim
Baunilha
Cravo

Proteção:

Alecrim
Arruda
Cipreste
Gerânio-rosa
Mirra
Patchouli
Violeta
Wisteria

Poderes Psíquicos:

Acácia
Anis
Capim-limão
Cassia
Heliotrópio
Lillac
Mimosa
Noz-moscada
Sândalo
Tuberose

Purificação:

Acácia
Canela
Cravo-da-índia
Olíbano
Jasmim
Lavanda
Mirra
Oliveira
Sândalo

Sono:

Lavanda
Narciso

Espiritualidade:

Heliotrópio
Lótus
Magnólia
Sândalo

Pedidos pelo Correio

Envie um envelope endereçado e selado para obter informações sobre catálogo de pedidos.[3]

APHRODISIA 282 Bleeker St. New York, NY 10014 Ervas secas e óleos essenciais.	NATURE'S HERB CO. 281 Ellis Street São Francisco, CA 94102 Ervas secas e óleos essenciais.
W. ATLEE BURPEE CO. 300 Park Avenue Warminster, PA 18974 Sementes e ervas padronizadas.	NICHOLS GARDEN NURSERY 1190 North Pacific Highway Albany, OU 97321 Sementes de ervas, plantas, livros.
CAPRILAND'S HERB FARM Silver Street Coventry, CT 06238 Sementes.	GEORGE W. PARK SEED CO. PO Box 31 Greenwood, SC 29647 Sementes de ervas comuns e incomuns.
THE EYE OF THE CAT 3314 E. Broadway Long Beach, CA 90803 Ervas secas, óleos.	TAYLOR'S HERB GARDENS, INC. 1535 Lone Oak Road Vista, CA 92083 Mais de 200 variedades de ervas, enviadas vivas.
GURNEY SEED & NURSERY CO. 1448 Page Street Yankton, SD 57079 Plantas com sementes, ervas secas.	TRYAD COMPANY Box 17006 Minneapolis, MN 55417 Ervas secas, blocos de carvão.
IMPORTAÇÕES INTERNACIONAIS PO Box 2010 Toluca Lake, CA 91602 Ervas secas, blocos de carvão, óleos.	WELL-SWEEP HERB FARM 317 Mt. Bethel Road Port Murray, NJ 07865

3. N.T.: Além das lojas nesta seção serem todas nos Estados Unidos, não podemos garantir que elas ainda estejam em funcionamento. No Brasil indicamos a loja Old Religion para adquirir ervas mágicas de qualidade (www.oldreligion.com.br)

Referência Cruzada dos Nomes Populares em Inglês[4]

Todos os nomes populares em inglês listados na enciclopédia estão organizados aqui em ordem alfabética, seguido pelo nome comum pelo qual cada planta é identificada na obra. Alguns nomes populares podem ser aplicados em duas ou três plantas distintas; quando for esse o caso, eles foram listados em ordem alfabética.

Para determinar qual planta usar (nessa situação), use a lógica; se um feitiço pede a Aaron's Rod e se relaciona com cemitérios, verbasco seria uma escolha melhor ao invés de solidago, que tem poucas dessas associações.

A

Aaron's Rod: solidago, verbascum
Absinthe: absinto
Achillea: milefólio
Aconite: acônito
Adder's Mouth: língua-de-áspide
African Ginger: gengibre
African Pepper: pimenta-da-guiné
Aftator Pear: abacate
Agave: agave
Ague Grass: ague root
Ahuacoti: abacate
Ajo: alho
Alantwurzel: helênio
Albahaca: manjericão
Alehoof: hera-de-canteiro
Alhuren: elder
Alison: alyssum
All Heal: visco, valeriana
Alraun: mandrágora

4. N.T: decidimos manter a presente listagem inteiramente em inglês pelo fato de que muitas ervas indicadas nesta obra não são facilmente encontradas no Brasil. Desta forma, ficará mais fácil e dinâmico usar a referência de seus nomes em inglês no caso de encomendá-las em herbanários no exterior.

Alycompaine: helênio
Amantilla: valeriana
Amber: erva-de-são-joão
American Adder's Tongue: língua-de-áspide
American Dittany: manjericão
American Mandrágora: mandrágora-americana
Aneton: endro
Aniseseed: anis
Anneys: anis
Anthropomorphon: mandrágora
Apeweed: boneset
Appleringie: abrótano
Aquifolius: azevinho
Arabic: goma-arábica
Arberry: uva-ursi
Archangel: angélica
Arched Figo: figueira-de-bengala
Armstrong: sempre-noiva
Arrowroot: milefólio
Artemesia: artemísia
Artemis Herb: artemísia
Artetyke: prímula
Arthritica: prímula
Asphodel: narciso
Assaranaccara: avenca
Assear: confrei
Assyfetida: assafétida
Ass's Foot: tussilago
Asthma Weed: lobélia
Aunee: helênio
Autumn Crocus: açafrão
Ava: kava-kava
Ava Pepper: kava-kava
Ava Root: kava-kava
Awa Root: kava-kava

B

Baaras: mandrágora
Bad Man's Plaything: milefólio
Baie: louro
Bairnwort: margarida
Balessan: bálsamo de Gilead
Balsam: bálsamo de Gilead
Balsumodendron gileadensis: bálsamo de Gilead
Bamboo Briar: salsaparrilha
Banal: giesta-das-vassouras
Banewort: beladona, amor-perfeito
Banwort: amor-perfeito
Bardana: bardana
Basam: giesta-das-vassouras
Bashoush: arruda
Battree: elder
Bat's Wings: azevinho
Bay Laurel: louro
Bay Tree: louro
Bearberry: uva-ursi
Bear Weed: erva-santa
Bear's Foot: sempre-noiva
Bear's Grape: uva-ursi
Beaver Poison: cicuta
Bechan: bálsamo de Gilead
Bee Balm: erva-cidreira
Beechwheat: trigo-sarraceno
Beer Flower: lúpulo
Beggarweed: cuscuta
Beggary: fumária
Beggar's Buttons: bardana
Beithe: bétula
Ben: benjoim
Benjamen: benjoim
Bennet: avenca
Bereza: Bétula
Bergamota: bergamota, laranja

Berke: bétula
Beth: bétula, lírio-do-bosque
Beth Root: lírio-do-bosque
Bilberry: mirtilo
Bindweed: glória-da-manhã
Birdlime: visco
Bird's Eye: amor-perfeito
Bird's Foot: feno-grego
Bird's Nest: cenoura
Biscuits: tormentilla
Bishopwort: betônia, madeira
Bisom: giesta-das-vassouras
Bitter Grass: ague root
Bitter Root: genciana
Bizzon: giesta-das-vassouras
Black Cherry: beladona
Black Cohosh: cohosh-preto
Black Nightshade: meimendro
Black Pepper: pimenta
Blackroot: raiz auge
Black Sampson: equinácea
Black Snake Root: cohosh-preto
Black Tea: chá
Blackthorn: olmo
Black Wort: confrei
Bladder Fucus: alga
Bladderpod: anêmona-hepática
Blanket Leaf: verbascum
Blessed Herb: avenca, saxifraga
Blessed Thistle: cardo-mariano
Blind Buff: papoula
Blindeyes: papoula
Blood: sangue-de-dragão
Blood Root: sanguinária
Bloody Butcher: valeriana
Blooming Sally: salgueirinha
Blowball: dente-de-leão
Blue Buttons: pervinca
Blue Eyes: batata
Blue Gum Tree: eucalipto
Blue Magnolia: magnólia
Blue Mountain Tea: solidago
Blue Violet: violeta
Blume: sangue-de-dragão
Bly: amoreira-preta
Blye Eyes: batata
Boke: faia
Boneset: confrei
Bonewort: amor-perfeito
Bookoo: buchu
Bo-Tree: bodhi
Bottle Brush: cavalinha
Bouleau: bétula
Bouncing Bet: amor-perfeito
Boure Tree: sabugueiro
Bour Tree: sabugueiro
Box: faia
Boxwood: dogwood
Boy's Love: abrótano
Brain Thief: mandrágora
Braisewort: confrei, margarida
Bramble: amoreira-preta
Bramblekite: amoreira-preta
Brandy Mint: hortelã-pimenta
Brank: trigo-sarraceno
Bras: arroz
Bread and Cheese Tree: pinheiro-branco
Bream: giesta-das-vassouras
Bride of the Meadow: filipêndula
Bride of the Sun: calêndula
Bridewort: filipêndula
British Tobacco: tussilago
Brittanica: verbena
Broom: tojo
Broom Tops: giesta-das-vassouras

Brown Mint: hortelã-verde
Brum: giesta-das-vassouras
Bucco: buchu
Buche: faia
Buckeye: horse castanha
Buckles: prímula
Budwood: dogwood
Buffalo Herb: alfalfa
Bugbane: cohosh-preto
Bugloss: borragem
Buk: faia
Buke: faia
Buku: buchu
Bull's Blood: marroio
Bull's Foot: tussilago
Bumble-Kite: amoreira-preta
Bumweed: sílfio
Burning Bush: wahoo
Burn Plant: aloe
Burrage: borragem
Burrseed: bardana
Butterbur: coltsfoot
Butter Rose: primarosa
Buttons: catinga-de-mulata

C

Caaroba: caroba
Calamus Draco: sangue-de-dragão
Calendula: calêndula
Calf's Snout: boca-de-leão
California Aroeira-Salsa: uva-do-oregon
California Barberry: uva-do-oregon
Camomyle: camomila
Cana-de-Açúcar: cana-de-açúcar
Candlewick Plant: verbascum
Cankerwort: dente-de-leão, cinerária
Cape Gum: acácia
Capon's Trailer: valeriana
Carageen: musgo-irlandês
Caroba: caroba
Carobinha: caroba
Carpenter's Weed: milefólio
Carthage Apple: romã
Carya: nogueira
Cassflago: meimendro
Cassilata: meimendro
Cat: catnip
Catmint: catnip
Catnep: catnip
Catrup: catnip
Cat's Foot: hera-de-canteiro
Cat's Valerian: valeriana
Cat's Wort: catnip
Caucasian Walnut: nogueira
Cedron: cedron
Celydoyne: celidônia
Centinode: sempre-noiva
Centocchiio: pervinca
Ceylon Morning Glory: peroba-rosa
Chafe Weed: gnafa-cinzenta
Chamaimelon: camomila
Chameleon Star: bromélia
Chanvre: cânhamo
Checkerberry: gualtéria
Chelidonium: celidônia
Cherry Pie: heliotrópio
Chewing John: galanga
China Aster: áster
China Root: galanga
China Tea: chá
Chinese Anise: anis-estrelado
Chinese Lovage: levístico
Chinese Parsley: coentro
Chocolate: caroba

Christ's Ladder: centaurium
Christ's Thorn: azevinho
Church Steeples: agrimonia
Churnstaff: toadflax
Cilantro: coentro
Cilentro: coentro
Circeium: mandrágora
Circoea: mandrágora
Citrus Plant: parosela
Cleavers: gálio-perfumado
Clot: verbascum
Clotbur: bardana
Cloudberry: amoreira-preta
Clove Root: avenca
Coakum: erva-tintureira
Cocan: erva-tintureira
Cocklebur: agrimonia
Cockleburr: bardana
Colewort: avenca
Colic Root: galanga
Common Bamboo: bambu
Common Figo: figo
Common Lilac: lilás
Common Thyme: tomilho
Common Urze: urze
Compass Point: sílfio
Compass Weed: alecrim
Coneflower: equinácea
Consolida: confrei
Consound: confrei
Consumptive Weed: erva-santa
Convallaria: lírio-do-vale
Cornish Levístico: levístico
Corona Solis: girassol
Couch Grass: grama-de-ponta
Coughwort: coltsfoot
Coumaria Nut: cumaru
Cowcucumber: pepino
Cow-Flop: dedaleira
Cowgrass: sempre-noiva
Crampweed: potentilla
Crocus: açafrão
Crosswort: boneset
Crowberry: erva-tintureira
Crow Corn: ague root
Crown for a King: absinto
Crown of Thorns: eufórbia
Cuckoo's Bread: língua-de-ovelha
Cuckowe's Meat: azedinha
Cucumber Tree: magnólia
Culantro: coentro
Cumino Aigro: cominho
Cummino: cominho
Cupid's Car: wolf 's bane
Cutweed: alga
Cuy: prímula

D

Daffy-Down-Dilly: narciso
Daphne: louro
Date Palm: tamareira
Deadly Nightshade: beladona
Deadmen's Bells: dedaleira
Death Angel: agárico
Death Cap: agárico
Death Flower: milefólio
Death's Herb: beladona
Delight of the Eye: sorveira
Delphinium: delfino
Desert Rue: parosela
Deus Caballinus: meimendro
Devil's Apple: datura
Devil's Cherries: beladona
Devil's Dung: assafétida
Devil's Eye: meimendro, pervinca
Devil's Flower: centáurea-azul

Devil's Fuge: visco
Devil's Guts: cuscuta
Devil's Milk: celidônia
Devil's Oatmeal: salsa
Devil's Urtiga: milefólio
Dewberry: amoreira-preta
Dew of the Sea: alecrim
Dhan: arroz
Digitalis: dedaleira
Dill Weed: endro
Dilly: endro
Divale: beladona
Doffle: verbascum
Dog-Bur: língua-de-cão
Doggies: toadflax
Dog Grass: grama-de-ponta
Dog Standard: cinerária
Dogtree: dogwood
Dog's Tongue: língua-de-cão
Dollor: filipêndula
Donnerbesen: visco
Draconis Resina: sangue-de-dragão
Dragon Bushes: toadflax
Dragonwort: bistorta
Dragon's Blood Palm: sangue-de-dragão
Drelip: prímula
Dropberry: selo-de-salomão
Drunkard: calêndula
Duck's Foot: mandrágora-americana
Duir: carvalho
Dumbledore's Delight: acônito
Dutch Honeysuckle: madressilva
Dutch Rushes: cavalinha
Dwale: beladona
Dwaleberry: beladona
Dwayberry: beladona

E

Earthbank: tormentilla
Earthsmoke: fumária
Earth Star: bromélia
Easter Giant: bistorta
East India Catarrh Root: galanga
Edellebore: anêmona-hepática
Eerie: milefólio
Egyptian Gum: goma-arábica
Egyptian Thorn: acácia
Eldrum: sabugueiro
Elf Dock: helênio
Elf Leaf: lavanda, alecrim
Elfwort: helênio
Ellhorn: sabugueiro
Elm, Slippery: olmo
Elven: ulmeiro
Enchanter's Plant: verbena
Enebro: zimbro
English Cowslip: primarosa
English Elm: ulmeiro
Englishman's Foot: língua-de-ovelha
English Serpentary: bostort
English Valerian: valeriana
English Walnut: nogueira
Euphrosyne: euphrasia
European Aspen: álamo
European Elm: ulmeiro
European Mistletoe: visco
European Raspberry: framboesa
Euryangium Musk Root: sumbul
Everlasting: gnafa-cinzenta
Ewe Daisy: tormentillala
Eye Balm: raiz amarela
Eye of the Star: marroio
Eye Root: raiz amarela
Eyes: margarida

F

Faggio: faia
Fagos: faia
Fairies Horses: cinerária
Fair Lady: beladona
Fairy Bells: azedinha
Fairy Cup: prímula
Fairy Fingers: dedaleira
Fairy Petticoats: dedaleira
Fairy Thimbles: dedaleira
Fairy Weed: dedaleira
Fairy's Eggs: molucca
False Wintergreen: pipsissewa
Faya: faia
Featherfew: tanaceto
Febrifuge Plant: tanaceto
Felon Herb: artemísia
Feltwort: verbascum
Fenkel: funcho
Feverwort: boneset, centaurium
Field Balm: catnip
Field Balsam: gnafa-cinzenta
Field Daisy: margarida
Field Lúpulo: milefólio
Finnochio: funcho
Fireweed: cuscuta
Five Finger Blossom: potentilla
Five Finger Grass: Potentilla
Five Fingers: potentilla, tormentilla
Flag Lily: bandeira-azul
Flannel Plant: verbascum
Flax Weed: toadflax
Flesh and Blood: tormentilla
Fleur de Coucou: narciso
Fleur-de-Lis: bandeira-azul
Floppy-Dock: dedaleira
Floptop: dedaleira
Florentine Íris: lírio-florentino
Flores de Cerveza: lúpulo
Florida Dogwood: dogwood
Flowering Cornel: dogwood
Flowering Dogwood: dogwood
Flower of Immortality: amaranto
Fluellin: toadflax
Flukes: batata
Flute Plant: arruda
Folk's Gloves: dedaleira
Food of the Gods: assafétida
Fox Bells: dedaleira
Foxes Glofa: dedaleira
Foxtail: club moss
Fragrant Valerian: valeriana
Frangipangi: plumeria
Frauenschlussel: prímula
Frau Holle: sabugueiro
French Wheat: trigo-sarraceno
Frey: tojo
Frozen Roses: peroba-rosa
Fruit of the Gods: maçã
Fruit of the Underworld: maçã
Fuga daemonum: erva-de-são-joão
Fumiterry: fumária
Fumus: fumária
Fumus Terrae: fumária
Furze: tojo
Fyrs: tojo

G

Gagroot: lobélia
Galgenmannchen: mandrágora
Galingal: galanga
Galingale: galanga
Gallowgrass: cânhamo
Gallows: mandrágora
Gallwort: toadflax
Ganeb: cânhamo

Ganja: cânhamo
Garclive: agrimonia
Garden Celandine: celidônia
Garden Dill: endro
Garden Heliotrope: valeriana
Garden Lettuce: alface
Garden Mint: hortelã, hortelã-verde
Garden Purslane: beldroega
Garden Rue: arruda
Garden Sage: sálvia
Garden Violet: amor-perfeito
Garde Robe: abrótano
Gargaut: galanga
Garget: erva-tintureira
Gazels: pinheiro-branco
Gearwe: milefólio
Gemeiner Wachholder: zimbro
Geneva: zimbro
Genista: giesta-das-vassouras
German Rue: arruda
Ghost Flower: datura
Gill-Go-Over-The-Ground: hera-de-canteiro
Gillies: cravo
Gilliflower: cravo
Gin Berry: zimbro
Ginepro: zimbro
Gin Plant: zimbro
Giver of Life: milho
Gladdon: açoro
Goat Weed: erva-de-são-joão
Goat's Leaf: madressilva
Golden Apple: damasco
Golden Bough: visco
Golden Purlane: beldroega
Golden Star: avenca
Goldes: calêndula
Goldruthe: Solidago
Goldy Star: avenca
Gonea Tea: solidago
Good Luck Plant: dracena-vermelha
Goosegrass: potentilla
Gooseleek: narciso
Goose Tansy: potentilla
Gorst: tojo
Gort: hera
Goss: tojo
Goutberry: amoreira-preta
Gout Root: briony
Grandilla: passiflora
Grape, Oregon: uva-do-oregon
Grass: cânhamo
Gravelroot: eutrochium
Gravel Root: filipêndula
Graveyard Dust: verbascum
Graveyard Flowers: plumeria
Great Burdock: bardana
Greater Celandine: celidônia
Greater Pimpemel: saxifraga
Greater Scutellatia: scutellatia
Great Herb, The: dedaleira
Great Morel: beladona
Grecian Laurel: louro
Greek Hay-Seed: feno-grego
Green Broom: giesta-das-vassouras
Green Hortelã: hortelã-verde
Green Osier: dogwood
Green Spine: hortelã-verde
Grenadier: romã
Groats: aveia
Ground Apple: camomila
Groundbread: cyclamen
Groundesweige: tasneirinha
Ground Glutton: tasneirinha
Ground Holly: pipsissewa
Ground Raspberry: raiz amarela

Grundy Swallow: tasneirinha
Guardrobe: alecrim
Guinea Grains: pimenta-da-guiné
Gum Arabic: goma-arábica
Gum Arabic Tree: goma-arábica
Gum Benzoin: benjoim
Gum Bush: erva-santa
Gum Mastique: mastique
Gum Mirra Tree: mirra
Gum Plant: confrei
Gypsy Flower: língua-de-cão

H

Hagthorn: pinheiro-branco
Hag's Tapers: verbascum
Hand of Power: mão-da-sorte
Hanf: cânhamo
Happy Major: bardana
Haran: marroio
Hardock: bardana
Harebell: campânula
Harefoot: avenca
Haw: pinheiro-branco
Haya: faia
Haymaids: hera-de-canteiro
Hazels: pinheiro-branco
Headache: papoula
Head Waak: papoula
Healing Herb: confrei
Heart Leaf: anêmona-hepática
Heart's Ease: amor-perfeito
Heath: urze
Hebenon: meimendro
Hedgemaids: hera-de-canteiro
Hedge Taper: verbascum
Heermannchen: camomila
Hellweed: cuscuta
Helmet Flower: scutellatia
Helping Hand: mão-da-sorte
Hempseed: eutrochium
Hen and Chickens: sempervivum
Henbells: meimendro
Herba John: erva-de-são-joão
Herba Sacra: verbena
Herb Bennet: avenca, cicuta
Herb of Circe: mandrágora
Herb of Enchantment: verbena
Herb of Gladness: borragem
Herb of Grace: arruda, verbena
Herb of Mary: saxifraga
Herb of the Cross: verbena
Herb Peter: prímula
Herb Trinity: anêmona-hepática
Herb Walter: aspérula-odorífera
Herbygrass: arruda
Hetre: faia
Hexenmannchen: mandrágora
High Blackberry: amoreira-preta
Hildemoer: sabugueiro
Hissopo Herb: hissopo
Hoarhound: marroio
Hog Apple: mandrágora-americana
Hogsbean: meimendro
Hogweed: sempre-noiva
Holigolds: calêndula
Hollunder: sabugueiro
Holm: azevinho
Holme Chaste: azevinho
Holy Herb: verbena, erva-santa
Holy Thistle: cardo-santo
Holy Tree: azevinho
Holy Wood: visco
Honey: trevo-vermelho
Honeystalks: trevo-vermelho
Hoodwort: scutellatia
Horseheal: helênio

Horse Violet: amor-perfeito
Hreow: arruda
Huath: pinheiro-branco
Huauhtli: amaranto
Hulm: azevinho
Hulver Bush: azevinho
Hundred Leaved Grass: milefólio
Huran: marroio
Hurrburr: bardana
Husbandman's Dial: calêndula
Hylder: sabugueiro

I

Incense: olíbano
Incensier: alecrim
Indian Arrow Wood: wahoo
Indian Dye: raiz amarela
Indian Figo Tree: figueira-de-bengala
Indian God Tree: figueira-de-bengala
Indian Gum: goma-arábica
Indian Paint: raiz amarela
Indian Pony: gnafa-cinzenta
Indian Root: lírio-do-bosque
Indian Sage: boneset
Indian Tobacco: lobélia
Indian Ulmeiro: slippery ulmeiro
India Root: galanga
Inkberry: erva-tintureira
Intoxicating Pepper: kava-kava
Íris: bandeira-azul
Irish Broom: giesta-das-vassouras
Irish Tops: giesta-das-vassouras
Isana: meimendro
Isopo: hissopo
Italian Levístico: levístico
Italian Parsley: levístico

J

Jacob's Ladder: lírio-do-vale
Jalap: ipomoea
Jatamansi: sumbul
Jaundice Root: raiz amarela
Jessamine: jasmim
Jimsonweed: datura
Joe-Pie: eutrochium
Johnny Jumper: amor-perfeito
Johnny Jump-Ups: amor-perfeito
John's Wort: erva-de-são-joão
Jopi Weed: eutrochium
Jove's Flower: cravo
Jove's Nuts: carvalho
Joy of the Mountain: manjerona
Joy on the Ground: pervinca
Juglans: carvalho
Juno's Tears: verbena
Jupiter's Bean: meimendro
Jupiter's Staff: verbascum
Jusquiame: meimendro

K

Kaempferia Galanga: galanga
Kaphnos: fumária
Karan: mirra
Karcom: açafrão
Keckies: cicuta
Kelp: alga
Kenning Wort: celidônia
Kex: cicuta
Key Flower: prímula
Key of Heaven: prímula
Kharkady: hibisco
Khus-Khus: vetiver
Ki: dracena-vermelha
Kif: cânhamo
King Root: sanguinária

Kinnikinnick: uva-ursi
Kiss-Me-At-The-Garden-Gate: amor-perfeito
Klamath Weed: erva-de-são-joão
Knight's Milfoil: milefólio
Knit Back: confrei
Knitbone: confrei
Knotgrass: sempre-noiva
Knotted Marjoran: manjerona
Knyghten: milefólio
Ko: cana-de-açúcar
Krokos: açafrão
Kunkuma: açafrão

L

Lacris: alcaçuz
Ladder to Heaven: lírio-do-vale
Ladies' Meat: pinheiro-branco
Ladies' Seal: briônia
Lady Ellhorn: sabugueiro
Ladykins: mandrágora
Lady of the Meadow: filipêndula
Lady of the Woods: bétula
Lady's Foxglove: verbascum
Lady's Key: prímula
Lady's Laces: cuscuta
Lady's Mantle: milefólio
Lady's Seal: selo-de-salomão
Lady's Thistle: cardo-mariano
Lad's Love: abrótano
Lama: ébano
Lamb Mint: hortelã-verde
Lammint: hortelã-pimenta
Lapstones: batata
Lattouce: alface
Laurel: louro
Laurier a'Appolon: louro
Laurier Sauce: louro
Lavose: levístico
Leaf of Patrick, The: língua-de-ovelha
Leather Jackets: batata
Lemon Balm: erva-cidreira
Lemon Balsam: erva-cidreira
Lent Lily: narciso
Leontopodium: sempre-noiva
Leopard's Bane: acônito
Levant Salep: orquídea
Libanotis: alecrim
Licourice: alcaçuz
Lignam aloes: aloés, madeira
Lignam sanctae crucis: visco
Lily Constancy: lírio-do-vale
Lime: tilia
Lime Tree: tilia
Ling: urze
Link: giesta-das-vassouras
Linseed: linho
Lion's Foot: sempre-noiva
Lion's Herb: aquilégia
Lion's Mouth: dedaleira
Lion's Tooth: dente-de-leão
Lippe: prímula
Little Queen: filipêndula
Little Stepmother: amor-perfeito
Liverleaf: anêmona-hepática
Liver Lily: bandeira-azul
Liverweed: anêmona-hepática
Lizzy-Run-Up-The-Hedge: hera-de-canteiro
Llwyd y cwn: marroio
Llygad y Dydd: margarida
Lorbeer: louro
Lousewort: betônia, madeira
Love Fruit: laranja
Love Herbs: levístico

Love Idol: amor-perfeito
Love-In-Idleness: amor-perfeito
Love-Lies-Bleeding: amaranto, amor-perfeito
Love Rod: levístico
Love Root: levístico
Love Vine: cuscuta
Love-Will: datura
Loving Herbs: levístico
Loving Idol: amor-perfeito
Low John the Conqueror: galanga
Lubestico: levístico
Lucerne: alfalfa
Luib na muc: saxifraga
Llwyd y cwn: marroio
Llygad y Dydd: margarida
Lorbeer: louro
Lousewort: betônia, madeira
Love Fruit: laranja
Love Herbs: levístico
Love Idol: amor-perfeito
Love-In-Idleness: amor-perfeito
Love-Lies-Bleeding: amaranto, amor-perfeito
Love Rod: levístico
Love Root: levístico
Love Vine: cuscuta
Love-Will: datura
Lubestico: levístico
Lucerne: alfalfa
Luib na muc: saxifraga
Lunary: lunaria
Lurk-in-The-Ditch: poejo
Lusmore: dedaleira
Lus na mbau side: dedaleira
Lycopod: club moss
Lycorys: alcaçuz
Lythnun: salgueirinha

M

Mackerel Mint: hortelã-verde
Mad Apple: datura
Madder's Cousin: gálio-perfumado
Madherb: datura
Mad Root: briônia
Madweed: scutellatia
Madwort: alyssum
Magic Mushroom: agárico
Maia: banana
Maidenhair Fern: erva-benta
Maid's Ruin: abrótano
Maize: milho
Male Lily: lírio-do-vale
Malicorio: romã
Mallaquetta Pepper: pimenta-da-guiné
Malum punicum: romã
Mandragen: mandrágora
Mandragor: mandrágora
Mandrágora: mandragora-americana
Manicon: datura
Manjerona: angélica
Mannikin: mandrágora
Manzanifla: camomila
Maracoc: passiflora
Marigold of Peru: girassol
Marijuana: cânhamo
Marion Thistle: cardo-santo
Marjorlaine: manjerona
Marrubium: marroio
Marshmallow: althea
Maruil: marroio
Marybud: calêndula
Marygold: calêndula
Mary Gowles: calêndula

Master of the Woods: aspérula-odorífera
Masticke: mastique
Mate: erva-mate
Maudlinwort: margarida
May: pinheiro-branco
Mayblossom: pinheiro-branco
May Bush: pinheiro-branco
Mayflower: pinheiro-branco
May Lily: lírio-do-vale
Maypops: passiflora
Maythen: camomila
Meadow Anemone: anêmona
Meadow Cabbage: repolho-gambá
Meadowwort: filipêndula
Meadsweet: filipêndula
Mealberry: uva-ursi
Mecca Balsam: bálsamo de Gilead
Medicine Plant: aloe
Meet-Me-In-The-Entry: amor-perfeito
Melampode: heléboro, preto
Melequetta: pimenta-da-guiné
Melia: plumeria
Melissa: erva-cidreira
Michaelmas: áster
Milfoil: milefólio
Militaris: milefólio
Military Herb: milefólio
Millefolium: milefólio
Minarta: avenca
Miracle Herb: confrei
Mirra Balsam Odendron: mirra
Mismin: hortelã-verde
Misseltoe: visco
Mizquitl: algarobeira
Money Plant: lunaria
Monkshood: wolf 's Bane
Moon: margarida
Moonlight on the Grove: jasmim
Moor Grass: potentilla
Moose Elm: slippery Ulmeiro
Mortification Root: althea
Mosquito Plant: poejo
Mother of the Herbs: arruda
Mother of the Wood: olmo
Mountain Ash: sorveira
Mountain Balm: erva-santa
Mountain Box: uva-ursi
Mountain Cranberry: uva-ursi
Mountain Mint: manjerona
Mountain Tea: gualtéria
Muggons: artemísia
Mum: crisântemo
Murphies: batata
Musquash Root: cicuta
Myrtle Flag: açoro
Myrtle Grass: açoro
Myrtle Sedge: açoro

N

Narciso: daffodil
Nard: lavanda, nardo
Nardus: lavanda
Naughty Man: artemísia
Naughty Man's Cherries: beladona
Neckweede: cânhamo
Nelka: cravo
Nepeta: catnip
Nidor: fumária
Nine Hooks: sempre-noiva
Nine Joints: sempre-noiva
Ninety Knot: sempre-noiva
Nion: teixo
Nip: catnip
Nirvara: arroz

Noble Laurel: louro
Noble Yarrow: milefólio
No Eyes: batata
Nosebleed: milefólio
Nurse Heal: helênio

O

Oatmeal: aveia
Obeah Wood: ébano
Ofnokgi: sumbul
Ohe: bambu
Oingnum: cebola
Old Field Balsam: life everlasting
Old Gal: sabugueiro
Old Lady: sabugueiro
Old Man: artemísia, abrótano
Old Man Fennel: verbascum
Old Man's Mustard: milefólio
Old Man's Pepper: milefólio
Old Uncle Henry: artemísia
Old Woman: absinto
Olena: turmeric
Olibans: olíbano
Olibanum: olíbano
Olibanus: olíbano
Olvier: oliveira
Onyoun: cebola
Orange Bergamota: bergamota, laranja
Orange Mint: bergamota, laranja
Orange Root: raiz amarela
Oregon Grape Root: uva-do-oregon
Organ Broth: poejo
Organs: poejo
Organ Tea: poejo
Ortiga ancha: urtiga
Osier: salgueiro
Ouchi: sumbul
"Our Herb": manjericão
Our Lady's Glove: dedaleira
Our Lady's Keys: prímula
Our Lady's Mint: hortelã-verde
Our Lady's Tears: lírio-do-vale
Oval Buchu: buchu

P

Paddock Pipes: cavalinha
Paddy: arroz
Paeony: peônia
Pahna Christi Root: mamona
Paigle: prímula
Pain-de-Porceau: cyclamen
Palma Christi: mamona
Paraguay: erva-mate
Paralysio: prímula
Partyke: salgueirinha
Pas d'ane: tussilago
Pasque Flower: anêmona
Passe Flower: anêmona
Passions: bistorta
Passion Vine: passiflora
Password: prímula, Primarosa
Patience Dock: bistorta
Patrick's Dock: língua-de-ovelha
Patrick's Leaf: língua-de-ovelha
Patterns and Clogs: toadflax
Paw-Paw: mamão
Pearl Moss: musgo-irlandês
Peepul Tree: bodhi
Peggle: prímula
Pelican Flower: serpentária-da-virgínia
Pensee: amor-perfeito
Pentagram Flowers: flor-de-cera
Pentagram Plant: flor-de-cera
Pentaphyflon: potentilla

Percely: salsa
Persea: abacate
Persil: salsa
Personata: bardana
Peruvian Mastique Tree: aroeira-salsa
Pesteporis: avenca
Petersilie: salsa
Peter's Staff: verbascum
Petroselinum: salsa
Pewterwort: cavalinha
Philanthropos: agrimonia
Philtron: cenoura
Phu: valeriana
Pigeon Berry: erva-tintureira
Pigeonwood: verbena
Pigeon's Grass: verbena
Pigrush: sempre-noiva
Pigweed: sempre-noiva, beldroega
Piliolerian: poejo
Pimpinella: saxifraga
Pinks: batata
Pipe Tree: sabugueiro
Pipul: bodhi
Piru: aroeira-salsa
Piss-A-Bed: dente-de-leão
Plumrocks: prímula
Pocan: erva-tintureira
Poison Flag: bandeira-azul
Poison Hemlock: cicuta
Poison Lily: bandeira-azul
Poison Parsley: cicuta
Poison Tobacco: meimendro
Pokeberry Root: erva-tintureira
Poke Root: erva-tintureira
Polar Plant: alecrim
Pole Cat Weed: repolho-gambá
Polk Root: erva-tintureira
Poor Man's Meat: feijões
Poor Man's Treacle: alho
Poorman's Weatherglass: sassifraga
Porillon: narciso
Pot Imperatória: imperatória
Pound Garnet: romã
Prickly Broom: tojo
Priest's Crown: dente-de-leão
Princess Pine: pipsissewa
Prince's Pine: pipsissewa
Pucha-Pot: patchouli
Pudding Grass: poejo
Puffball: dente-de-leão
Pukeweed: lobélia
Purple Betony: betônia, madeira
Purple Medic: alfalfa
Purple Willow Herb: salgueirinha
Pussy Willow: salgueiro

Q

Queen Elizabeth Root: lírio-florentino
Queen of the Meadow: filipêndula
Queen's Delight: stillengia
Queen's Root: stillengia
Quick: pinheiro-branco
Quickbane: sorveira
Quick Grass: grama-de-ponta

R

Rabbits: toadflax
Raccoon Berry: mandrágora, mandrágora-americana
Radix Viperina: serpentária-da-virgínia
Ragweed: cinerária
Rainbow Weed: salgueirinha
Ramsted: toadflax

Ran Tree: sorveira
Rapuns: rabanete
Rattle Root: cohosh-preto
Red Bearberry: uva-ursi
Red Campion: centáurea-azul
Red-Cap Mushroom: agárico
Red Cockscomb: amaranto
Red Elm: olmo
Red Euphrasia: euphrasia
Red Eyes: batata
Red Framboesa: framboesa
Red Legs: bistorta
Red Pepper: pimenta chili
Red Robin: sempre-noiva
Red Root: sanguinária
Red Sage: sálvia
Red Squill: drimia maritima
Red Valerian: valeriana
Rewe: arruda
Rhizoma Galangae: galanga
Ripple Grass: língua-de-ovelha
Rob Elder: sabugueiro
Robin-Run-In-The-Hedge: hera-de-canteiro
Rocks: batata
Rock Salsa: salsa
Rocky Mountain Grape: uva-do-oregon
Roden-Quicken: sorveira
Roden-Quicken-Royan: sorveira
Roman Camomile: camomila
Roman Laurel: louro
Roynetree: sorveira
Rudbeckia: equinácea
Ruddes: calêndula
Ruddles: calêndula
Rue, Meadow: arruda
Ruffett: tojo
Run-By-The-Ground: poejo
Ruta: arruda

S

Sacred Bark: cáscara sagrada
Sacred Herb: erva-santa
Sacred Mother: milho
Sacred Mushroom: agárico
Sacred Tree: bodhi
Saffer: açafrão
Sagackhomi: uva-ursi
Sage: artemísia-tridentata
Sage Willow: salgueirinha
Sahlab: orquídea
Sahlep: orquídea
Saille: salgueiro
Sailor's Tobacco: artemísia
Salap: mão-da-sorte
Salep: orquídea
Salicaire: salgueirinha
Salicyn Willow: salgueiro
Saloop: orquídea
Sandal: sândalo
Sandberry: uva-ursi
Sang: ginseng
Sanguinary: milefólio
Sanguis Draconis: sangue-de-dragão
Santal: sândalo
Saracen Corn: trigo-sarraceno
Satyrion: orquídea
Saugh Tree: salgueiro
Sawge: sálvia
Scabwort: helênio
Scaffold Flower: cravo
Scaldweed: cuscuta
Scheiteregi: fumária
Scoke: erva-tintureira

Scotch Broom: giesta-das-vassouras
Scottish Urze: urze
Sea Dew: alecrim
Sea Hofly: eryngo
Sealroot: selo-de-salomão
Sealwort: selo-de-salomão
Sea Onion: drimia maritima
Sea Parsley: levístico
Sea Spirit: alga
Seawrack: alga
Seed of Horus: marroio
Seed of Seeds: milho
Seetang: alga
Selago: club moss
Semihomo: mandrágora
Sengren: sempervivum
Sention: tasneirinha
Septfoil: tormentilla
Serpentary Radix: serpentária-da-virgínia
Serpentary Rhizome: serpentária-da-virgínia
Serpent's Tongue: língua-de-áspide
Sete Wale: valeriana
Set Well: valeriana
Seven Barks: hortênsia
Seven Year's Love: milefólio
Shamrock: trevo-vermelho
Shave-Grass: cavalinha
Sheep Lice: língua-de-cão
Shepherd's Club: verbascum
Shepherd's Herb: verbascum
Shepherd's Knot: tormentilla
Shepherd's Weatherglass: saxifraga
Short Buchu: buchu
Siamese Benzoin: benjoim
Silver Bough, The: maçã
Silver Cinquefoil: potentilla
Silver Dollar: lunaria
Silverweed: potentilla
Simpler's Joy: verbena
Simson: tasneirinha
Skunk Weed: repolho-gambá
Slan-lus: língua-de-ovelha
Sleepwort: alface
Slippery Root: confrei
Snagree: serpentária-da-virgínia
Snagrel: serpentária-da-virgínia
Snakebite: língua-de-ovelha
Snake Grape: briônia
Snake Lily: bandeira-azul
Snakeweed: bistorta, plaintain, serpentária-da-virgínia
Snake's Friend: castilleja
Snake's Grass: milefólio
Snake's Matches: castilleja
Snapping Hazelnut: hamamélis
Sola Indianus: girassol
Soldier's Tea: marroio
Soldier's Woundwort: milefólio
Solidago: solidago
Solomon Seal: selo-de-salomão
Sol Terrestis: erva-de-são-joão
Sops-In-Wine: cravo
Sorb Apple: sorveira
Sorcerer's Berry: beladona
Sorcerer's Herb: datura
Sorcerer's Violet: pervinca
Sourgrass: azedinha
Sour Trefoil: azedinha
Sow-Bread: cyclamen
Spanish Arbor Vine: peroba-rosa
Spanish Saffron: açafrão
Sparrow's Tongue: sempre-noiva
Spider Lily: tradescantia
Spike: lavanda

Spindle Tree: wahoo
Spire Mint: hortelã-verde
Sponnc: tussilago
Spotted Alder: hamamélis
Spotted Cicuta: cicuta
Spotted Corobane: cicuta
Spousa Solis: calêndula
Spurge: eufórbia
Squaw Mint: poejo
Squaw Root: cohosh-preto
St. George's Herb: valeriana
St. James' Wort: cinerária
St. John's Plant: artemísia
St. Joseph's Wort: manjericão
St. Mary's Seal: selo-de-salomão
St. Patrick's Leaf: língua-de-ovelha
Staggerwort: cinerária
Stammerwort: cinerária
Stanch Griss: milefólio
Stanch Weed: milefólio
Stargrass: ague root
Star of the Earth: avenca
Starwort: raiz ague, áster
Steeplebush: filipêndula
Stellaria: sempre-noiva
Stepmother: amor-perfeito
Sticklewort: agrimonia
Stickwort: agrimonia, azedinha
Stillingia: stillengia
Stinging Nettle: urtiga
Stinking Nanny: cinerária
Stinking Willie: cinerária
Stinkweed: datura, alho
Storm Hat: wolf 's bane
Strangle Tare: cuscuta
Stringy Bark Tree: eucalipto
Stubwort: azedinha
Styrax: liquidambar
Succory: chicória
Summer's Bride: calêndula
Sunkfield: cinqufoil
Suntull: repolho-gambá
Sureau: sabugueiro
Surelle: azedinha
Swallow Herb: celidônia
Swallow-Wort: celidônia
Swamp Cabbage: repolho-gambá
Swamp Sassafrás: magnólia
Sweating Plant: boneset
Sweet Balm: erva-cidreira
Sweet Balsam: erva-cidreira
Sweet Bay: louro
Sweet Cane: açoro
Sweet Cherry: cereja
Sweet Dock: bistorta
Sweet Elder: sabugueiro
Sweet Fennel: funcho
Sweet Flag: açoro
Sweet Grass: açoro
Sweet Gum: liquidambar
Sweet Marjoram: manjericão
Sweet Root: açoro, alcaçuz
Sweet Rush: açoro
Sweet Scented Gnafa-Cinzenta: gnafa-cinzenta
Sweet Scented Goldenrod: solidago
Sweet Sedge: açoro
Sweet Violet: violeta
Sweet Weed: althea
Sweet Wood: canela
Sweet Woodruff: aspérula-odorífera
Swine Bread: cyclamen
Swine Snout: dente-de-leão
Swynel Grass: sempre-noiva
Symphonica: meimendro
Synkefoyle: potentilla

T

Tabacca: tobacco
Tamarind: tamarindo
Tamus: briônia
Tansy: milefólio
Taters: batata
Tatties: batata
Taubenkropp: fumária
Teaberry: gualtéria
Tear Grass: lágrima-de-nossa-senhora
Teasel: boneset
Tekrouri: cânhamo
Temple Tree: plumeria
Tetterberry: briônia
Tetterwort: celidônia
Thimbleberry: amoreira-preta
Thormantle: tormentilla
Thorn: pinheiro-branco
Thornapple: datura
Thoroughwort: boneset
Thor's Hat: acônito
Thor's Helper: sorveira
Thousand Seal: milefólio
Three-Leaved Grass: azedinha
Thrissles: cardo-marianos
Thunderbesem: visco
Tickweed: poejo
Tinne: azevinho
Tipton Weed: erva-de-são-joão
Tittle-My-Fancy: amor-perfeito
Toad: toadflax
Toloache: datura
Tomilho de Jardim: tomilho
Tongue of Dog: língua-de-cão
Tonqua: cumaru
Tonquin Bean: cumaru
Torches: verbascum
Trailing Grape: uva-do-oregon
Tree of Chastity: pinheiro-branco
Tree of Death: cipreste
Tree of Doom: sabugueiro
Tree of Enchantment: salgueiro
Tree of Evil: nogueira
Tree of Love: maçã
Trefoil: trevo-vermelho, anêmona-hepática
Trifoil: trevo-vermelho
True Love: lírio-do-bosque
True Unicorn Root: ague root
True Winter's Bark: casca d'anta
Trumpet Flower: chapéu-de-napoleão
Trumpet Weed: eutrochium, filipêndula
Tumeric Root: raiz amarela
Tunhoof: hera-de-canteiro
Turnsole: heliotrópio

U

Unicorn Root: ague root
Unshoe-Horse: erva-da-lua
Unyoun: cebola

V

Vada Tree: figueira-de-bengala
Vandal Root: valeriana
Baunilha em Folha: baunilha silvestre
Van-Van: verbena
Vapor: fumária
Vegetable Sulfur: club moss
Velvetback: verbascum
Velvet Dock: helênio
Velvet Flower: amaranto
Velvet Plant: verbascum

Verba del Diablo: datura
Verbena: verbena
Verge d'Or: solidago
Vervan: verbena
Vetiver: vetiver
Virginia Dogwood: dogwood
Virginian Poke: erva-tintureira
Virginian Snakeroot: serpentária-da-virgínia
Virgin Mary's Nut: molucca
Voodoo Witch Buff: liquidambar

W

Wallwort: confrei
Walnoot: nogueira
Warnera: raiz amarela
War Poison: erva-dos-burros
Water Flag: bandeira-azul
Water Iris: bandeira-azul
Water Parsley: cicuta
Wax Dolls: fumária
Way Bennet: avenca
Waybread: língua-de-ovelha
Waybroad: língua-de-ovelha
Weed: cânhamo
Welcome-Home-Husband-Though--Never-So-Drunk: sempervivum
Welcome-Home-Husband-Though--Never-So-Late: sempervivum
Weybroad: língua-de-ovelha
Whig Plant: camomila
Whin: tojo
White Balsam: gnafa-cinzenta
White Endive: dente-de-leão
White Horehound: marroio
White Man's Foot: língua-de-ovelha
White Sandalwood: sândalo
White Saunders: sândalo
White Squill: drimia maritima
White Thorn: pinheiro-branco
White Willow: salgueiro
Whitty: sorveira
Wicken-Tree: sorveira
Wiggin: sorveira
Wiggy: sorveira
Wiky: sorveira
Wild Ash: sorveira
Wild Cherry: chicória
Wild Curcurma: raiz amarela
Wild Endive: dente-de-leão
Wild Hops: briônia
Wild Lemon: mandrágora, mandrágora-americana
Wild Oregon Grape: uva-do-oregon
Wild Sage: Artemísia-tridentata
Wild Succory: chicória
Wild Sunflower: helênio
Baunilha Selvagem: baunilha silvestre
Wild Vine: briônia
Wind Flower: anêmona
Wintera: casca d'anta
Wintera aromatica: casca d'anta
Winterbloom: hamamélis
Wintersweet: imperatória
Winter's Cinnamon: casca d'anta
Wishing Thorn: olmo
Witchbane: sorveira
Witch Buff: liquidambar
Witchen: sorveira
Witches Bells: dedaleira
Witches Thimbles: dedaleira
Witches' Aspirin: Salgueiro
Witches' Broom: Visco
Witches' Grass: grama-de-ponta
Witches' Hair: cuscuta

Witches' Herb: manjericão
Witches' Thimble: datura
Witch Herb: artemísia
Witchwood: sorveira
Witch's Berry: beladona
Withe: salgueiro
Withy: salgueiro
Wolf Claw: club moss
Wolf's Hair: acônito
Wolf's Hat: acônito
Wolf's Milk: eufórbia
Womandrake: mandrágora
Wonder of the World Root: ginseng
Wood Aloes: aloés, madeira
Wood Betony: betônia, madeira
Woodbine: madressilva
Wood Boneset: boneset
Wood of the Cross: visco
Wood-Rove: aspérula-odorífera
Wood Sorrel: azedinha
Wood Sour: azedinha
Wood Vine: briônia
Woolmat: língua-de-cão
Wound Weed: solidago
Wound Wort: milefólio
Woundwort: solidago
Wuderove: aspérula-odorífera
Wymote: althea
Yakori bengeskro: elder
Yalluc: confrei
Yarroway: milefólio
Yaw Root: stillengia
Yellow Avens: avenca
Yellow Dock: dock
Yellow Gentian: genciana
Yellow Oleander: chapéu-de-napoleão
Yellow Puccoon: raiz amarela
Yellow Root: raiz amarela
Yellow Sandalwood: sândalo
Yerba: erva-mate
Yerba Buena: hortelã-verde
Yerba Louisa: cedron
Yerw: milefólio
Yn-leac: cebola
Ysopo: hissopo
Yssop: hissopo

Z

Zauberwurzel: mandrágora

Bibliografia com Anotações

Embora a literatura de magia seja extensa, aquela relacionada puramente aos poderes das ervas são limitadas. Poucas obras na história trataram especificamente do assunto; assim, esta bibliografia é, em sua maior parte, composta de livros em áreas como mitologia, folclore, antropologia, etnobotânica, magia e feitiçaria.

Todos os estudos sobre ervas se baseiam em escritos anteriores – este não é diferente. Ainda que esta lista de livros seja representativa daqueles que pesquisei, está longe de ser completa.

Devido à grande diversidade de assuntos, anotei esta bibliografia com comentários pertinentes. A edição citada não é necessariamente a mais recente; é simplesmente aquela que foi consultada. Onde as edições posteriores foram alteradas estes nomes foram usados.

AGRIPPA, Henry Cornelius. *The Philosophy of Natural Magic.* Antwerp, 1531. Secaucus, (NJ): University Books, 1974. Este trabalho negligenciado é uma introdução sólida à magia natural, incluindo a dos planetas, estrelas, cores, ervas e pedras. Cobertura total de técnicas divinatórias e os elementos também estão incluídos.

AIMA. *Ritual Book of Herbal Spells.* Los Angeles: Foibles, 1976. Um livro de feitiços à base de plantas derivado principalmente da erva vodu da Magia Contemporânea.

APULEIUS, Platonicus (ou pseudo-Apuleius). *Herbarium.* Cerca de 400 AEC. Um dos primeiros herbais, interessante, principalmente por sua curiosidade.

BAILEY, Liberty Hyde. *Hortus Third: A Concise Dictionary of Plants Cultivated in the United States And Canada.* New York: Macmillan Publishing Co., 1976. Inestimável para nomenclatura.

BAKER, Margaret. *Folklore and Customs of Rural England*. Totowa, (NJ): Rowman & Littlefield, 1974. Um livro arejado e cheio de informações sobre a magia e a tradição do country britânico.

____. *Gardener's Magic And Folklore*. New York: Universe Books, 1978. Um guia delicioso para rituais e magia relacionados ao jardim, bem como as plantas nele contidas.

BANIS, Victor. *Charms, Spells and Curses for the Millions*. Los Angeles: Sherbourne Press, 1970. Uma coleção composta de forma desleixada de informações mágicas, reunidas de muitas fontes não creditadas, este livro da infame série "For the Millions" contém excelentes conhecimentos sobre ervas.

BARRET, Francis. *The Magus, or Celestial Intelligencer*. London: 1801. New Hyde Park, (NY): University Books, 1967. Esta obra clássica, composta principalmente de antigos manuscritos mágicos, contém algumas informações sobre ervas, especialmente em relação aos planetas. A maior parte deste trabalho foi retirado de Aprippa.

BECKWITH, Marth. *Hawaiian Mythology*. Honolulu: University Press of Hawaii, 1979. Este livro contém informações sobre o uso de plantas pelos nativos havaianos em magia e ritual.

BENEDICT, Ruth. *Patterns of Culture*. New York: Mentor Books, 1960. Neste clássico da antropologia, Bento XVI registra algumas das mágicas com usos de datura entre os índios Pueblo do Novo México, bem como alguns dos rituais de ervas do ilhéu Dobu.

BEST, Michael and Frank H. Brightman (editores). *The Book of Secrets of Albertus Magnus of the Vertues of Herbs, Stones, and Certain Beasts, Also A Book of The Marvels Of The World*. Oxford: Oxford University, 1973. Uma discussão acadêmica e animada (e uma apresentação completa) da famosa obra do pseudo-Albertus Magnus. Contém alguns muito curiosos escritos sobre plantas e seus alegados poderes.

BEYERL, Paul. *The Holy Books of the Devas: An Herbal for the Aquarian Age*. Minneapolis: The Rowan Tree, 1980. Uma poética herbal com informações práticas e também esotéricas.

BLACKWELL, W. H. *Poisonous and Medicinal Plants, Englewood Cliffs*, NJ: Prentice Hall, 1990.

BLUNT, Wilfred and Sandra Raphael. *The Illustrated Herbal*. New York: Thames and Hudson, 1979. Um guia suntuoso para a história das ervas, este livro também inclui muitos extratos tentadores e ilustrações coloridas.

BOLAND, Bridget. *Gardener's Magic and Other Old Wives' Lore*. New York: Farrar, Straus & Giroux, 1976. Um livro encantador sobre folclore e magia de plantas e jardinagem.

BOLAND, Margaret and Bridget Boland. *Old Wives' Lore For Gardeners*. New York: Farrar, Straus & Giroux, 1976. Um livro parecido com o anterior.

BOLTON, Brett L. *The Secret Powers of Plants*. New York: Berkley, 1974. Este olhar popularizado sobre as plantas e seus poderes ocultos que contém um excelente conteúdo sobre magia.

BOWNESS, Charles. *The Witch's Gospel*. London: Robert Hale, 1979. Folclore Britânico e práticas Wiccanianas contemporâneas, com um pouco de plantas usadas em magia.

BRIGGS, Katherine. *The Fairies in Tradition and Literature*. London: Routledge & Kegan Paul, 1967. Um capítulo deste livro é intitulado "Plantas Fadas".

BUDGE, E. A. Wallis. *Amulets and Talismans*. New Hyde Park, (NY): University Books, 1968. Esta obra monumental contém informações sobre plantas usadas em magia (bem como alguns desenhos terrivelmente ruins).

____. *Herb Doctors and Physicians in the Ancient World: The Divine Origin of the Craft of the Herbalist*. Chicago: Ares Publishers, 1978. Um excelente trabalho sobre fitoterapia no Oriente Médio nos tempos antigos. Algumas fórmulas mágicas estão incluídas.

BURLAND, C. A. *The Magical Arts: A Short History*. New York: Horizon Press,1966. Costumes e magia populares britânicos e europeus, incluindo os das plantas.

BURRIS, Eli Edward. *Taboo, Magic, Spirits: A Study in Primitive Elements in Roman Religion*. New York: Macmillan, 1931. Usos ritualísticos e mágicos romanos das plantas.

BUSENBARK, Earnest. *Symbols, Sex and the Stars in Popular Beliefs*. New York: Truth Seeker, 1949. Plantas e simbolismo sexual nas primeiras religiões.

CASTANEDA, Carlos. *The Teachings of Don Juan*. New York: Ballantine, 1973. Embora as obras de "Don Juan" tenham sido criticadas em relação a sua autenticidade, não se pode argumentar que Castaneda pesquisou o assunto completamente e sabe bem sobre o que escreve. Este livro inclui uma olhada no uso mágico de plantas alucinatórias no Arizona contemporâneo e no México entre os xamãs Yaqui.

CHAPPELL, Helen. *The Waxing Moon: A Gentle Guide to Magic*. New York: Links, 1974. Este livro agradável contém um capítulo sobre magia de ervas amplamente elaborado das práticas de vodu atuais.

COFFIN, Tristram P. and Henning Cohen (editores). *Folklore in America*. Garden City, (NY): Anchor Books, 1970. A magia das ervas do Sudoeste dos Estados Unidos está incluída neste trabalho.

COLES, William: *The Art of Simpling*. London. 1656. St. Catherine's, (Ont.): Provoker Press, 1968. Muita informação sobre a magia das plantas Renascentistas.

CONWAY, David. Magic: *An Occult Primer*. New York: Bantam Books, 1973. Este excelente (e perigoso) guia para iniciantes em magia cerimonial também inclui algumas informações de plantas, algumas das quais podem ser mortais para os despreparados.

COOPER, M. R. and A. W. Johnson. *Poisonous Plants and Fungi in Britain*, 2ª ed. London: The Stationary Office, 1998. Crow, W. B. *The Occult Properties of Herbs*. New York: Weiser, 1974. A abordagem tipo "lista de compras" de Crow para escrever permite que ele apenas brevemente mencione tópicos, mas muitos deles são interessantes.

CROWLEY, Aleister. *777*. New York: Weiser, 1973. Crowley provavelmente roubou a maior parte deste trabalho de Samuel Mathers, a quem ele não deu crédito. Ainda assim é um grupo incrível de correspondências mágicas (incluindo plantas).

CULPEPER, Nicholas. *The English Physician*. London: 1652. London: Foulsham, (ND). Este livro herbal mais popular (e infelizmente menos confiável) contém algumas dicas aqui e ali sobre a magia das ervas, bem como os locais tradicionais para encontrar plantas (ao lado de riachos, em penhascos cobertos de musgo, em campos, etc.). Posteriormente publicado como *Culpeper's Complete Herbal*, sob cujo título está ainda disponível.

CUNNINGHAM, Lady Sara. *The Magical Virtues of Candles, Herbs, Incense and Perfume*. Glendale, (California): Aleph Books, 1979. A Sra. Cunningham (sem parentesco) produziu uma obra de interesse limitado; sua seção sobre ervas é incompleta, mas boa. A maior parte desta lista de trabalho de óleos e incensos mágicos de marca é, portanto, de pouco valor.

DANA, Mrs. William Starr. *How to Know the Wild Flowers*. New York: 1893; New York: Dover, 1963. Este manual é de uso inestimável na identificação de plantas americanas e contém alguns fragmentos de informações mágicas.

DAVIS, Hubert J. (editor). The Silver Bullet and Other American Witch Stories. Middle Village, (NY): Jonathan David Publishers, 1975. Um pouco da tradição de plantas europeias transplantadas está incluído aqui.

DE CLAIREMONT, Lewis. *Legends of Incense, Herb & Oil Magic*. Dallas: Dorene Publishing, 1966. Tal como acontece com a maioria dos livros "escritos" por de Clairemont, este trabalho é amplamente pirateado, algumas partes são do excelente *The Magic of Herbs de Leyel*.

DE LYS, Claudia. *A Treasury of American Superstitions*. New York: Philosophical Library, 1948. Lendas e mitos sobre plantas.

DENSMORE, Frances. *How Indians Use Wild Plants for Food, Medicine and Crafts*. Washington, 1928. New York: Dover, 1974. Este trabalho contém uma pequena seção sobre "Plantas usadas como amuletos".

DERLON, Pierre. *Secrets of the Gypsies*. New York: Ballantine, 1977. Usos ciganos das plantas.

DEVINE, M. V. Brujeria: *A Study of Mexican-American Folk-Magic*. St. Paul: Llewellyn Publications, 1982. Magia urbana de ervas mexicanas-americanas contemporâneas nos Estados Unidos, escritos com inteligência e estilo.

EMBODEN, William. *Bizarre Plants: Magical, Monstrous, Mythical*. New York: Macmillan, 1974. Uma coleção incomum de informações sobre plantas. Listados alguns usos do folclore xamanístico.

EMRICH, Duncan. *The Folklore of Love and Courtship*. New York: American Heritage Press, 1970. Uma coleção encantadora de feitiços e adivinhações, muitos utilizando plantas.

FAULKS, P. J. *An Introduction of Enthnobotany*. London: Moredale Publications Ltd., 1958. Algumas informações sobre os usos rituais de ervas são continuadas neste trabalho fascinante.

FETTNER, Ann Tucker. *Potpourri, Incense and Other Fragrant Concoctions*. New York: Workman Publishing, 1977. Um pouco de magia com ervas e muitas citações do *The Magic of Herbs de Leyel*.

FIELDING, William J. *Strange Superstitions and Magical Practices*. New York: Paperback Library. 1968. Superstições relacionadas a plantas, simbolismo sexual.

FISHER, M. F. K. *A Cordiall Water*. Boston: Little, Brown & Company, 1961. Uma visão desorganizada da fitoterapia com um toque de magia.

FORTUNE, R. F. *Sorcerers of Dobu*. New York: Dutton, 1963. Um relato fascinante da vida de um povo desta ilha, em todos os aspectos da qual a magia desempenha um papel importante.

FOX, Helen Morgenthau. *Gardening With Herbs for Flavor and Fragrance*. New York: Macmillan, 1934. Este livro encantador contém um capítulo intitulado "O Caldeirão das Bruxas", e detalha o herbalismo mágico europeu. A maioria das informações contidas aqui, entretanto, são comumente encontradas em outros lugares.

FRAZER, James. *The Golden Bough*. New York: Macmillan, 1958. Esta edição de um volume é bastante longa (ao contrário do conjunto de treze volumes) e contém muitas informações sobre a significância dos usos religiosos e rituais das plantas. As conclusões do Sr. Frazer, no entanto, devem ser tomadas com uma grande cautela.

FRIEND, Hilderic. *Flower Lore*. London, 1884. Rocktop, (ME): Para Research, 1981. Um livro fabuloso repleto de magia de ervas, mais uma vez disponível. Escrito antes da virada do século, este volume registra o conhecimento de muitos países sobre ervas que, provavelmente, teria sido perdido de outra forma. Também contém Magia de Ervas do Extremo Oriente.

FULLER, T. C. and McClintock. *Poisonous Plants of California*, Berkeley CA: U of C Press, 1986. Gamache, Henri. *The Magic of Herbs*. Highland Falls, (NY): Sheldon Publications, 1942. Um estudo popular sobre ervas, com ênfase em associações mitológicas ao invés de usos mágicos. Quase sem valor.

GERARD, John. *The Herball, or Generall Historie of Plants*. London, 1597. New York: Dover, 1975. Este enorme volume, embora escrito por um cético ocultista, registra muitos exemplos da corrente de magia de ervas no momento de sua escrita.

GILMORE, Melvin R. *Uses of Plants by the Indians of the Missouri River Region*. Lincoln, (NE): University of Nebraska Press, 1977. Este trabalho contém uma grande quantidade de informações sobre a Magia de Ervas dos nativos americanos.

GOODYER, John (tradutor). *The Greek Herbal of Dioscorides*. 1655. New York: Hafner, 1968. Um herbal clássico que preserva muita magia.

GORDON, Leslie. *A Country Herbal*. New York: Mayflower, 1980. Um lindo livro salpicado de magia.

GORDON, Leslie. *Green Magic*. New York: Viking Press, 1977. Mitos e lendas que cercam as plantas.

GRAMMARY, Ann. *The Witches' Workbook*. New York: Pocket Books, 1973. Um livro de feitiços moderno contendo algumas ervas mágicas.

GRAVES, Robert. *The White Goddess*. New York: Farrar, Straus and Giroux, 1976. O relato poético de Graves sobre um aspecto da Deusa Mãe, embora cheio de especulação selvagem, contêm algumas excelentes informações sobre rituais míticos, plantas e árvores.

GREGOR, Arthur S. *Amulets, Talismans and Fetishes*. New York: Scribner's, 1975. Um estudo popular ilustrado com muitos feitiços.

GRIEVE, M. *A Modern Herbal*. New York: 1931; New York: Dover, 1971. Um enorme conjunto de dois volumes editado pela Sra. Leyel a partir de uma série de panfletos, *A Modern Herbal* contém uma riqueza de informações mágicas e rituais sobre ervas.

GRIFFITH, F. L. and Herbert Thompson. *The Leyden Papyrus*. London: 1904; New York: Dover, 1974. Um antigo livro mágico egípcio que contém um pouco de magia com ervas.

GRIGSON, Geoffrey. *A Herbal of All Sorts*. New York: Macmillan, 1959. Todos os tipos de magia com ervas.

GUTMANIS, June. *Kahuna Laau Lapaau*. Honolulu: Island Heritage Limited, 1979. Um relato detalhado da medicina herbal e da magia nos tempos antigos e contemporâneos do Havaí.

HAINING, Peter. *The Warlock's Book: Secrets of Black Magic From The Ancient Grimoires*. Secaucus, (NJ): Citadel, 1973. Uma coleção popularizada e sobrescrita de feitiços retirados de antigos manuscritos.

HANSEN, Harold. *The Witch's Garden*. Santa Cruz: Unity Press, 1978. Traduzido do holandês, este trabalho é uma investigação sobre algumas plantas venenosas usadas na magia. Nenhuma informação prática.

HARNER, Michael J. (editor). *Hallucinogens and Shamanism*. Oxford: Oxford University Press, 1973. Uma coleção acadêmica e informativa de ensaios, detalhando os usos psicotomiméticos das plantas e seus usos na religião e na magia.

HASKINS, Jim. *Voodoo & Hoodoo: Their Tradition and Craft as Revealed by Actual Practitioners*, New York: Stein & Day, 1978. Algumas informações sobre as plantas estão incluídas neste estudo fascinante.

HAYES, Carolyn H. Pergemin: *Perfumes, Incenses, Colors, Birthstones, Their Occult Properties and Uses*, Chicago: Aries Press, 1937. Muitas fórmulas de incenso interessantes, a maioria das quais foram incluídas no livro posterior de Leo Vinci, *Incense.*

HEALEY, B. J. *A Gardener's Guide to Plant Names.* New York: Charles Scribner's Sons, 1972. Um guia inestimável para taxonomia.

HEFFERN, Richard. *The Herb Buyer's Guide.* New York: Pyramid 1973. Poucas informações mágicas, mas um grande recurso.

HELFMAN, Elizabeth S. *Maypoles and Wood Demons: The Meaning of Trees.* New York: Seabury Press, 1972. Um livro infantil sobre mitos e magia das árvores.

HOHMAN, John George. *Pow-Wows, Or the Long Lost Friend.* Dallas: Dorene Publishing, N.D. Uma compilação de feitiços, muitos cristianizados, que preservam algumas ervas mágicas.

HOLE, Christina. *Witchcraft In England.* London: Batsford Ltd., 1940. Algumas informações sobre a magia das ervas regionais.

HOYT, Charles Alv. *Witchcraft.* Carbondale, (IL): Southern Illinois University Press, 1981. Um capítulo discute a escola "farmacológica" da Bruxaria, concentrando-se, como de costume, nas plantas venenosas.

HUSON, Paul. *Mastering Herbalism.* New York: Stein & Day, 1974. Uma pequena seção sobre a magia das ervas, muitas das quais são reproduzidas do autor do *Mastering Witchcraft.*

____. *Mastering Witchcraft.* New York: Berkley, 1971. Um dos livros que ajudaram a criar a mania pelo ocultismo do final dos anos 1960 e início dos anos 1970, nos Estados Unidos, Huson cobre a magia das ervas europeias muito bem, mesmo que ela esteja espalhada por todo o livro.

JACOB, Dorothy. *A Witch's Guide to Gardening.* New York: Taplinger, 1965. A magia das ervas europeias está bem representada, assim como a mitologia das plantas e o folclore.

____. *Cures and Curses.* New York: Taplinger, 1967. Este livro é um volume que acompanha o *A Witch's Guide* para jardinagem e contém um capítulo sobre magia de ervas.

JONES, T. Gwynn. *Welsh Folklore and Folk-Custom.* Cambridge: D. S. Brewer, 1979. Magia e folclore de ervas britânicas.

KAMM, Minnie Watson. *Old-Time Herbs for Northern Gardens.* Boston: Little, Brown & Co., 1938. Nomes populares e usos rituais das plantas pelos ancestrais.

KENYON, Theda. *Witches Still Live*. New York: Washburn, 1939. Um pouco de magia de ervas e folclore.

KING, Dr. Ann I. *Private paper on plant toxicity*. Co-operative Extension 625 Miramontes STE 200 Half Moon Bay CA 94019: U of CA. Kittredge, George Lyman. *Witchcraft in Old and New England*. New York: Russel & Russel, 1956. Algumas ervas mágicas Medievais e Renascentistas podem ser encontradas nesta obra.

KLUCKHORN, Clyde. *Navajo Witchcraft*. Boston: Beacon Press, 1970. Informações relacionadas com datura.

KRUTCH, Joseph Wood. *Herbal*. Boston: David R. Godine, 1965. Magia herbal europeia e um bom artigo sobre a mandrágora.

KRYTHE, Maymie. *All About the Months*. New York: Harper and Row, 1966. A magia herbal está contida em algumas das seções sobre as flores dos meses.

LATHROP, Norma Jean. *Herbs: How to Select, Grow and Enjoy*. Tucson: HP Books, 1981. Nada sobre magia de ervas, mas um livro encantador de jardinagem.

LEA, H. C. *Materials Toward a History of Witchcraft*. New York: Thomas Yoseloff, 1957. Magia de ervas tirada de registros legais, panfletos e obras antigas.

LEACH, Maria (editor). *Funk & Wagnall's Standard Dictionary of Folklore, Mythology and Legend*. New York: Funk & Wagnall's, 1972. Um gigante trabalha com muito conhecimento sobre as plantas.

LEEK, Sybil. *Cast Your Own Spell*. New York: Pinnacle, 1970. A Sra. Leek inclui algumas ervas mágicas padrão neste trabalho.

____. *Herbs: Medicine and Mysticism*. Chicago: Henry Regnery Co., 1975. Associações astrológicas e planetárias das ervas.

LEEK, Sybil. *Sybil Leek's Book of Her*bs. New York: Thomas Nelson, 1973. Lendas e mitos em torno das ervas.

LELAND, Charles Godfrey. *Etruscan Magic and Occult Remedies*. New Hyde Park, (NY): University Books, 1963. Informações sobre ervas mágicas coletadas na Itália no final do século 19.

LELAND, Charles Godfrey. *Gypsy Sorcery and Fortune-Telling*. New York: Dover, 1971. História e magia das plantas ciganas.

LEYEL, C. F. *Herbal Delights*. Boston: Houghton Mifflin Co., 1938. Nomes populares das ervas.

____. *The Magic of Herbs*. New York: 1927. Toronto: Coles Publishing, 1981. O livro mais citado do gênero. O trabalho da Sra. Leyel é um clássico. Contém feitiços detalhados e usos de ervas retiradas de manuscritos antigos no Museu Britânico.

LUST, John. *The Herb Book*. New York: Bantam, 1974. Útil para nomenclatura, especialmente nomes populares. Este livro inclui algumas informações mágicas e míticas.

MABEY, Richard. *Plantcraft: A Guide to the Everyday Use of Wild Plants*. New York: Universe Books, 1977. Um pouco de magia herbal.

MAPLE, Eric. *The Dark World of Witches*. New York: Pegasus, 1970. Este excelente trabalho contém um capítulo sobre magia popular.

____. *The Magic of Perfume*. New York: Weiser, 1973. Uma breve introdução aos aspectos mágicos do perfume.

____. *Superstition and the Superstitious*. Hollywood: Wilshire, 1973. Alguma magia de plantas e ervas está incluída neste trabalho delicioso.

MARWICK, Max (editor). *Witchcraft and Sorcery*. Middlesex: Penguin Books, 1970. Alguns dos ensaios contêm magia herbal.

MASSE, Henri. *Persian Beliefs and Customs*. New Haven, (CT): Human Relations Area Files, 1954. Magia popular persa (iraniana) e superstições, algumas das quais dizem respeito às plantas.

MATHERS, Samuel (tradutor, editor). *The Key of Solomon*. New York: Weiser, 1972. Este trabalho, como a maioria dos grimórios, foi escrito com a suposição de que seu público era conhecedor das artes mágicas. Portanto, não é longo sobre as instruções que são dadas em magia com ervas aqui, pois isso era de conhecimento comum. No entanto, a versão de Mathers (reunida a partir de muitos manuscritos) inclui alguns feitiços envolvendo plantas.

MCGUFFIN, M. et al. *Botanical Safety Handbook*. Boca Raton, (FL): American Herbal Retailer's Association CRC Press, 1997. Meyer, Clarence. *50 Years of the Herbalist Almanac*. Glenwood, (IL): Meyerbooks, 1977. Esta coleção de ensaios do *Herbalist Almanac* inclui algumas magias de ervas indianas e americanas.

MEYER, Clarence. *The Herbalist*. 1960. Excelente para nomenclatura, especialmente para plantas nativas americanas.

MICKAHARIC, Draja. *Spiritual Cleansing: A Handbook of Psychic Protection*. York Beach, (ME): Weiser, 1982. Um livro escrito de forma peculiar, *Spiritual Cleansing* oferece algumas informações valiosas sobre plantas e suas qualidades mágicas. Fortemente cristianizado.

MULLIGAN G. A., et al. *Poisonous Plants of Canada*. Ottawa: Canada Dept. of Agriculture, 1990. Murphy, Edith Van Allen. *Indian Uses of Native Plants*. Fort Bragg (California): Mendocino County Historical Society, 1950. Este livro contém uma pequena seção de plantas usadas em magias e cerimônias.

PAULSEN, Kathryn. *The Complete Book of Magic and Witchcraft*. New York: Signet, 1980. Um trabalho bem pesquisado e com notas de rodapé, contém uma grande seção sobre planta mágica, com base em usos europeus e nativos americanos.

_____. *Witches' Potions and Spells*. Mount Vernon, (NY): Peter Pauper Press, 1971. Feitiços envolvendo plantas.

PELTON, Robert W. *The Complete Book of Voodoo*. New York: Berkley Medallion, 1973. Embora vulgarizado e popularizado, este trabalho contém uma das mais completas listas de usos da erva vodu, obviamente elaboradas por uma grande variedade de fontes.

PEPPER, Elizabeth and John Wilcox. *Witches All*. New York: Grosset & Dunlap, 1977. Esta compilação do *The Witches Almanac* anual dos autores inclui uma seção sobre plantas.

PETULENGR, *"Gipsy". A Romany Life*. London: Metheun & Co., Ltd., 1935. Um relato errante da vida de um cigano, com alguns feitiços de magia e ervas em boa medida.

PLINY the Elder (Caius Plinius Secundus). *Natural History*. Cambridge: Harvard University Press, 1956. Esta obra, escrita por um romano no primeiro século AEC, é um catálogo da natureza como Plínio a conhecia. Nas seções sobre plantas, ele registra muitas superstições e usos mágicos que existiam há quase 2.000 anos.

PORTA, John Baptista. *Natural Magic*. Naples, 1558; London, 1658. New York: Basic Books, 1957. Neste trabalho clássico, Porta preserva um pouco da magia das ervas.

PORTEOUS, Alexander. *Forest Folklore, Mythology and Romance*. London: George Allen & Unwin, 1928. Superstições e magia em relação às árvores.

RADFORD, E. and M. A. Radford. *Encyclopedia of Superstitions. Revised and edited by Christina Hole*. London: Hutchinson, 1961. Superstições e magia de flores e ervas britânicas.

RANDOLPH, Vance. *Ozark Superstitions*. New York: Cambridge University Press, 1947. Planta mágica coletada no Ozarks.

RIVA, Anna. *The Modern Herbal Spellbook*. Toluca Lake, (CA): International Imports, 1974. A prolífica Anna Riva confiou principalmente na magia das ervas vodu ao escrever este livro, embora alguns usos europeus também estejam incluídos. Estranhamente suficiente, orientações cosméticas e medicinais também são fornecidas.

ROSE, Jeanne. *Herbs and Things: Jeanne Rose's Herbal*. New York: Grosset & Dunlap, 1972. Jeanne Rose comunica algo sobre magia popular de ervas nesta excelente introdução à fitoterapia.

____. *Jeanne Rose's Herbal Guide to Inner Health*. New York: Grosset & Dunlap, 1979. Mais magia herbal.

ROSENGARTEN, Frederick. *The Book of Spices*. New York: Pyramid, 1975. Lendas e mitos históricos que cercam as ervas.

SAXON, Lyle (editor). *Gumbo Ya-Ya*. Boston: Houghton Mifflin Co., 1945. Magia de erva vodu de Louisiana.

SCHMIDT, Phillip. *Superstition and Magic*. Westminster, (MD): The Newman Press, 1963. Escrito por um jesuíta, este livro tenta mostrar os horrores do ocultismo enquanto revela alguns procedimentos mágicos excelentes. É incluído o conhecimento sobre as ervas.

SCHULTES, Richard Evans. *Hallucinogenic Plants*. Racine, (WI); Western Publishing Co., 1976. Um relato popularizado, porém detalhado, de plantas alucinógenas e o papel delas no xamanismo.

SCOT, Reginald. *The Discoverie of Witchcraft*. London: 1584. New York: Dover, 1972. Um clássico sobre o assunto, o Sr. Scot registra um pouco de magia com ervas neste livro, com uma série de adivinhações, exorcismos e feitiços.

SHAH, Sayed Idries. *Oriental Magic*. New York: Philosophical Library, 1957. Shah inclui algumas plantas mágicas nesta excelente e divertida obra.

____. *The Secret Lore of Magic*. New York: Citadel, 1970. Uma compilação de grimórios antigos com alguma magia de planta.

SHAH, Sirdar Ikbal Ali. *Occultism: Its Theory and Practice*. New York: Castle Books, N.D. A magia das ervas do Ocidente e do Oriente Médio está incluída neste fascinante trabalho.

SHARON, Douglas. *Wizard of the Four Winds: A Shaman's Story*. New York: The Free Press, 1978. Este relato do xamanismo peruano (e de um xamã peruano) discute algumas das plantas usadas na magia, particularmente as alucinógenas.

SHOSTECK, Robert. *Flowers and Plants: An International Lexicon*. New York: Quadrangle/The New York Times Book Co., 1974. Inestimável para nomenclatura, este trabalho também contém um pouco de erva para a magia.

SIMMONS, Adelma Grenier. *Herb Gardening in Five Seasons*. Princeton: D. Van Nostrand Co., 1964. Mitologia e magia das ervas.

SINGER, Charles. *From Magic to Science*. New York: Dover, 1958. Excelente cobertura da magia das plantas inglesas nos primeiros tempos.

SLATER, Herman (editor). *The Magical Formulary*. New York: Magickal Childe, 1981. Um livro de fórmulas de incenso, óleo e pó, principalmente derivadas das práticas do vodu.

SPENCE. *The History and Origins of Druidism*. New York: Weiser, 1971. Contém algumas informações interessantes sobre carvalho e visco, mas o Sr. Spence não é confiável em suas obras. Muitas vezes ele confunde especulação não confiável com fatos sólidos.

____. *The Mysteries of Britain*. London: Aquarian Press, 1970. Mais conhecimento sobre as plantas da Grã-Bretanha e muitas especulações sobre a antiga religião britânica.

THISTLETON-DYER, T. F. *The Folklore of Plants*. Detroit: Singing Tree Press, 1968. Contém muita magia das ervas e folclore.

THOMPKINS, Peter and Christopher Bird. *The Secret Life of Plants*, New York: Avon Books, 1974. O grande livro das plantas dos anos 1970. Não discute informações mágicas, mas fornece uma visão intrigante dos poderes ocultos das plantas.

THOMPSON, C. J. S. *The Mysteries and Secrets of Magic*. London: 1927. New York: Olympia Press, 1972. Um livro inestimável, com um capítulo sobre as ervas usadas em magia.

____. *The Mystery and Lure of Perfume*. Philadelphia: J. B. Lippincott & Co., 1927. Um relato fascinante de perfumaria e óleos mágicos.

____. *The Mystic Mandrake*. New Hyde Park (New York): University Books, 1968. Muitos feitiços e lendas sobre a mandrágora, bem como informações em geral sobre a magia da planta.

THOMPSON, Dorothy Burr and Ralph Griswold. *Garden Lore of Ancient Athens*. Princeton (New Jersey): American School of Classical Studies at Athens, 1963. Um pequeno livreto com rituais gregos antigos e usos de plantas mágicas.

THORWALD, Jurgen. *Science and Secrets of Early Medicine*. New York: Harcourt, Brace & World, 1963. Magia das ervas relacionada à medicina antiga.

TONDRIAU, Julien: *The Occult: Secrets of the Hidden World.* A magia das plantas está entre os "segredos" listados aqui.

TINDALL, Gillian. *A Handbook on Witches.* London: Arthur Baker, 1965. Este livro inclui um capítulo sobre magia popular em que as plantas figuram proeminentemente.

TORKELSON, Anthony R. *The Cross Name Index to Medicinal Plants* v. 1-3, Boca Raton, (FL): CRC Press, 1996. Trueman, John. *The Romantic Story of Scent.* New York: Doubleday, 1975. Um livro da história dos aromas e dos óleos. Pouca magia, mas muita mitologia.

TRIGG, Elwood. *Gypsy Demons and Divinities.* Secaucus, (NJ): Citadel, 1973. A magia das plantas ciganas.

VAHENTE, Doreen. *Natural Magic.* New York: St. Martin's Press, 1975. A magia das ervas está entre os tipos discutidos neste livro.

____. *Where Witchcraft Lives.* London: Aquarian Press, 1962. A magia popular britânica envolvendo ervas é mencionada brevemente.

VERRFFL, A. Hyatt. *Perfumes and Spices.* New York: L. C. Page, 1940. Esboços históricos de ervas.

VINVI, Leo. *Incense: Its Ritual Significance, Use and Preparation.* New York: Weiser, 1980. Um guia para incensos.

WARING, Phillipa. *A Dictionary of 0mens and Superstitions.* New York: Ballantine, 1979. Plantas e ervas relacionadas a superstições e adivinhações são examinadas nesta obra.

WESLAGER, C. A. *Magic Medicines of the Indians.* New York: Signet, 1974. Embora não seja totalmente coberto como eu gostaria, este livro menciona a magia das ervas indianas e americanas.

WHEELWRIGHT, Edith Grey. *Medicinal Plants and Their History.* New York: Dover, 1974. Uma história de fitoterapia medicinal com alguma magia também.

WESTBOOKS, R. G. and J. W. Preacher. *Poisonous Plants of Eastern North America*, Columbia, (SC): University of South Carolina Press, 1986. Whitman, John. *The Psychic Power of Plants.* London: Star Books, 1974. Plantas e pesquisa científica moderna.

Índice

D

E

F

M

N

O

P

R

S

T

U

V

W-Y-Z